AF609845

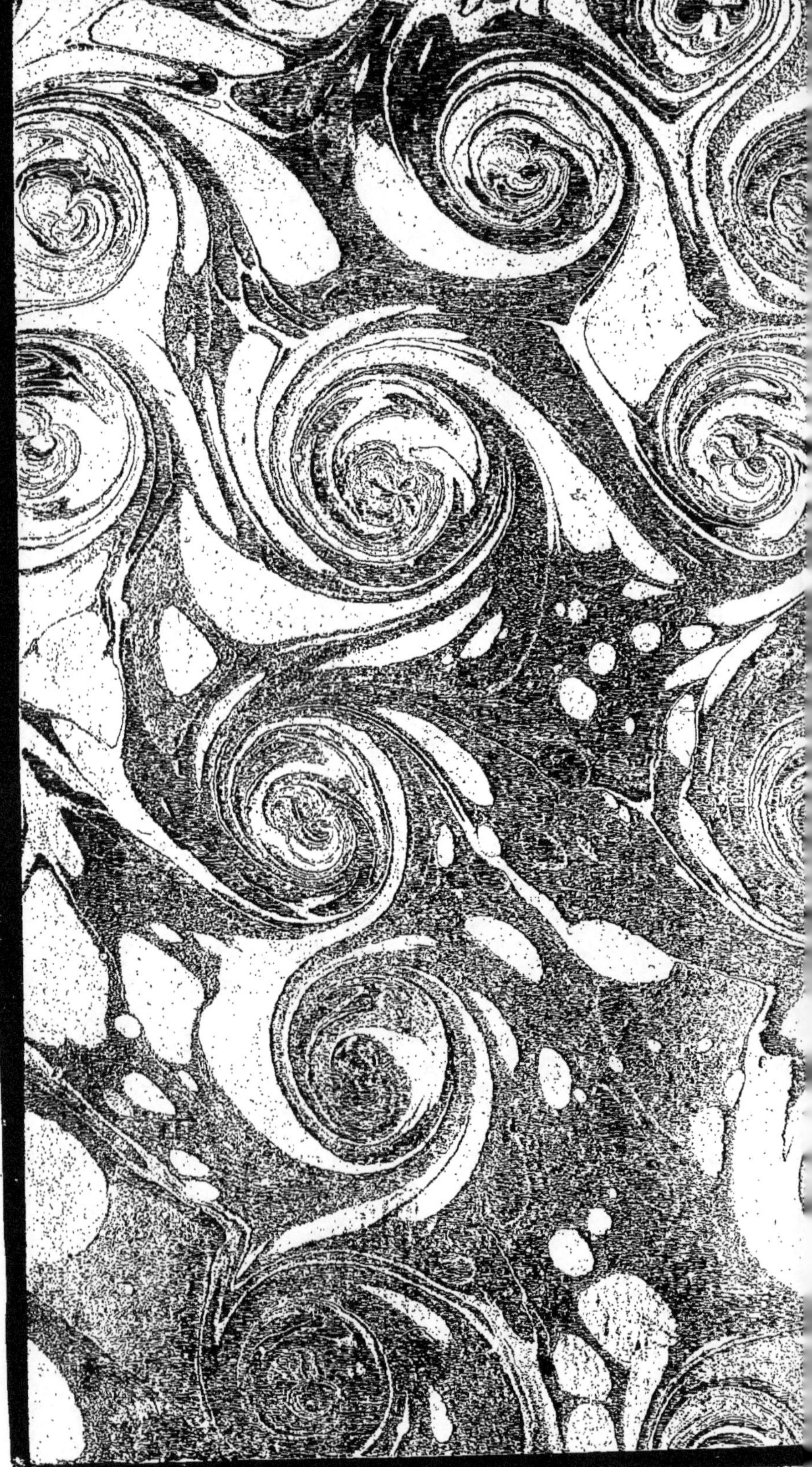

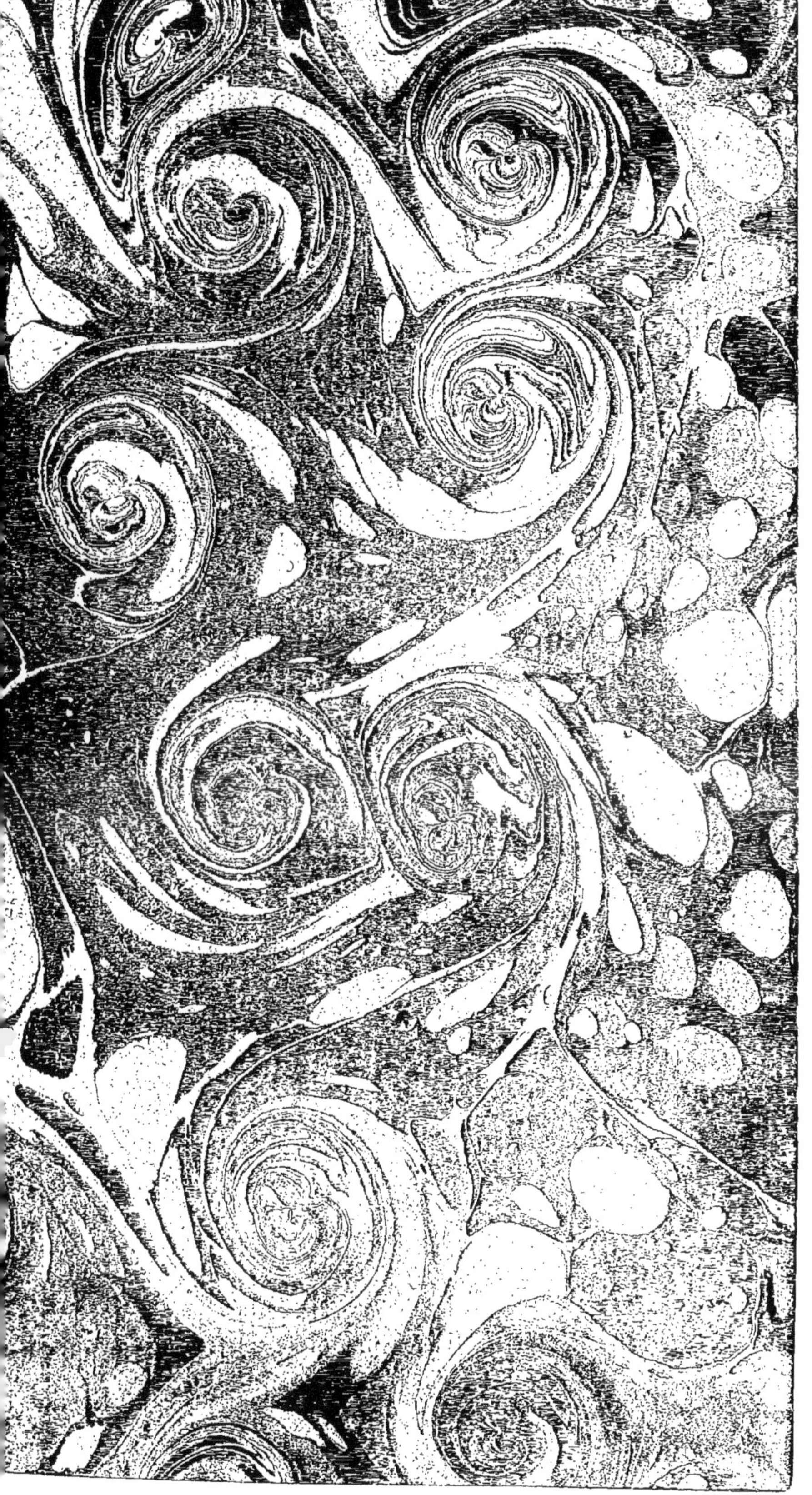

NOSOLOGIE

MÉTHODIQUE.

NOSOLOGIE MÉTHODIQUE,

OU

DISTRIBUTION DES MALADIES

EN CLASSES, EN GENRES ET EN ESPECES,

Suivant l'Esprit de SYDENHAM, *& la Méthode des* BOTANISTES.

PAR FRANÇOIS BOISSIER DE SAUVAGES, Conseiller & Médecin du Roi, & ancien Professeur de Botanique dans l'Université de Montpellier, des Académies de Montpellier, de Londres, d'Upsal, de Berlin, de Florence, &c.

TRADUITE sur la derniere édition latine, par M. GOUVION, Docteur en Médecine.

ON a joint à cet Ouvrage celui du Chev. VON LINNÉ, intitulé *Genera Morborum*, avec la Traduction françoise à côté.

TOME CINQUIEME.

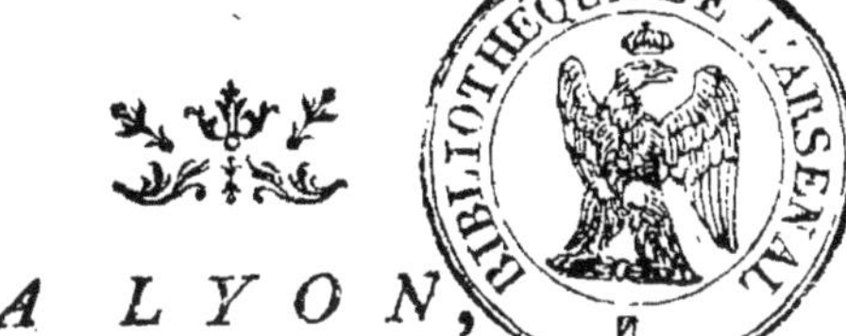

A LYON,

Chez JEAN-MARIE BRUYSET, Imprimeur-Libraire.

M. DCC. LXXII.

AVEC APPROBATION ET PRIVILEGE DU ROI.

SOMMAIRE
DE LA SIXIEME CLASSE.

DÉBILITÉS.

CARACTERE. C'eſt une impuiſſance de ſentir clairement & diſtinctement, de déſirer, de mouvoir les membres & les organes avec la force ordinaire, d'imaginer, de veiller, &c.

ORDRE I. DYSESTHÉSIE. *Affoibliſſement dans les ſenſations.*

I. CAtaracte, affoibliſſement de la vue, occaſionné par une tache opaque derriere la prunelle.

II. Obſcurciſſement de la vue, *Caligo*, affoibliſſement de la vue, cauſé par des obſtacles opaques hors de la prunelle.

III. Amblyopie, *Amblyopia*, affoibliſſement de la vue relativement à la ſituation, le degré de lumiere, la diſtance de l'objet, ſans aucun vice dans l'œil.

IV. Goutte ſerene, *Amauroſis*, privation abſolue de la vue, ſans aucun défaut manifeſte dans l'organe.

V. Perte d'odorat, *Anoſmia*, affoibliſſement de l'odorat, ou impuiſſance de flairer les odeurs.

VI. Dégoût, *Agheuſtia*, affoibliſſement du goût, ou impuiſſance de goûter les ſaveurs.

VII. Dureté d'oreille, *Dyſecæa*, foibleſſe de l'ouie, occaſionnée par des obſtacles ſitués hors du labyrinthe.

VIII. Fauſſe ouie, *Paracuſis*, difficulté ou impuiſſance d'ouir les paroles articulées.

IX. Surdité ou dureté d'oreille, *Cophoſis*, difficulté ou impuiſſance d'ouir les ſons les plus ſimples, occaſionnée par un obſtacle placé au-dedans ou au-dehors du labyrinthe.

X. Anesthésie, privation de tout sentiment, ou impuissance de connoître l'action des objets extérieurs sans stupeur ni assoupissement.

ORDRE II. ANÉPITHYMIE.

Affoiblissement notable, ou suppression extraordinaire des appétits sensitifs.

XI. Anorexie, défaut d'appétit, qui fait qu'on n'a aucun désir pour les alimens.

XII. Défaut de soif, *Adipsia*, dégoût pour telle espece de boisson que ce puisse être.

XIII. Impuissance virile, *Anaphrodisia*, impuissance d'accomplir l'acte vénérien, par le peu de plaisir qu'on y trouve.

ORDRE III. DYSCINÉSIE.

Incapacité de mouvement & souvent de sentiment dans les organes soumis à la volonté, tels que la langue, le larynx, les membres.

XIV. Mutité, *Mutitas*, impuiſſance de parler d'une maniere articulée.

XV. Perte de voix, *Aphonia*.

XVI. Bégaiement, *Pſelliſmus*, impuiſſance de prononcer certaines ſyllabes.

XVII. Viçe de la voix, *Paraphonia*, impuiſſance de parler comme on avoit accoutumé.

XVIII. Paralyſie, *Paralyſis*, privation ou diminution du ſentiment ou du mouvement, ou de l'un & l'autre enſemble, dans quelque membre, accompagnée de ſon relâchement.

XIX. Hémiplégie, *Hemiplegia*, diminution du ſentiment ou du mouvement, ou de tous les deux enſemble, dans le côté droit ou gauche du corps.

XX. Paraplexie, *Paraplexia*, diminution du ſentiment & du mouvement des deux côtés du corps, qui n'affecte point les parties ſupérieures.

ORDRE IV. DÉFAILLANCES.

(Leipopſychiæ) *Affoibliſſement des mouvemens & des forces vitales.*

XXI. Foiblesse des membres, *Asthenia*, affoiblissement graduel ou successif de tout le corps, qui laisse les sens dans leur entier.

XXII. Lipothymie, *Lipothymia*, diminution subite de forces musculaires de tout le corps, qui n'influe aucunement sur le pouls.

XXIII. Syncope, *Syncope*, défaillance subite & considérable de toutes les forces, & des fonctions animales & vitales, dans lequel les malades deviennent tout d'un coup pâles & froids.

XXIV. Asphyxie, *Asphyxia*, privation subite du pouls, du sentiment & du mouvement, qui fait qu'on reste comme mort.

ORDRE V. ASSOUPISSEMENS.

Léthargies, Affections soporeuses (Comata), *privation de tout sentiment, de l'appétit, du mouvement volontaire, de l'imagination & de la mémoire.*

XXV. Catalepsie, *Catalepsis*, affection soporeuse, dans laquelle les membres conservent leur flexibilité,

& restent dans la situation qu'on leur fait prendre.

XXVI. Extase, *Extasis*, état soporeux, produit tout-à-coup par une passion violente, dans lequel le malade reste dans la situation où il se trouve, sans aucune disposition à la catalepsie.

XXVII. Typhomanie, *Typhomania*, état soporeux, dans lequel le malade marmotte entre ses dents, ou rêve, & conserve sa mémoire & son imagination.

XXVIII. Léthargie, *Lethargus*, état soporeux accompagné de fievre, dans lequel la mémoire & l'imagination sont dans un engourdissement extrême.

XXIX. *Cataphora*, maladie soporeuse sans fievre, ni délire, ni oubli.

XXX. Assoupissement carotique, *Carus*, assoupissement profond sans ronflement.

XXXI. Apoplexie, *Apoplexia*, assoupissement profond, accompagné de ronflement, ou d'une respiration sonore.

NOSOLOGIE
MÉTHODIQUE.

THÉORIE
DE LA SIXIEME CLASSE.

PARALYSIES
OU DÉBILITÉS.

1. FÉLIX PLATERUS définit la paralysie, une impuissance de mouvement, & une abolition du sentiment, (*motûs impotentia, & sensûs abolitio*); Juncker, *Tab.* 143, un défaut de mouvement (*motuum defectus*), & il met dans ce rang le marasme & le catarrhe suffocatif.

Prosper Alpin, *medic. methodica, lib.* 10, une maladie qui resserre, (*morbi adstricti*) & il joint à l'apoplexie, à la paralysie, à la catalepsie, au carus les maladies convulsives, l'asthme & différentes autres maladies.

Fréd. Hoffmann *tom.* 4. une résolution des nerfs (*Resolutio nervorum*), & il joint aux maladies soporeuses & à la privation du sentiment, la folie, la cachexie, &c.

Jonsthon, *de morbis capitis*, des symptomes des sens (*symptomata sensuum*), & il exclut l'apoplexie, le carus, la paralysie, &c. du nombre des maladies.

On entend communément par *paralysie* une privation du sentiment & du mouvement, ou une abolition de l'un ou de l'autre. Ce mot vient du grec *paraluo*, je relâche, & celui de *paralytodei* qu'on donne à ces maladies, de *oides*, semblable, & *paralysis* résolution, comme qui diroit maladies qui tiennent de la paralysie. Les François l'appellent *paralysie*, *foiblesse des nerfs*; les Anglois, *Palsyes*.

2. La *débilité* des sens, par exemple, de la vue, du toucher, est une

impuissance de former des idées claires & distinctes des objets qui agissent sur les organes.

3. La *débilité des membres*, une impuissance de les mouvoir conformément au désir ou à la volonté qu'on a de le faire.

4. La *débilité d'appétit*, par exemple, de la faim, de la soif, des désirs amoureux, une impuissance d'appéter les alimens, les boissons, les plaisirs vénériens, &c. de la maniere & dans le temps qui conviennent à la santé.

5. La *débilité du pouls* est une quantité de mouvement dans le cœur ou les arteres, moindre que dans l'état de santé.

Le défaut de sentiment, de mouvement, d'appétit consiste dans leur extrême foiblesse ou dans leur obscurité, & c'est mal-à-propos qu'on l'appelle *abolition*, tant qu'on peut les recouvrer; celui de *suppression* leur convient mieux.

6. Le *caractere* de cette classe est une foiblesse partielle ou totale des sentimens, des appétits, des mouvemens tant libres que naturels qui tomboient auparavant sous les sens.

7. Comme l'imagination & la mémoire ne peuvent défaillir, à moins que les facultés supérieures qui en dépendent, telles que l'entendement, la volonté, ne se dépravent, & que ces dépravations appartiennent à la folie, il s'ensuit qu'on doit mettre dans ce rang la suppression ou l'abolition de l'imagination & de la mémoire.

8. L'impuissance de se mouvoir qui est occasionnée par la douleur, la fievre, la phlegmasie, ou telle autre maladie grave, ou qui n'est point un symptome principal dans ces maladies, appartient à d'autres classes.

Théorie des Débilités.

9. L'ame fait des efforts continuels pour changer son état. Wolff. *Psychologia.*

10. Lorsque le corps est en santé, l'ame, en conséquence des impressions qui se font sur les organes, par exemple, de la vue, du toucher, de l'ouïe, peut se former des idées des couleurs, des corps, des sons, &c. & si ces impressions sont vives, elle ne peut s'empêcher de se les représenter, & dans

ce cas, ce que les ſenſations ont de formel, eſt lié avec ce qu'elles ont de matériel.

11. La faculté par laquelle l'ame ſe repréſente les idées eſt ſi limitée, que lorſqu'elle réfléchit attentivement à une idée, produite par l'imagination ou la ſenſation, elle ne fait aucune attention aux autres impreſſions qui ſont plus foibles, ainſi qu'on en a un exemple dans l'extaſe & l'épilepſie.

12. La force de l'ame, ou l'effort qu'elle fait pour changer continuellement ſon état, dépend tellement de la diſpoſition du cerveau, que ſi le fluide nerveux ceſſe d'affluer dans un muſcle donné, elle ne peut plus agir ſur lui, ou du moins elle n'agit qu'imparfaitement, d'où s'enſuit ſon immobilité; témoins les plaies & les ligatures des nerfs.

13. La force repréſentative de l'ame dépend tellement de la diſpoſition des fibres nerveuſes & médullaires, que ſi un nerf vient à être comprimé ou bleſſé dans ſon origine, ou dans ſon corps, l'organe auquel ce nerf aboutit, perd auſſi-tôt le ſentiment, au point que l'imagination & la mémoire ne

peuvent ſe former une idée de cette ſenſation, parce que le fluide nerveux ne peut refluer de l'organe externe dans le ſiege de l'ame.

14. Il s'enſuit donc que pour affoiblir le ſentiment & le mouvement, il faut que le paſſage du fluide nerveux ſoit intercepté, je veux dire, qu'il ne puiſſe plus affluer ni refluer du ſiege de l'ame dans l'organe, ni réciproquement de celui-ci dans l'autre.

15. Cela arrive, ou parce que la force de l'ame qui agit ſur le fluide nerveux diminue, ou parce que ce fluide rencontre une réſiſtance qui s'oppoſe à ſon cours.

16. La force de l'ame qui pouſſe le fluide nerveux dans les nerfs, peut s'affoiblir, ou s'éteindre totalement. 1°. Lorſque la volonté n'agit point, comme dans les mouvemens libres, & les paralyſies ſimulées. 2°. Si l'ame eſt dans un beſoin preſſant, ou affectée de quelque paſſion violente, comme dans l'extaſe, la terreur ſoudaine, le chagrin, ou tel autre cas ſemblable, qui la tiennent en ſuſpens, ou la rendent inſenſible, ainſi qu'il arrive dans la plupart des défaillances.

17. La *résistance* qui s'oppose au cours du fluide nerveux vient, ou 1°. de sa disette, comme dans l'abstinence, la diarrhée, le vomissement, une maladie longue ou aiguë, qui épuise les forces. 2°. De la destruction ou de l'absorption de ce même fluide par des vapeurs venimeuses, narcotiques, méphitiques, qui lui ôtent son électricité. 3°. De la dépression des fibres médullaires de la substance corticale, ou médullaire du cerveau, d'une humidité aqueuse, qui intercepte le cours de ce fluide, comme il arrive à celui qui électrise. 4°. Des dépressions, des ligatures, des sections, de l'endurcissement & autres vices semblables dans le cours des nerfs.

18. Les organes des sens sont incapables d'exciter aucune sensation, lorsque les impressions extérieures, par exemple, celles de la lumiere, du son, &c. ne peuvent point parvenir jusqu'à l'organe immédiat de la vue, de l'ouie, &c. à cause de la résistance de ces organes, telle que l'opacité de la cornée, du crystallin, &c. telle que différens vices de l'oreille extérieure, du conduit auditif, du tympan, du labyrinthe, &c.

19. Comme l'ame eſt continuellement occupée de la ſanté du corps & de la conſervation de la vie, à moins qu'elle ne ſoit agitée de quelque paſſion violente, elle effectue toujours les mouvemens néceſſaires à la vie préférablement aux autres, & elle envoie autant qu'elle peut le fluide nerveux dans les organes de la circulation, & enſuite dans ceux de la reſpiration, à proportion des forces qui lui reſtent; ou, ſi elle ceſſe de le faire, ces intermiſſions ſont d'autant plus courtes, que l'action de ces organes eſt plus néceſſaire au maintien de la vie actuelle.

20. Mais comme la force, ou le réſervoir des forces eſt limité, elle ne peut envoyer une plus grande quantité de fluide nerveux dans les organes vitaux, qu'il ne manque dans le beſoin dans les autres organes qui ſont moins néceſſaires à la vie actuelle, ce qui rend leur mouvement & leur ſentiment plus foibles. Il faut donc que quelques organes ſe reſſentent de cette diſtribution inégale du fluide nerveux, & qu'ils deviennent plus foibles, comme je l'ai dit en parlant des fievres.

21. La *débilité* de l'organe eſt en raiſon composée, 1°. de l'inertie, ou de la langueur de l'ame, de ſa ſtupeur & de ſon extaſe; 2°. de la diſette du fluide nerveux; 3°. de la petite diſtribution qu'il s'en fait dans l'organe; 4°. de la réſiſtance qui s'oppoſe à ſon cours; 5°. de l'inſenſibilité de l'organe à cauſe de ſa ſtructure vicieuſe.

Le *ſommeil* eſt un état dans lequel toutes les ſenſations ſont très-obſcures, & les mouvemens vitaux fort lents.

Le *Rêve* eſt un état dans lequel toutes les ſenſations ſont très-obſcures, tandis que l'imagination conſerve ſa force & ſa vivacité.

22. L'*Aſſoupiſſement* eſt un état dans lequel le ſommeil eſt profond, & dans lequel l'imagination, & conſéquemment les mouvemens vitaux & naturels ſont interrompus par des ſonges; il a lieu dans l'apoplexie, l'épilepſie, l'éphialte, le ſomnambuliſme, &c.

23. On appelle maladies ſoporeuſes les maladies dont les paroxyſmes ſont accompagnés de l'aſſoupiſſement, comme l'apoplexie, le carus.

24. Ces maladies affectent conſidérablement le cerveau, comme cela pa-

roît par leurs principes procatartiques, par exemple, la fracture, la commotion du crâne, ou par l'ouverture des cadavres, dans lesquels on trouve des plaies, des abcès, des tumeurs, des épanchemens de sérosité & de sang dans le cerveau. Comme celui-ci est le principe de toutes les forces corporelles, que c'est là que se fait la secrétion du fluide nerveux, & que l'ame réside, il ne peut être offensé ou lésé, que le fluide nerveux, dont la secrétion s'est faite, ou doit se faire, ne diminue considérablement, qu'il ne cesse de circuler, & que l'ame, qui connoît le danger qui menace son domicile, n'emploie tout ce qui en reste pour prévenir sa ruine, & ne déploie toutes ses forces vitales pour soutenir ses efforts aux dépens des autres.

25. L'analogie me persuade que les choses se passent comme je viens de le dire. En effet, lorsque les autres organes sont affectés de quelque maladie, & qu'elle s'en apperçoit ou clairement, ou confusément, elle témoigne par la douleur, le chagrin, la crainte, par des mouvemens fébriles, convulsifs, évacuatoires & par d'autres efforts sem-

blables, qu'elle ſupporte avec peine cet état du corps, & qu'elle n'a rien plus à cœur que de le changer. On ne doit donc pas douter qu'elle n'apperçoive également ce qui ſe paſſe dans l'organe où elle réſide, & qu'elle ne ſupporte ſa léſion avec peine, vu qu'il eſt doué d'un ſentiment très-exquis vers la moelle alongée, quoiqu'il paroiſſe n'en avoir aucun dans ſon écorce.

26. C'eſt à faux qu'on avance que les animaux meurent beaucoup plus vîte lorſqu'on leur enleve le cervelet, que lorſqu'on leur ôte le cerveau; & ce ſentiment eſt démenti par les expériences que j'ai faites ſur de jeunes chiens & de jeunes chats. J'ai même obſervé que les mouvemens vitaux continuent pendant quelques minutes, lorſqu'on leur enleve l'un & l'autre, pourvu qu'on ait ſoin d'empêcher l'hémorragie. Il y a donc lieu de croire que l'ame envoie par les nerfs qui ſe rendent du cerveau & du cervelet au cœur, ou, lorſque ceux-ci ſont enlevés, des ganglions de ces nerfs, tout ce qui reſte du fluide nerveux, pour retarder la mort le plus qu'il eſt poſſible; & c'eſt à tort que *Willis* avance que c'eſt le

cervelet qui distribue aux organes vitaux le fluide nerveux dont ils ont besoin.

27. Si l'on enfonce par le trou qu'a fait le trépan une aiguille dans l'écorce du cerveau dépouillé de sa méninge, il est vrai que l'animal ne sent aucune douleur; mais cela ne prouve point que l'écorce n'ait point de sentiment, car le sentiment & la douleur sont deux choses différentes; mais si l'on enfonce l'aiguille un peu plus avant, jusqu'à ce qu'elle atteigne les origines médullaires des nerfs qui sont en de-çà de la base du cerveau, alors l'animal exprime la douleur qu'il ressent par des cris & des convulsions; & qui plus est, si l'on dirige l'aiguille vers la moelle épineuse, il tombe souvent dans des convulsions & il meurt.

28. Il est faux que le cervelet soit plus ferme que le cerveau, & quand même cela seroit, il ne seroit pas moins sujet aux engorgemens, & j'ai trouvé dans son milieu un abcès dans le cadavre d'un homme qui s'étoit fracturé l'occiput en tombant, il y avoit huit jours, & qui pendant tout ce temps-là avoit eu une céphalalgie. *Willis* a donc

tort de dire que les nerfs du cervelet ne servent qu'aux mouvemens vitaux & non point au sentiment, & ceux du cerveau à ce dernier, & la théorie des maladies soporeuses à laquelle cette opinion a donné lieu est mal fondée.

29. Comme la lésion du cerveau, ou du cervelet, est très-considérable dans l'apoplexie (24), que le domicile de l'ame est dans un danger imminent, & qu'étant chargée de sa conservation & de la guérison des maladies, elle ne peut éloigner la mort, qu'en envoyant tout ce qui reste du fluide nerveux dans les nerfs qui font mouvoir les organes vitaux, elle ménage autant qu'elle peut les mouvemens de ces organes qui sont nécessaires, comme cela paroît par la plénitude du pouls, par la force de la respiration & le râlement qui l'accompagne; elle néglige les mouvemens les moins propres à éloigner la mort, & n'envoie que peu ou point de fluide nerveux dans les autres organes, d'où s'ensuit l'abolition du sentiment & du mouvement, qui sont les symptomes pathognomoniques de l'apoplexie. Si la résistance & la lésion des nerfs qui aboutissent au cœur sont si

grandes, qu'aucun de ces nerfs, qui sont en grand nombre, & qui ont leur origine dans plusieurs endroits, ne puisse transmettre le fluide nerveux, il en résulte une asphyxie, ou une mort inévitable.

30. Voici plusieurs phénomenes qui prouvent que l'ame agit dans l'apoplexie & conserve son sentiment, lesquels ne pourroient avoir lieu si la machine étoit tout-à-fait inanimée, & que l'ame fût dans l'inertie. 1°. Une irritation suffisante, telle que celle que cause un émétique cathartique, excite souvent le malade à des efforts pour vomir & aller à la selle; or il paroît par la théorie de l'action des médicamens qu'ils ne produisent au dehors aucune opération sensible, qu'autant que les organes sur lesquels ils agissent ont du sentiment. (Voyez la dissert. *de medicamentorum facultatibus*). 2°. Les apoplectiques, à moins qu'ils ne soient prêts de mourir, avalent, ont la respiration plus forte ou plus fréquente, ce qui prouve les efforts du principe mouvant, ou de l'ame. 3°. Les apoplectiques reviennent à eux par la force des émétiques, ils crient, ils se plai-

gnent de douleurs dans le ventricule, comme je l'ai vu moi-même, d'où il suit que la force & le sentiment ne sont point entiérement éteints en eux, mais seulement amortis; & puisque *Descartes* prétend que la pensée est essentielle à l'ame, à plus forte raison doit-on lui attribuer la force motrice du cœur & de la poitrine, qui est plus évidente.

31. Ceux qui prétendent que le cœur & la poitrine se meuvent d'eux-mêmes sans le concours de l'ame, passent avec raison pour des ignorans, auprès de ceux qui sont versés dans la Mécanique. On peut en dire autant de ceux qui, dans les cas où le cœur oppose le plus de résistance, attribuent l'augmentation de ses efforts à la seule disposition de la machine. De deux oppinions différentes sur un sujet obscur & difficile, il paroît qu'on doit choisir celle qui ne répugne à aucune vérité, ni à aucune proposition démontrée, quand même elle ne résoudroit pas toutes les difficultés; & l'on doit rejetter celle qui combat des propositions démontrées; & comme l'opinion des Machinistes ne répugne pas moins aux principes de la Mécanique qu'à ceux de

l'Anatomie (26, 28), il s'enſuit qu'on doit la rejeter.

32. Le cœur a deux mouvemens, l'un *ſyſtaltique*, par lequel ſes parois s'approchent alternativement de l'axe du ventricule, ce qui produit la *ſyſtole*; & s'en éloignent enſuite, ce qui produit la *diaſtole*; & ce mouvement n'eſt point local, vu que l'axe ne change jamais de place.

33. Le ſecond eſt un mouvement de ſoubreſaut, par lequel le cœur s'approche des côtes en montant, & enſuite du médiaſtin en deſcendant; & ce mouvement eſt local.

34. Ces mouvemens ſont parfaitement combinés entr'eux dans l'état de ſanté; celui de ſoubreſaut augmente la ſyſtole du cœur, & imprime plus de vîteſſe au ſang qui paſſe dans les arteres; mais dans l'état morbifique ou il eſt plus fort que la ſyſtole, comme dans la palpitation, ou le mouvement ſyſtaltique eſt le ſeul qui ſe conſerve, & le ſoubreſaut devient preſque nul, comme lorſque le cœur eſt dans une extrême foibleſſe; car alors le pouls s'évanouit & devient vermiculaire.

35. Le cœur eſt une pompe double,

dont le muſcle qui reſſerre ſa cavité dans la ſyſtole, & qui la dilate dans la diaſtole, fait l'office d'un piſton; & il eſt conſtant par les lois de l'hydrodynamique, qu'il faut infiniment moins de force pour faire paſſer une grande quantité de ſang dans l'aorte, lorſque l'état de cette machine eſt parfait, ou lorſque la vîteſſe avec laquelle le cœur agit ſur le ſang, eſt triple de la vîteſſe avec laquelle il en ſort. (Euler, *Mémoires de l'Académie de Berlin*, *1752*, *maxime 7*.)

36. Soit la force qui preſſe les parois des arteres dans l'état de ſanté égale à une hauteur donnée; par exemple, de ſeize pouces, (*Mémoires de Berlin*, *1755*,) ſi la force qui contracte le cœur augmente, la quantité de ſang qui paſſera des arteres dans les veines, ſera d'autant moindre en proportion, que la preſſion ſur les parois de l'aorte ſera plus grande, ce qui occaſionne une dépenſe de forces inutiles, & détruit peu à peu la machine, (*ibidem*, *maxime 9*.)

37. Lors, au contraire, que le mouvement du cœur eſt plus lent ou plus vîte qu'il ne convient, ſoit parce que la réſiſtance du ſang & des arteres eſt

plus grande ou plus petite qu'à l'ordinaire, dans l'un & l'autre cas, la quantité de ſang qui circule, ou qui paſſe du cœur dans les arteres, eſt plus petite, eu égard à la dépenſe des forces, que dans l'état de ſanté, (*ibidem, maxime 11.*)

38. Si le mouvement de contraction du cœur eſt plus tardif, alors avec la même dépenſe de forces, il paſſera une plus grande quantité de ſang dans les vaiſſeaux; mais il pourra arriver que la chaleur requiſe pour les fonctions manque, & que l'attrition mécanique du ſang n'ait pas lieu, parce qu'elle exige une certaine contraction de la part du cœur. Que ſi le cœur ſe contracte plus promptement qu'à l'ordinaire, dans ce cas la dépenſe des forces, pour faire paſſer le ſang des arteres dans les veines, deviendra inutile; mais la chaleur & le frottement augmenteront, comme il arrive dans les maladies inflammatoires.

39. On voit par là d'où vient que dans les ſyncopes, & lorſque les forces vitales languiſſent, la nature veille à la circulation du ſang, & ménage en même temps ſes forces, en ralentiſſant la

la contraction du cœur ; ce qu'elle ne peut faire que la chaleur & le frottement ne diminuent, & que le corps ne devienne pâle. Cette pâleur vient de ce que les artérioles cutanées se vuident par la contractilité élastique de la peau, & de ce que le sang passe partie dans les veines, & partie dans les grosses arteres, lorsqu'il n'a pas assez de force pour les dilater, quoique cette force suffise pour entretenir la circulation dans les plus grosses arteres.

40. Comme il faut infiniment plus de force pour faire monter & descendre le cœur, que pour entretenir son mouvement systaltique, & qu'avec moins de forces, la quantité de sang qui circule approche davantage de ce qu'il en faut ; dans le cas où le soubresaut du cœur cesse ou diminue, son mouvement systaltique se conserve dans les syncopes ; mais on sent à peine le battement des arteres, & la peau perd une grande partie de sa couleur naturelle.

41. Ceux-là donc se trompent, qui s'imaginent qu'à cause qu'on ne sent point le pouls, le sang ne circule plus, & le cœur n'agit plus, vu qu'il est

arrivé quelquefois qu'ayant ouvert la poitrine des animaux, & même celle des hommes qui étoient dans cet état, on a vu leur cœur palpiter & conserver encore son mouvement systaltique; car toute dilatation des arteres n'est pas sensible, on ne s'apperçoit que de celle qui est forte & prompte; d'où il suit que lorsque cette dilatation est lente & foible, on ne doit presque pas sentir son battement, quoiqu'il existe réellement.

42. La ruine ou la destruction de la machine humaine dans les maladies, de même que celle des machines hydrauliques, peut arriver de deux façons; 1°. par la trop grande pression des vaisseaux, laquelle est cause qu'ils frottent, qu'ils s'usent, qu'ils se rompent, qu'ils se distendent, &c. & cette cause a lieu dans les maladies dans lesquelles le cœur agit avec trop de force. Dans ce cas, plus la pression du sang sur le cœur & les vaisseaux augmente, moins la quantité de sang qui circule est proportionnée à la dépense des forces; de sorte qu'elles s'épuisent inutilement; & telle est la ruine mécanique du corps.

43. L'autre est physique. Lorsque la

contraction du cœur est trop foible, qu'elle est moins étendue ou moins fréquente, ou l'un & l'autre ensemble, non-seulement le pouls languit, la chaleur diminue, la pâleur s'empare du corps; mais il est encore à craindre, premiérement, que le sang qui a de la disposition à se coaguler, ne se coagule effectivement, ce qui augmente la résistance, occasionne des concrétions polypeuses & la mort; ou bien il est à craindre que la lymphe ne s'extravase, que les fibres ne se ramollissent, & qu'il n'en résulte des œdemes, des hydropisies, des sphaceles causés par l'infiltration & autres maux semblables.

44. Il y a donc une force du cœur & une vîtesse du sang moyenne, qui fait qu'avec moins de force, il circule une plus grande quantité de sang dans les vaisseaux, & que la machine se conserve; mais comme il est utile lorsque le mouvement vital est affoibli, que l'action du cœur augmente, pour prévenir l'engorgement des vaisseaux; de même il est avantageux, lorsque l'action du cœur augmente, & que les vaisseaux souffrent une trop grande pression, que le mouvement du cœur

ſe ralentiſſe; d'où vient que les Médecins emploient l'abſtinence & les ſaignées dans les maladies aiguës, pour l'affoiblir.

45. Il ſuit des principes d'hydrodynamique que nous venons d'établir, que c'eſt à tort qu'on penſe que le ſang ne circule point dans la ſyncope, vu qu'on peut démontrer par les principes des pompes, que la quantité de ſang qui circule dans ce temps-là, eſt beaucoup plus grande, eu égard aux forces qui contractent le cœur, que lorſqu'elles ſont trop fortes. Quelque frayeur qu'inſpire la ſyncope, il n'eſt pas moins certain que les Anciens en ont connu l'utilité dans les maladies dans leſquelles ils ſaignoient les ſujets juſqu'à défaillance, & qu'elle previent des hémorragies abondantes, qui ſeroient ſouvent funeſtes, qu'elle appaiſe les douleurs les plus violentes; & que celles qui ſurviennent ſans aucune cauſe conſidérable aux perſonnes qui craignent la ſaignée, aux hyſtériques, &c. ſont faciles à diſſiper.

46. L'ame a une ſi grande influence ſur le cœur, que les Philoſophes Grecs les plus célebres ont cru qu'elle y fai-

ſoit ſa réſidence, & que les Orateurs lui imputent les paſſions & les mœurs des hommes, le regardant comme une choſe entiérement différente de l'entendement. Quant à moi, quoique je croye avec les autres que l'ame réſide dans le cerveau, vu qu'elle eſt cenſée réſider là où elle exerce ſes principales opérations, & que c'eſt en cela que conſiſte la réſidence d'un être immatériel; il n'eſt pas moins certain que l'on rapporte au cœur les premieres impreſſions de toutes les paſſions de l'ame; en effet, l'expérience nous apprend que les forces & les mouvemens de cet organe augmentent, diminuent, ſelon les déſirs & les paſſions qui nous agitent, de ſorte que le pouls eſt plein, mollet, égal dans la colere & dans la joie, petit & tardif dans la triſteſſe, & qu'il n'agit plus dans les paroxyſmes violens de la joie & de la douleur.

Les DD. *Solano*, *Nihel*, *Bordeu*, & quantité d'autres modernes, ont obſervé que dans les criſes, que les Anciens ont regardées comme des efforts de la nature, pour procurer la guériſon des maladies, il n'y en a pas une qui n'ait un pouls qui lui eſt propre; de ſorte que le pouls concentré, qui nous effrayoit autrefois dans les adultes, n'indique aujourd'hui qu'une diarrhée critique; celui qui eſt ondoyant, une ſueur; de ſorte qu'on ne doute plus que la même puiſſance motrice, qui opere les criſes, n'agiſſe ſur le cœur, & ne dirige ſes mouvemens que pour une bonne fin.

48. J'avoue que l'ame n'eſt pas plus maîtreſſe de ſoi dans les maladies, que la liberté & la raiſon dans les affaires morales; car comme celle-ci dans les grands dangers tombe quelquefois dans le déſeſpoir, reſte dans l'inaction, & ne tente rien pour ſon ſoulagement; de même la nature, épouvantée du danger qu'elle court dans les maladies, n'oſe point, comme dit *Galien*, meſurer ſes forces avec celle de la matiere morbifique; & de là, les ſyncopes, les lipothymies, dont l'homme eſt délivré dès que l'ame eſt avertie des ſecours qu'elle peut attendre de ceux qui ſont préſens. Cette opinion eſt tellement répandue, qu'on exhorte ceux qui ſe trouvent dans ce cas d'avoir bon courage, ce qui ſeroit ridicule, ſi l'on n'étoit convaincu; & cela eſt effecti-

vement, que le courage rappelle les forces, ainsi qu'on en est convaincu par une infinité d'observations. Il n'y a point de Médecin qui ne se soit apperçu que le pouls du malade, qui étoit foible & languissant, reprend sa force, lorsqu'il paroît devant son malade avec un visage gai, & qu'il lui annonce la santé; & qu'il baisse au contraire, lorsqu'il se présente devant lui avec un air triste, & qu'il garde le silence. Je laisse aux Mécaniciens à chercher la raison mécanique de ce phénomene, ils se verront forcés de l'attribuer à l'ame.

49. Il y a d'autres circonstances où les principes de la syncope sont mécaniques. Par exemple, il faut une certaine quantité de fluide nerveux dans le cerveau, qui, agissant sur le cœur & le contractant, puisse lui faire surmonter la résistance que le sang & les vaisseaux lui opposent. Pour produire cette quantité nécessaire de fluide nerveux, il faut que le sang qui la fournit, circule à proportion dans les vaisseaux du cerveau, & s'il arrive qu'il n'y circule point en assez grande quantité, ou qu'il y cir-

cule trop lentement, il faut de toute nécessité qu'il fournisse une plus petite quantité de fluide nerveux.

50. Lorsque la résistance du sang est plus grande ou plus petite qu'à l'ordinaire (37), dans l'un & l'autre cas il passe une moindre quantité de sang dans les parties & dans le cerveau, eu égard à la dépense des forces; lors au contraire qu'elle est trop grande, comme dans la pléthore & les obstructions, pourvu que le cerveau ne soit pas obstrué, il suffit que les forces du cœur augmentent, qu'on diminue le volume du sang, ou qu'on retranche la nourriture, pour l'y faire circuler de nouveau en telle quantité qu'il faut. Lors, au contraire, que les forces du cœur n'augmentent point, ou que les résistances subsistent, le pouls devient petit & rare à proportion des résistances, le froid s'empare du corps, la secrétion du fluide nerveux diminue, & la machine languit.

51. Lorsque la résistance du sang est plus petite qu'à l'ordinaire, la cause en est que sa quantité a diminué par une hémorragie, l'abstinence, des sueurs

colliquatives, & autres ſemblables évacuations, ou qu'il eſt trop fluide, ce qui occaſionne des ſueurs, des diureſes, ou autres évacuations ſéreuſes; & dans l'un & l'autre cas, l'action du cruor ſur le ſang diminue; & le ſang ſe portant dans l'aorte preſque avec la même vîteſſe que le cœur ſe contracte, le cœur ne preſſe point ſur lui autant qu'il le faudroit, & il ne peut par conſéquent diſtendre & remplir les petits vaiſſeaux autant qu'il eſt néceſſaire, pour procurer la ſecrétion du fluide nerveux; de ſorte que la circulation languit, le pouls devient fréquent, petit & mollet, d'où réſultent enfin des ſyncopes, à moins qu'on ne répare les forces avec des analeptiques, & qu'on ne rende aux fluides leur viſcoſité avec des incraſſans.

52. C'eſt donc à tort que les Pathologiſtes prétendent qu'il faut détruire la viſcoſité du ſang dans les maladies, au lieu d'augmenter ſa fluidité, vu qu'il eſt infiniment plus aiſé de remédier à la foibleſſe qui provient de la trop grande réſiſtance du ſang, qu'à celle qui provient de ſa trop grande fluidité, ou de ſon peu de réſiſtance.

53. S'il m'est permis de dire ce que je pense, comme lorsque la contraction du cœur est retardée, il se fait une moindre dépense de forces, que la pression sur les parois des vaisseaux est moindre, & que la machine subsiste plus long-temps, (Euler, *Mémoires de Berlin*, *1752*, *maxime 10*), & que le sang trouve moins de retraite, on ne sauroit dans ce cas attribuer la syncope à une cause mécanique, & ce n'est que par des principes mécaniques qu'on peut savoir d'où vient qu'elle est plus fréquente dans ce cas que dans la fievre, & le même raisonnement a lieu dans le cas où la résistance du sang diminue; d'où il suit que dans l'un & l'autre cas, à moins que la résistance ne soit très-forte ou très-petite, on ne peut attribuer la syncope qu'à des principes psychologiques.

54. Il paroît singulier que les habitans des Indes Orientales & Occidentales, soient dans l'opinion que l'ame quitte volontairement le corps à la mort, d'où vient que les habitans de Corsier, les Africains, les Américains s'adressent à celui qui vient de mourir,

& lui demandent la raiſon pour laquelle il les quitte ; il y a toute apparence que cette opinion vulgaire doit ſon origine aux Philoſophes de l'antiquité.

55. L'obſervation nous apprend que la ſyncope ſuſpend tous les mouvemens libres & vitaux. Seroit-il donc beſoin pour cauſer la veille que le ſang agiſſe ſur les fibres médullaires du cerveau, qu'il réveille leur vertu électrique, ou qu'il leur donne une tenſion convenable ? Faut-il pour procurer cette tenſion, ou pour exciter cette vertu électrique, outre le mouvement ſyſtaltique du cœur, une eſpece de ſoubreſaut, qui non-ſeulement preſſe, mais qui frappe encore ces parties avec une certaine force ? Ceux qui tombent en ſyncope & qui en reviennent, ne ſe ſouviennent point d'avoir eu aucune idée pendant tout le temps qu'elle a duré, ils ne ſe ſouviennent point d'avoir penſé ou agi ; le principe de la vie ne paroît point auſſi inactif dans l'apoplexie, on ne connoît pas mieux la cauſe de la mort de l'homme, que celle de ſa naiſſance.

56. Il paroît par les obſervations de *Winſlow* & de *Bruyier*, qu'on ne peut

diſtinguer la mort de l'aſphyxie, qu'au bout d'environ trois jours, & que lorſque les chairs commencent à ſe corrompre; d'où il ſuit que pendant tout ce temps-là, on ne peut ſavoir ſi le ſujet eſt vivant, c'eſt-à-dire, ſi l'ame continue d'exercer ſes fonctions.

57. La ſyncope paroît dépendre de trois cauſes, 1°. des paſſions de l'ame, qui lui font préférer la mort à la vie; de ce nombre ſont l'indignation, le dégoût de la vie, une joie extrême, une colere indomptable; 2°. des réſiſtances que le cœur rencontre de la part d'un polype, d'un poiſon qui coagule le ſang, d'un froid exceſſif, de la ſubmerſion, de la ſuſpenſion, &c. 4°. De l'inanition des vaiſſeaux, du peu de réſiſtance que fait le ſang, de ſa diſſolution, d'un flux immodéré, de l'abſtinence, &c.

58. Lorſque la ſyncope eſt cauſée par la crainte, la frayeur, la cardialgie, l'affection hyſtérique, & que le malade eſt d'ailleurs robuſte, elle fait beaucoup plus de peur que de mal, & le malade en revient aiſément. Il ſuffit de l'aiguillonner, de l'appeller à haute voix,

de lui faire ſentir une odeur forte, de lui faire avaler quelque choſe d'âcre, de lui frapper la joue ou la paume de la main, de lui irriter le pylore, & de le réveiller de ſon ſommeil. L'eau froide jetée ſur le viſage ou avalée, l'odeur du vinaigre, un peu de bouillon, font revenir l'ame de ſon aſſoupiſſement. Mais pour empêcher enſuite que ſes forces ne s'épuiſent inutilement, il faut faire coucher le malade horizontalement, tant afin que le ſang ſe porte plus abondamment dans le cerveau, ce qu'il ne peut faire à cauſe de ſa peſanteur, lorſqu'il eſt debout, qu'afin que le malade ainſi couché, ſoit exempt de tout effort de la part des muſcles qui agiſſent néceſſairement dans toute autre ſituation, ce qui épuiſeroit ſes forces; & c'eſt ainſi qu'on fait revenir de leur ſyncope, ceux que la crainte de la ſaignée, ou d'une opération de Chirurgie y a jeté.

59. Si ces moyens ne ſuffiſent point, il faut faire reſpirer au malade un air plus froid & plus pur, afin que le ſang circule plus facilement dans les poumons, ou pour que le fluide électri-

que s'insinue plus aisément dans la masse du sang; & cela est sur-tout nécessaire à ceux qui tombent en défaillance dans un appartement clos, dans une étuve, dans un lieu où la foule est grande, mal-propre, méphitique, souillé par la fumée du charbon, à ceux qui sont tombés de la potence, dans l'ardeur de la fievre, dans un transport de colere, &c.

60. Si la syncope est causée par la pléthore ou la trop grande résistance que le cœur rencontre, comme dans les premiers cas, & qu'elle continue, il faut avoir recours aux substances spiritueuses, aromatiques & volatiles, aux cordiaux, que l'on fera boire ou flairer au malade, qu'on lui appliquera en forme de topiques, ou dont on lui fera humer la vapeur; c'est le moyen d'exciter & de ranimer le principe vital, de rendre le fluide nerveux plus abondant, & le sang plus fluide; à quoi les frictions & l'agitation du corps contribuent aussi beaucoup. Il y a des cas où la syncope est causée par la pléthore & la suppression de la fievre, & pour lors il convient d'ouvrir la veine, ce

qu'on doit également faire à l'égard de ceux qu'on a pendus, des asthmatiques & des apoplectiques.

61. Si la syncope est hystérique, il faut s'abstenir des odeurs agréables, telles que l'ambre, le musc, les tubereuses, les narcisses, les roses, &c. & s'en tenir aux fortes, telles que la fumée des substances animales, le castoreum, la matricaire, la rhue, & en venir même aux irritans & aux cardiaques. Au cas que le froid se soit emparé des membres, on emploiera l'eau de canelle, l'eau de mélisse composée, celle de la Reine d'Hongrie, l'esprit volatil de corne de cerf, de lis, la confection d'alkermès, d'hyacinthe, &c. & si elle est compliquée avec une cardialgie causée par les saburres, on joindra les vomitifs aux cordiaux.

62. Enfin, si la foiblesse est causée par une hémorragie abondante, un écoulement excessif, par la diete, en un mot, par le peu de résistance des fluides, il faut que le malade se couche horizontalement, & qu'il tienne son esprit & son corps dans une assiette tranquille; on lui prescrira des analep-

tiques, des substances gélatineuses, aigrelettes ou astringentes, telles que l'eau de Rabel, l'esprit de soufre acidulé, les crêmes incrassantes, commençant par les secours mécaniques & physiques, dont l'application peut arrêter ces flux immodérés; à l'égard des cordiaux & des volatils, ils sont souvent suspects dans ces sortes de cas.

63. Le cerveau est la source des forces tant vitales que libres, & les nerfs sont les canaux par lesquels ces forces se transmettent aux muscles, & par lesquels les impressions sensitives parviennent à l'ame. Lors donc que les nerfs sont obstrués, il faut nécessairement qu'ils perdent leur sentiment & leur mouvement, & que les autres fonctions, de même que les appétits qui en dépendent cessent. La cause de ces symptomes est la même qui obstrue les nerfs, & c'est elle qui fait que la résistance qui s'oppose au cours de ce fluide, l'emporte sur les forces qui le font circuler. Ce cas est très-fréquent dans les paralysies partielles, telles que l'hémiplégie, la paraplégie, l'amaurose, l'impuissance, & dans la résolution de

quelques organes, tels que la langue, la verge, &c. ce qui fait qu'il demande une méthode curative générale.

64. Cette obſtruction & cette compreſſion des nerfs, de même que l'interception du fluide nerveux, ſont enveloppées de beaucoup de ténebres dans la pratique, à moins qu'elles n'ayent pour cauſes une fracture, une luxation, ou tels autres principes évidens. Mais comme leurs principes ſont cachés & internes, il faut conſulter l'âge, le ſexe, le tempérament, le régime, examiner les principes prédiſpoſans & procatartiques, qui ſeuls peuvent nous faire découvrir la cauſe particuliere de la maladie.

65 On juge que l'obſtruction des vaiſſeaux capillaires répandus dans les tuniques de la moelle épineuſe ou des nerfs, eſt cauſée par la pléthore, par les ſignes qui indiquent que les alimens qu'on a pris excedent ce qu'on en a rendu, tels que la plénitude, la force du pouls, la chaleur, la rougeur, le ſoulagement que procure la ſaignée, l'augmentation de la maladie que cauſe la crapule, la ſuppreſſion des menſtrues,

la ſuppreſſion de la perſpiration, le défaut de ſaignée ; & dans ce cas, il faut avoir recours à la ſaignée, aux ſangſues, à la diete, aux potions délayantes qui augmentent la perſpiration, &c.

66. Si l'obſtruction ou la compreſſion eſt cauſée par la viſcoſité du ſang, & celle-ci par les ſaburres qui ont paſſé dans ſa maſſe, les ſignes qui l'indiquent, ſont l'anorexie, les nauſées, la ſaleté de la langue, l'exacerbation de la fievre, la peſanteur de la tête, indépendamment de ce qui a précédé & ſuivi ; & pour lors, il faut avoir recours à la diete liquide, à l'abſtinence, aux émétiques, aux cathartiques, & enſuite aux ſtomachiques.

67. Si les parties nerveuſes ſont imbues de ſéroſité, ou les vaiſſeaux engorgés par une pituite lente, la ſuppreſſion des flux ſéreux, la pâleur du viſage, l'adypſie, le froid, la molleſſe, le tempérament pituiteux, l'âge décrépit ou puéril, la conſtitution ſcrophuleuſe, la condition de vie cachectique, telle que celle des Lavandieres, des Pêcheurs, des Baigneurs, des Corroyeurs, la diſpoſition héréditaire, ſeront les

ſignes qui indiqueront que cela eſt; & pour lors, après avoir commencé par les cathartiques, on aura recours aux diurétiques, aux apéritifs, aux réſolutifs, tels que les racines apéritives, les ſels neutres, les cloportes, les bois ſudorifiques, & ſur-tout aux eaux thermales, dont on uſera en forme de boiſſon, de fomentation, de bain & d'embrocation.

68. Parmi ces eaux, il y en a de ſalines, comme celles de Balaruc; d'autres qui ſont ſulphureuſes, comme celles de Barege, de Bagnols, de Saint-Laurent, &c. Les premieres conviennent aux tempéramens muqueux, froids, pituiteux; les ſecondes, aux tempéramens ſalins, âcres, ſecs & irritables; cependant les unes & les autres ſont bonnes pour la paralyſie, qui eſt cauſée par les principes ſuſdits, tels que la pléthore, les ſaburres, & elles conviennent d'autant plus, que ſouvent après avoir ſurmonté la pléthore & les ſaburres, il reſte un relâchement dans la partie affectée, qui exige des réſolutifs & des toniques.

69. On commence ordinairement par

les remedes généraux, tels que la saignée, lorsque le sujet est adulte & robuste; on passe ensuite à la purgation, on résout les humeurs épaissies avec des bouillons ou des apozemes, & l'on délaye celles qui sont seches. Si c'est des eaux salées dont on doit user, on en boit six livres tous les matins pendant trois jours, on se baigne ensuite les jours suivans à jeun, & l'on reste plus ou moins dans le bain, selon le degré de chaleur de l'eau & du malade, & dans les heures d'intervalle, on use d'embrocation & de topiques.

70. La chaleur des eaux de Balaruc est ordinairement de quarante degrés, mesurés sur le thermometre de M. de Reaumur, & on ne peut la supporter plus d'une minute sans tomber en défaillance; le visage devient rouge, s'enfle, s'échauffe & se couvre de sueur, le battement des arteres devient plus fort & plus fréquent, la respiration est aussi courte que dans l'asthme. Cependant, lorsqu'on a soin de transporter l'eau demi-heure d'avance dans la baignoire, on peut y rester environ douze minutes, & en ajouter quelques autres pour

les embrocations que l'on fait avec celle qui ſort de la ſource. On tranſporte enſuite le malade dans ſon lit, où, lorſque l'accès de la fievre continue, on le laiſſe ſuer pendant demi-heure & plus; on lui donne un bouillon, & on l'eſſuye avec des linges ſecs.

71. Les eaux de Bagnols, ſuivant *Mimat*, ont trente-huit degrés de chaleur dans leur ſource; elles n'ont aucun principe ſalin, mais on les croit ſulphureuſes; elles ſont cependant plus douces & plus ſupportables, lorſqu'on les prend au même degré que celles de Balaruc. Elles ne purgent point lorſqu'on les boit; les bains ſont plus tiedes à quelques pas de la ſource, & on les ſupporte pendant demi-heure ou une heure. Lorſqu'on ſaigne l'eau le ſoir, le lieu tient lieu d'étuve. On préſente à la ſource la partie affectée de douleur ou de paralyſie, & on a ſoin de la frotter; les phthiſiques reſpirent pendant une heure les vapeurs qui s'élevent de la chaudiere. On prend ordinairement ces bains dans le mois d'Août, de même que ceux de *Lamalou*, près de Beziers; mais ces dernieres ſont plus tiedes.

72. Dans les maladies aiguës de cette classe, par exemple, dans l'apoplexie, les forces sont plutôt opprimées qu'épuisées, ce qui cause la foiblesse; dans ce cas, lorsqu'on peut les rétablir par la saignée, les cathartiques & les émétiques, ces secours loin de les épuiser les réparent; ce qui fait qu'on doit les employer dans les maladies aiguës de cette classe, lorsque rien ne s'y oppose.

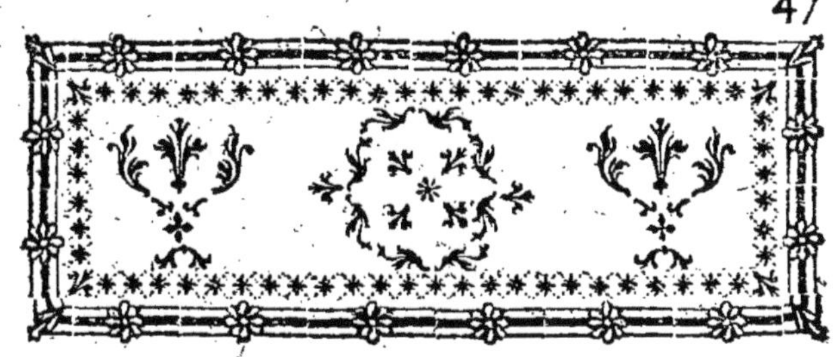

CLASSE SIXIEME.

DÉBILITÉS

OU PARALYSIES.

La Débilité n'eſt autre choſe qu'une impuiſſance de mettre en action ſes forces ordinaires ; les Grecs l'appellent *adynamia;* & la faculté ou la puiſſance d'agir, *dynamis.*

La ſanté, proprement dite, ne conſiſte point dans une action quelconque, mais à pouvoir agir avec la vigueur qui eſt propre à chaque genre d'animal, lorſqu'il a atteint l'âge convenable pour pouvoir employer ſes forces. Cette vigueur, lorſque l'âge & le ſexe ſont les mêmes, eſt à peu près proportionnée au volume du corps, & à l'activité ou au courage de l'ame.

Il y a deux ſortes de facultés; l'une *animale*, ou dont les actions ſe rapportent à l'ame dont elles ſont de ſimples modifications, comme la faculté de connoître, de déſirer; l'autre a rapport aux changemens qui arrivent au corps, & on l'appelle *faculté motrice.*

La faculté de connoître ou d'exciter des idées eſt d'autant plus forte, que l'ame s'eſt fait une habitude plus conſtante d'en produire de claires & de diſtinctes, qu'elle s'en occupe & en conſerve plus long-temps le ſouvenir; plus au contraire elles ſont obſcures & confuſes, rares & paſſageres, moins la faculté & cette action de l'ame ont de force.

L'ame répare par le repos & le ſommeil les forces qu'elle a perdues; il produit à ſon égard le même effet que par rapport aux forces motrices. C'eſt le temps pendant lequel la faculté intelligente & mouvante agiſſent le moins & qu'elles ſe repoſent; il ſuppoſe donc une débilité actuelle d'autant plus grande, que le ſommeil eſt plus paiſible & plus profond; les deux facultés réparent d'autant mieux leurs forces, & en ſont plus diſpoſées à agir, après que le le ſommeil a ceſſé. Le déſir eſt toujours proportionné à la vivacité & à la force de l'idée qui nous repréſente le bien, & plus cette idée eſt forte, plus le déſir eſt violent, comme au contraire plus l'idée du mal eſt forte, plus l'averſion qu'on a pour lui eſt forte auſſi.

La débilité des actions animales eſt une ſuite de l'impuiſſance de connoître & de déſirer, & de l'obſcurité & de la confuſion de la connoiſſance & du déſir, & par conſéquent de l'aſſoupiſſement du tout, auſſi-bien que des membres & des organes.

On comprend par ce qui précede, que l'affoibliſſement de la vue eſt beaucoup plus conſidérable dans la goutte ſereine, que dans le ſimple obſcurciſſement de la vue. De même l'anorexie conſiſte dans la débilité de la faculté qui déſire les alimens, comme l'impuiſſance virile dans la foibleſſe du déſir de l'acte vénérien.

C'eſt l'appétit qui détermine le mouvement, & les muſcles n'agiſſent qu'autant que l'ame eſt elle-même déterminée à agir par quelque motif. Le mouvement eſt *libre* ou *naturel*, ſelon que l'ame eſt déterminée à agir par la volonté, ou, comme disent *Duret* & *Dulaurent*, par choix (*cata proairesin*), ou par cupidité, ou par instinct (*cata ormen*). C'est l'entendement, ou la connoissance claire & distincte du bien ou du mal, qui détermine la volonté; au lieu que la cupidité n'est que l'effet de l'instinct, ou de la connoissance obscure & confuse que l'on a de l'un & de l'autre.

Pour que les muscles puissent agir, il faut que l'ame communique au fluide nerveux une force suffisante, que celui-ci soit en suffisante quantité; que les nerfs lui donnent passage, que les muscles soient flexibles, que la structure soit saine, l'articulation, la figure, le volume des membres, tels que le souverain Architecte les a créées, & qu'elles ne résistent pas plus qu'il ne faut à l'action du fluide nerveux.

Il s'ensuit donc que la foiblesse du mouvement musculaire dépend, ou de celle du désir qui le détermine, ou de la disette du fluide nerveux, ou de l'obstruction des nerfs, & de la trop grande résistance des muscles & des membres.

Comme l'ame est chargée de la conduite du corps, ou de l'économie de la machine animale, qu'elle veille à sa conservation & à son bien-être, il s'ensuit que ce principe actif & intelligent doit observer certaines lois dans la distribution de ses forces, & les communiquer aux divers organes de maniere qu'il lui en reste assez pour les besoins pressans. Or, comme la vie est ce qui nous importe le plus, & qu'elle ne peut se conserver qu'à l'aide du mouvement du cœur & de la poitrine, elle doit donc y veiller sans cesse & en tout temps, tant qu'elle a assez de force pour entretenir les mouvemens vitaux. De là vient que dans le temps que l'action des organes sans lesquels on ne peut vivre, languit, ou est presque entiérement éteinte, le cœur continue de se mouvoir & la respiration d'agir proportionnellement au besoin où l'on se trouve, & à la vigueur qui nous reste.

Les Grecs appellent *aisthésie* la faculté de connoître par l'entremise des organes de la vue, de l'ouie, du toucher, de l'odorat & du goût, afin que nous recherchions ce qui flatte ces sens, & que nous évitions ce qui leur déplaît. L'obscurcissement, la confusion, l'affoibliſſement de ces ſens eſt ce que les Grecs appellent *Dyſeſthéſie.* Lorſqu'on n'a aucune connoiſſance, aucune réminiſcence des couleurs, des ſens, des ſaveurs, des odeurs, on ne ſauroit déſirer les corps qu'elles repréſentent; d'où il ſuit que la *Dyſeſthéſie* diminue ou abolit ſouvent entiérement l'appétit de ces objets. Les objets qui émeuvent le plus nos déſirs ſont ceux de la faim, de la ſoif, de la volupté charnelle, & par conſéquent on doit mettre l'affoibliſſement de ces appétits au rang des débilités que les Grecs appellent *anépithymies.*

La faculté motrice eſt appellée par les Grecs *Kinetiche dynamis*; j'appellerai ſon affoibliſſement *Dyskinéſie*, & je comprendrai dans cet ordre les maladies qui ôtent la faculté de remuer les membres, leſquelles ſont ſouvent accompagnées de l'obſcurciſſement du ſentiment & de l'appétit qui déterminent cette faculté à agir. Par exemple, l'impuiſſance virile eſt ordinairement compliquée de *l'atechnie*, la goutte ſereine de la mydriaſe, & de l'immobilité de la prunelle, & la mutité du dégoût. Pour ne pas multiplier inutilement les genres des maladies, je n'en ferai quelquefois qu'un de l'anesthésie & de la dyskinésie du même organe.

Les maladies qui causent un affoiblissement dans tout le corps, sont infiniment plus dangereuses, & par conséquent elles different des partielles qu'on a indiquées, dont les unes sont soporeuses, & abolissent tout mouvement & tout sentiment arbitraire ; les autres, quoique sans assoupissement, affoiblissent toute la machine, sans en excepter le mouvement du cœur. Je donne aux premieres le nom d'assoupissement ou de *coma*, & je mets les secondes au nombre des défaillances ou des *découragemens* ; car l'expérience nous apprend que l'ame, effrayée du danger dont la vie est menacée, tombe dans un si grand découragement, qu'elle paroît renoncer au soin de la vie, ainsi qu'il arrive dans les affaires morales & dans les grands chagrins ; car faute d'espoir & de courage nous refusons d'y faire attention, dans le temps que la raison nous conseille de nous en occuper tout entiers.

Ce que les Grecs appellent *lypopsychie* & les François *découragement*, est un relâchement de la faculté qui nous excite à supporter courageusement les travaux les plus durs & les plus pénibles ; ce qui vient de ce que nos premieres tentatives n'ont eu aucun succès, ou de ce que nous les croyons au-dessus de nos forces. Ce *découragement* est produit par la crainte, dont le propre est d'exagérer les maux & les obstacles, & par la pusillanimité, qui augmente la défiance que nous avons de nos propres forces.

On trouve dans *Borrichius*, *Pechlin*, &c. quantité d'exemples d'un découragement produit par une cause morale : en voici un entr'autres que je tire de *Nicholls*. *Caliste*, aussi connue par sa beauté, que par l'élévation de ses sentimens, ayant eu le malheur d'être surprise en adultere, crut devoir prévenir par sa mort la répudiation dont elle étoit menacée. Le repentir & le chagrin qu'elle conçut de sa faute, lui causerent une fievre si violente, qu'on désespéra de sa guérison. Son mari, touché de son état, promit de lui pardonner, & cette espérance jointe aux soins de son médecin lui rendit la santé. Elle ne douta point après qu'elle fut guérie de pouvoir fléchir ſon mari, & de l'engager à la garder, & elle eſpéroit que ſon repentir & ſes charmes auroient aſſez de pouvoir ſur lui pour l'obliger à lui pardonner ſa faute, & à oublier le paſſé: mais quelle fut ſa ſurpriſe, lorſque ſon mari lui dit en partant pour la campagne, qu'il croyoit faire aſſez de lui conſerver la vie, qu'il la lui avoit promiſe & qu'il la lui accordoit; mais qu'il vouloit abſolument ſe ſéparer d'elle, & que c'étoit la ſeule vengeance qu'il voulût tirer de l'affront qu'il avoit reçu. Je mourrai donc, lui répondit-elle, & ſur le champ, elle tomba dans une foibleſſe & une oppreſſion ſi violentes, qu'elle mourut au bout de quelques heures. Nicholls *oratio de animâ medicâ, pag. 17.*

On définit l'homme *un animal raiſonnable*, & cette définition mal entendue, a fait croire à quelques-uns que l'ame ne pouvoit jamais agir que d'une maniere conforme aux lois de la raiſon; mais ils ſe trompent, & il n'y a point de folie, de méchanceté, d'ineptie dont elle ne ſoit capable. C'eſt elle & non le corps qui rend l'homme obſtiné, orgueilleux, colere, vindicatif, injuſte, léger, chagrin. Ce ſont là des vices de l'ame, & les Théologiens & les Juriſconſultes s'accordent unanimement ſur ce point. Aveuglée par ces paſſions, elle prend pour un bien & pour un mal réel ce qui n'en a que l'apparence, elle tombe dans une infinité d'erreurs & de mépriſes, & peche tous les jours contre les lois de la ſaine raiſon. Les *Animiſtes* attribuent à l'ame les erreurs que l'on commet dans le régime de la vie; mais ceux qui ſe moquent d'eux, paroiſſent ignorer la nature de l'ame, & ſont par conſéquent infiniment plus dignes de riſée. Faut-il un long diſcours pour prouver la fragilité, les caprices, la méchanceté, l'inconſtance de l'ame humaine? ſi elle erre dans les choſes qui ſont du reſſort de l'entendement, combien plus doit-elle errer dans les affaires vitales, ou dans la conduite de ce qui ſe paſſe dans l'intérieur du corps humain, vu que ces choſes ſont cachées aux ſens, & ne ſont apperçues que de l'inſtinct? « Telle eſt cependant l'ame qui eſt prépoſée à la » conſervation du corps humain. Si » elle étoit parfaitement ſage, & qu'in-

» différente pour les frivolités & les » bagatelles qui occupent les hommes, » elle ne s'occupât que de la conser- » vation du corps, elle retarderoit la » vieillesse, & prolongeroit la vie plu- » sieurs milliers d'années, en détrui- » sant les causes internes qui peuvent » l'abréger. S'il arrivoit jamais que » l'ame abandonnât le soin du corps, » la millieme partie des hommes seroit » hors d'état de résister pendant une » année aux maladies & aux incom- » modités qui affligent la nature humai- » ne, & le corps semblable à un navire » que le Pilote a abandonné, ne tar- » deroit pas long-temps à faire nau- » frage. Telle est la maîtresse que le » Médecin est obligé de servir, & » c'est à lui, lorsqu'elle s'acquitte mol- » lement de son devoir, à employer » les moyens qu'il juge les plus propres » à la tirer de son assoupissement. » *Nicholls*.

L'ame est si foible & si imprudente, que le plus léger accident suffit pour lui faire négliger le soin du corps, & même pour le lui faire abandonner entiérement. Lors, dit Galien, *lib*. 3. *de crisibus*, que la maladie est plus forte qu'elle, elle ne tente pas même de la combattre. Par exemple, s'il survient une gangrene dans le bas-ventre, & qu'elle ne puisse ni la résoudre ni la prévenir, elle suspend aussi-tôt la fievre, la douleur cesse tout-à-coup; mais l'on voit au visage & à la contenance du malade l'inquiétude & l'effroi que lui causent les dangers dont le corps est menacé; & de-là vient, que la veille du jour que le malade doit mourir, les fontanelles, les vieux cauteres par le moyen desquels la nature se déchargeoit de ses mauvaises humeurs, se ferment d'eux-mêmes.

Je prie ceux qui regardent l'affoiblissement du mouvement du cœur, l'assoupissement, &c. comme des symptomes toujours funestes, & qui ne peuvent se persuader qu'ils soient occasionnés par le relâchement spontané de la faculté sensitive, de lire avec attention ce qui suit. Je traitois une femme qui souffroit des douleurs cruelles dans le bas-ventre; elles augmenterent au point, qu'elle tomba tout-à-coup en syncope, & après qu'elle eut repris ses sens elle s'en trouva délivrée, sans le secours d'aucun remede, ni d'aucune évacuation. Elle dut à cette ſyncope momentanée la délivrance de ſes douleurs.

Nous craignons l'aſſoupiſſement au commencement de la petite vérole, des aphtes, de la rougeole, de la miliaire, parce que nous le regardons comme une complication de maux; cependant la matiere morbifique ne s'évacue jamais mieux, & les puſtules ne ſont jamais plus abondantes, que lorſque la peau ſe trouve relâchée par le ſommeil, & diſpoſée à laiſſer ſortir ce venin.

Les ſymptomes les plus terribles ne ſont quelquefois que des efforts ou des artifices que la nature emploie pour procurer notre guériſon. Lors, par exemple, que dans le cours de la petite vérole, le ſommeil ne ſuffit point pour chaſſer le venin au-dehors, la nature entreprend de le faire ſortir par force, elle augmente la fievre & y joint les convulſions, & l'éruption ſe fait le lendemain de grand matin, au rapport de *Sydenham*.

Lorſqu'une femme eſt à terme, le fœtus ſe préſente, & preſſe la matrice par ſon propre poids; mais que cette force eſt inférieure aux réſiſtances qui s'oppoſent à ſa deſcente ! La nature, qui ſait que les fibres de l'uterus ſont ſuſceptibles d'un alongement conſidérable, lorſqu'on les tire peu-à-peu & ſans trop de violence, redouble inſenſiblement ſes efforts, & ſachant encore que ce qui manque de repos, ne ſauroit durer long-temps, elle les ſuſpend de temps à autre & jette la malade dans un profond ſommeil, afin d'avoir le temps de réparer ſes forces de même que celles du fœtus. Elle ſuſpend donc lorſque le beſoin l'exige tout ſentiment dans le corps, après quoi, faiſant un dernier effort, elle chaſſe le fœtus dehors, & enſuite les ſecondines, & ſe replonge de nouveau dans le ſommeil pour être plus attentive à ce qui la concerne, pour lever les ſtagnations, & réparer les accidens inſéparables de l'accouchement. Nicholls, *pag. 26.* L'ame, comme dit *Hippocrate*, veille pendant que le corps dort; elle veille à ce qui le concerne, & s'acquitte de toutes les fonctions qui intéreſſent la vie.

J'ai obſervé qu'un homme n'eſt pas plutôt mort d'une fievre maligne, que le bas-ventre s'enfle considérablement, sans qu'on puisse attribuer cet accident à la raréfaction des flatuosités que la putréfaction occasionne, d'autant plus que le froid est plutôt capable de la retarder que de la hâter. Je ne vois donc d'autre raison de cette enflure subite, sinon que l'ame ne s'oppose plus au progrès de la putréfaction, au lieu que pendant la vie, & à notre insçu, elle entretient le ton & la contraction des parties, comme du sphincter & des autres muscles, laquelle venant à cesser, le bas-ventre s'enfle, les excrémens s'écoulent par l'anus, & il sort souvent quantité de mucosité écumeuse par les bronches.

Quelque oisive que l'ame paroisse pendant le sommeil, elle n'en est pas moins occupée des fonctions vitales, par exemple, du mouvement du cœur & de la respiration, elle est même susceptible des impressions que les corps du dehors font sur elle. Par exemple, quelque profondément qu'un homme dorme, il ne laisse pas de sentir les mouches qui lui courent sur le visage, il les chasse avec les mains, il prend la situation qui lui est la plus commode, &

tout cela ſans s'éveiller. Si les parties internes du corps ſouffrent & courent quelque danger, inſenſible aux impreſſions externes, elle les mépriſe, & ne s'occupe que des premieres, d'où s'enſuit un aſſoupiſſement apparent.

Il eſt vrai que ceux qui ont des maladies ſérieuſes, encore qu'ils ſongent quelquefois aux choſes qui ont rapport à leur état, ne laiſſent pas quelquefois de s'occuper en dormant de pluſieurs autres qui lui ſont étrangeres ; d'où quelques-uns concluront que l'ame n'eſt point alors occupée des fonctions vitales ; mais je les prie de faire attention que l'ame exerce ſouvent ſes fonctions ordinaires, ſans s'en appercevoir, ſans y faire attention, dans le temps même qu'elle s'occupe de toute autre choſe. Combien de fois nous arrive-t-il en priant Dieu, de penſer à nos affaires, ſans que cela nous empêche de continuer nos prieres ? Il n'eſt donc pas étonnant que pendant que l'imagination agit dans les rêves, la nature, qui eſt une autre faculté de l'ame, exerce ſes fonctions ſans s'en appercevoir ; car, comme nous faiſons pluſieurs choſes, auxquelles la vue, l'ouie, ni la mémoire n'ont aucune part, que nous clignotons les yeux, nous avalons & nous marchons en dormant sans le savoir, de même la faculté motrice agit indépendamment de plusieurs autres facultés de l'ame.

Il y a des intermissions de mouvemens *forcées*, il y en a aussi de *volontaires*. L'intermission du sentiment & du mouvement est forcée par rapport à l'ame, lorsque l'organe dont elle se sert est vicié; par exemple, l'aveuglement est forcé, lorsque le nerf optique est obstrué, coupé ou comprimé; la mutité est forcée, lorsque les nerfs de la langue sont paralysés. Il est vrai que l'intermission de la vue & du tact est quelquefois spontanée, témoin ce Prêtre d'*Hyppone* dont parle Saint Augustin, qui suspendoit ses sens toutes fois & quantes qu'il lui plaisoit, témoin encore le Colonel *Towshend*, qui, au rapport de *Cheyne*, suspendoit en lui tout sentiment & tout mouvement vital, lorsque l'envie lui en prenoit. Vous trouverez quantité d'autres exemples semblables dans l'histoire de la catalepsie.

On raconte des choses étonnantes

de l'impuissance magique, mais qui sont confirmées par des observations journalieres. L'ame de ceux qui ajoutent foi à ces sortes de prestiges est si foible, que ce que le préjugé, la crainte ou la pudeur les ont empêché de faire la premiere fois, ils le regardent dans la suite comme impossible, & se croient maléficiés, froids & tout-à-fait impuissans.

J'ai connu un homme, d'ailleurs très-sain & très robuste, qui, par un caprice singulier, fut pendant un mois entier sans manger. La veille du jour qu'il mourut, il eut assez de complaisance pour moi, pour prende un bouillon que je lui présentai; mais un moment après lorsqu'il crut que j'étois sorti, il s'assit en riant sur son lit, & le rendit de plein jet à six pieds de distance, & mourut paisiblement le lendemain. Je n'ai jamais pu deviner le motif de cette conduite, n'ayant jamais voulu répondre aux questions que je lui fis. L'ayant ouvert, je lui trouvai le cerveau très-ferme & comme desséché.

Comme donc la faculté motrice de l'ame est le principe mouvant de toutes les forces de l'homme, il arrive assez souvent que les maladies de cette classe, ſont un effet de ſon impuiſſance, de ſon épuiſement, de ſa foibleſſe, de la ceſſation des mouvemens naturels, de ſa pareſſe & de ſa ſtupeur.

On peut encore mettre au nombre des principes des maladies, la diſette, l'épuiſement, l'inaptitude du fluide nerveux; c'eſt à ces cauſes qu'on doit attribuer la foibleſſe des vieillards, celle des convaleſcens, que des maladies aiguës, chroniques, des évacuations conſidérables, la diete, l'angine, le vomiſſement, ont épuiſés; de même que la foibleſſe de ceux qui ont humé des vapeurs méphytiques, & qui perdent tout-à-coup leurs forces, comme s'ils étoient frappés d'un coup de foudre; comme on peut le voir dans l'hiſtoire de l'aſphyxie.

Le ſecond principe de la débilité eſt l'obſtruction des nerfs, du cerveau, de la moelle épineuſe, leur compreſſion, comme cela paroît par les hiſtoires de l'apoplexie, de la paraplégie, occaſionnées par un coup, une chute, une luxation. Le défaut du mouvement dans les muſcles, peut auſſi venir de leur obſtruction, de leur rigidité, qui s'oppoſe au cours du fluide nerveux ou du ſang.

Lors, cependant, que l'impuiſſance de ſe mouvoir n'eſt pas le principal ſymptome de la maladie, il faut la rapporter à une autre claſſe. Par exemple, les fievres aiguës, tant continues que rémittentes, le typhus, le ſynochus, les hémitritées & les tierces continues, accompagnées de délire & d'aſſoupiſſement, de même que les phlegmaſies qui tirent ſur leur fin, ſont accompagnées d'une débilité extrême.

Il y a auſſi, comme on dit, une impuiſſance de ſe mouvoir ſymptomatique, qui a lieu dans les maladies de douleur, les fractures, les luxations, mais celle-ci eſt occaſionnée par la douleur même; car la nature & la liberté s'abſtiennent de tout mouvement, lorſque le mal qui peut en réſulter, l'emporte ſur le motif qui les détermine à agir.

Les moraux ſont ceux qui agiſſent ſur l'ame, & qui corrigent ſes vices. Les Cartéſiens prétendent que l'ame n'eſt point ſujette au changement; les Diſciples de Wolff diſent au contraire qu'elle s'efforce continuellement de changer ſon état, & leur ſentiment s'accorde avec l'expérience, quoique nous ignorions & que nous ne puiſsions concevoir d'où vient cette différence qu'on remarque dans l'ame, lorsqu'elle est abattue par la tristesse, la honte, le repentir, le désir, ou animée par l'espérance & par la joie. Nous savons à n'en point douter, quoique les Matérialistes prétendent le contraire, que ces différens états de l'ame ne dépendent aucunement de celui où se trouve le corps, qu'elle peut opérer divers changemens en elle, & être diversement affectée par les changemens qui arrivent dans le corps; qu'il y a des paroles & des discours qui peuvent calmer ses chagrins, ranimer ses espérances, augmenter ses forces & dissiper sa léthargie; que des amis & des Philosophes sont en état de produire tous ces bons effets. On a donc raison d'encourager ceux que la tristesse fait tomber en syncope, & de les exhorter à avoir bon courage. Un malheureux qui se voit dans son lit, abandonné de tout le monde, & dénué de tout secours & de toute consolation, tombe souvent dans un si grand découragement, qu'il en perd l'appétit, & qu'il ne daigne pas même se lever pour cuire ses alimens, & se procurer les choses nécessaires à la vie, ce qui fait que le pouls lui manque & qu'il est réduit à l'extrémité; mais si quelque impression externe, un bruit, un coup, le tirent de son assoupissement, si un ami l'encourage & paroît compatir à son état, il reprend aussi-tôt courage; le sentiment, le mouvement, le pouls, reprennent leur premiere vigueur. C'est ainsi qu'au nom de *Thysbé*, *Pyrame* ouvre des yeux que la mort commençoit déjà à appesantir; c'est ainsi qu'un jeune homme, dont *Tulpius* rapporte l'histoire, qui avoit déjà perdu tout sentiment & tout mouvement, & qu'on tenoit pour mort, pour avoir reçu un refus de sa maîtresse, revint tout-à-coup à lui, & reprit ses sens du moment qu'il entendit sa voix. Une femme, dont le mari venoit de faire banqueroute, voyant entrer les Sergens chez elle pour s'emparer de ses effets, en fut tellement effrayée, qu'elle tomba à la renverse sans pouls & sans sentiment, si bien qu'on la crut morte. On fit sortir les Sergens, & l'on fit venir un Chirurgien, qui, n'ayant pu lui ouvrir la veine, lui donna des cordiaux, qui ne produisirent aucun effet. Son pouls étoit extrêmement bas, ses dents étoient si serrées, qu'il étoit impossible de lui faire avaler la moindre chose; en un mot, elle étoit étendue par terre aussi froide qu'un marbre. On me fit appeller, & j'y courus aussi-tôt. Elle reconnut ma voix; je lui offris de l'argent & tous les secours dont j'étois capable, ce qui ranima son espérance & ses forces, & la rendit à la vie.

Ce sont là les secours moraux qu'on peut employer, & dont il est superflu & peut-être impossible de rendre raison par les seules lois du mouvement, à moins qu'on ne reconnoisse avec les Anciens que l'ame est le principe de la vie, du sentiment & du mouvement, & que c'est d'elle dont dépendent la vie & les mouvemens vitaux.

Je mets au nombre des secours mécaniques, les frictions, les percussions, la gestation, en un mot, tout ce qui peut rétablir la fluidité du sang & du fluide nerveux, rétablir les forces & dissiper l'anestésie occasionnée par l'inactivité de ces fluides; la saignée peut être mise de ce mombre, autant qu'elle leve la résistance qui s'oppose au mouvement du cœur ; les ſecouſſes produiſent auſſi un très-bon effet.

Je mets au rang des ſecours phyſiques, les remedes qui détruiſent le principe de la débilité, les analeptiques dans l'inanition, les cardiaques, les céphaliques dans la lenteur de la circulation, & l'épaiſſiſſement du ſang, l'atonie des organes, les ſtomachiques & les ſecours moraux, phyſiques & mécaniques dont on a parlé, & dont on apprendra les effets & les différentes opérations, par ce que nous dirons du traitement de chaque maladie particuliere.

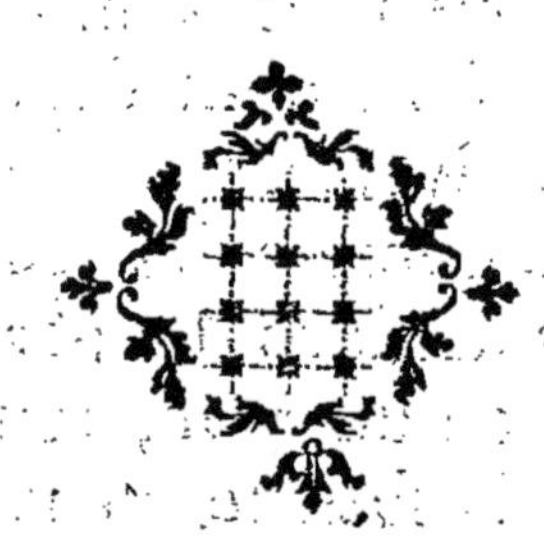

ORDRE PREMIER.

DYSESTHÉSIES,

Pertes de ſentiment, ou foibleſſe des ſens.

CE que les Grecs appellent *aiſtheſis*, ou *dynamis aiſthetica*, eſt cette faculté par laquelle l'ame apperçoit l'impreſſion que font les objets ſur les organes des ſens, c'eſt ce qu'on nomme *ſentiment ;* d'où il ſuit que la *dyſeſthéſie* n'eſt autre choſe qu'une difficulté ou une impuiſſance de ſentir.

Il y a deux manieres d'appercevoir les choſes, l'une par l'*inſtinct*, & l'autre par l'*entendement*. L'inſtinct eſt commun aux hommes & aux animaux, & il comprend le ſentiment & la fantaiſie; l'action du premier ſe nomme *ſenſation*, & celle de la ſeconde *imagination*.

La ſenſation ſuppoſe de la part de la partie *matérielle*, un certain mouvement dans les fibres nerveuſes des organes, lequel se communique aussi-tôt au sens (*sensorium*) par l'entremise du fluide nerveux, ou de la vapeur électrique qui s'insinue dans les nerfs; de la part de la partie *formelle*, elle suppose une ame qui ne soit point distraite par des désirs ou des idées trop fortes; car moins elle est occupée, plus la sensation est vive.

L'imagination suppose ou une sensation actuelle, ou une impression extrinseque qui agisse sur le sens (*sensorium*) & qui remue les fibres médullaires du cerveau; de là résultent de nouvelles idées différentes de la sensation & des images dans l'ame, à l'occasion des sensations externes; il n'est même pas besoin d'impressions externes, pour mettre en mouvement les fibres médullaires du cerveau, il suffit pour cela du battement des arteres, d'un coup à la tête, d'un épanchement de sérosité, comme on en a un exemple dans le sommeil & le délire. Il dépend même de notre volonté, sans qu'il soit besoin d'aucun changement dans les corps, de nous rappeller certaines idées, & de penser au présent, au passé & au futur; c'est en cela que consistent l'imagination,

gination, la réminiſcence & la prévoyance, à laquelle on donne le nom d'*attente*, lorſqu'il s'agit des bêtes.

Au reſte, toute imagination n'eſt point *paſſive ;* il y en a auſſi une qui eſt *active*, qui ne dépend pas moins de la volonté que la réminiſcence ou la mémoire. Par exemple, il dépend de nous, lorſque nous nous portons bien, de penſer à Rome, à Londres, à Céſar, à Alexandre, &c.

Quant à *l'entendement*, il n'eſt autre que la faculté de former des idées diſtinctes, générales & abſtraites, ce qui ſuppoſe des idées acquiſes par les ſens & l'imagination. Il ſuit de-là que la dyſeſthéſie comprend les affoibliſſemens & les ſuppreſſions, non-ſeulement des ſens, comme de la vue, de l'ouie, du toucher, &c. mais encore de l'imagination, de la mémoire & de la prévoyance, qui nous repréſentent les objets de la vue, de l'ouie, du toucher comme préſens, paſſés ou futurs. Il ſuit encore de-là que lorſque la plupart de ces ſens ſont léſés, l'entendement qui emprunte d'eux ſes idées, doit en ſouffrir beaucoup; de-là cette affinité qu'on remarque entre les dysesthésies & certaines manies, & qui nous fait douter si la diminution de la mémoire & de l'imagination provient des unes ou des autres.

Comme la suppression de la sensation & de l'imagination est nécessairement suivie de celle de l'appétit, ou du désir naturel du bien, & de l'aversion sensitive & même raisonnable du mal, il en résulte une nouvelle classe qui comprend ces affoiblissemens d'appétits, tels que l'anorexie, l'adypsie, l'impuissance virile.

Plus les organes sont utiles & connus, plus les Médecins s'attachent à découvrir leurs maladies, & plus leur nombre augmente, comme on peut s'en convaincre en comparant le nombre de celles de la vue, avec celui de celles de l'odorat. Cependant les genres des maladies ne sont pas si bien connus, ni si exactement définis, qu'on ne puisse tous les jours en découvrir d'autres, & ce n'est qu'en s'attachant à le faire, qu'on peut acquérir une parfaite connoissance des maladies individuelles.

I. *CATARACTA*, *Cataracte*; appellée *Glaucosis* par Hippocrate; *Hypochysis*, par Galien; *Suffusio*, par Rumphius & Jonston; *Glaucome*, par quelques-uns; *Gutta opaca* & *Aqua*, par les Arabes.

Boerhaave la définit, une abolition de la vue, compliquée d'une opacité sensible derriere la prunelle.

Les Oculistes ne sont point d'accord entre eux sur le siege de cette opacité; les uns la placent dans la membrane, les autres dans le cristallin; mais une bonne définition ne doit rouler ni sur la théorie, ni sur l'opinion.

La cataracte differe de la *goutte sereine* par le vice apparent de la prunelle, ou par une tache ronde souvent blanche qui occupe la place de la prunelle; de *l'obscurcissement de la vue*, en ce que l'obstacle qui le cause est hors de la prunelle, comme dans la cornée, les paupieres, &c. au lieu que dans la cataracte le cristallin devient opaque, ou dans son noyau, ou dans les deux lames de sa capsule, ce qui est cause qu'elle réfléchit tous les rayons de lumiere, & n'en tranſmet aucun, ce qui empêche les objets de ſe peindre dans la rétine; de ſorte que la vue ſe perd à cauſe de cet obſtacle, quoique la rétine & les autres organes de la vue ſoient en bon état.

Le criſtallin n'eſt point tellement ſerré dans ſa capſule, qu'il n'y ait entre celle-ci & ſon noyau, une ou deux gouttes d'humeur viſqueuſe, capable de changer la figure de la capſule, & de la rendre plus ou moins convexe, par l'action de la couronne ciliaire, laquelle venant à ceſſer, l'élaſticité de la capſule fait prendre au criſtallin une figure ſphéritique; & en effet, on lui trouve cette figure lorſqu'on vient à l'extraire.

Il eſt rare que des cauſes internes épaiſſiſſent tout-à-coup le criſtallin, cela n'arrive que peu à peu, & il y a toute apparence que le ligament ciliaire ſe relâchant à proportion, cette lentille ſe bombe, prend une figure ſphérique & devient plus opaque.

Il arrive donc la même choſe dans la cataracte récente, que lorſqu'on regarde un objet à travers une lentille trop convexe, ils ne peuvent voir que ceux qui ſont près & à une certaine diſtance déterminée, je veux dire que la vue s'affoiblit de jour à autre, outre que la tache devenant inſenſiblement plus opaque, le nuage qu'elle formoit au fond de l'œil, blanchit inſenſiblement, s'approche plus près de la cornée, ou paroît moins profonde à l'Oculiſte qui l'examine; car le même objet paroît d'autant plus proche, qu'il réfléchit une plus grande quantité de rayons de lumiere. Par la même raiſon, plus cette tache réfléchit de lumiere, moins elle en tranſmet à la rétine, de maniere que la vue s'affoiblit inſenſiblement; & lorſque cette obſcurité ne fait plus de progrès, on dit que *la cataracte eſt mûre*, & pour lors les malades voient bien la lumiere ſolaire, mais ils ne peuvent diſtinguer ni les couleurs, ni les figures des corps. Il y a des malades qui, lorſque la cataracte commence à ſe former, s'imaginent voir des mouches ou des filets dans l'air, ce qui vient d'un vice de la rétine; mais cette ſuffuſion n'eſt quelquefois point compliquée de la cataracte, & on ne doit point la mettre au nombre de ſes ſignes; & ceux-là ſe trompent, qui attribuent ces apparences aux ſtries ou aux filets opaques qui ſe trouvent dans le criſtallin; auſſi le P. *Deſchales* s'en moque-t-il dans ſon Optique. Ceux qui ont une cataracte, & dont la rétine n'eſt point viciée, voient les objets comme s'ils étoient enveloppés d'un nuage uniforme ; ils ne les voient point diſtinctement, mais comme s'ils voltigeoient dans l'air à une certaine diſtance.

Les remedes qu'on emploie pour la cataracte ſont ou phyſiques ou mécaniques; & ceux-ci, chirurgiques & dioptriques.

Les ſecours phyſiques conſiſtent dans des remedes internes, propres à diſſoudre la viſcoſité de la lymphe, auſſi bien que dans les externes qui lui rendent ſa fluidité. Par exemple, les bouillons & le petit-lait, mêlés avec le jus d'éperlan, & les bains réitérés, produiſent de très-bons effets. Les ſecours dioptriques, que l'on emploie avant que d'en venir à l'opération, ſont les beſicles concaves, qui ſont pour l'ordinaire peu utiles, parce que l'opacité augmente, quoiqu'ils ſoient indiqués par la myopie, lorſqu'elle eſt compliquée avec la cataracte. Trois mois après que la cataracte est abattue, on peut se servir de besicles convexes des deux côtés, dont le foyer soit très-court, par exemple, de quatre à cinq pouces.

Les secours chirurgiques consistent 1°. à abattre le cristallin, par le moyen d'une aiguille à deux tranchants, qu'on enfonce dans l'œil du côté de l'angle temporal, à une ligne de la cornée derriere l'uvée; on incise le cristallin par en haut avec cette aiguille, & on le fait descendre avec sa capsule au bas de l'humeur vitrée; on bande ensuite les deux yeux au malade, & on le fait tenir en repos pendant neuf jours. 2°. A extraire le cristallin & sa capsule, ce que l'on fait en incisant en rond la cornée environ les trois quarts du cercle, en commençant par le bas. On se sert pour cet effet de ciseaux courbes, mais l'on commence par percer la cornée avec une lancette; on contient l'œil fixe par le moyen d'un dilatatoire placé sous la paupiere, on le presse légérement après que l'incision est faite, & le cristallin se présente aussi-tôt de lui-même à l'ouverture; ou, au cas que la cataracte ne soit pas encore mûre, on le tire dehors avec une *curette*, après quoi l'on extrait les lambeaux de la capſule, & les filets muqueux qui s'en ſont détachés.

Lorſqu'on emploie la premiere méthode, il faut attendre que la cataracte ſoit mûre, de peur, comme on dit, que le criſtallin ne remonte, ou plutôt que la mucoſité opaque de la capſule ne reſte dans l'œil, & ne reproduiſe la cataracte. Il eſt à craindre dans la ſeconde, qu'en preſſant l'œil trop fortement, l'humeur vitrée ne ſorte en même temps que l'aqueuſe, ou, ce qui arrive ſouvent, que la choroïde ne s'enflamme par la diſtraction que ſouffrent l'uvée & le ligament ciliaire, lorſque le criſtallin ſort par l'ouverture de la prunelle, ou qu'on le tire dehors avec la *curette*. Cette ophthalmie dure quinze ou vingt jours, après quoi il ſurvient une ſuffuſion extraordinaire, mais paſſagere; je veux dire, que le malade voit les objets comme s'ils étoient couverts de neige, & une eſpece d'oiſeau noir dans le milieu. Ces deux opérations faites, on applique ſur l'œil un collyre, fait avec un blanc d'œuf & de l'eau roſe; mais il faut de plus dans la derniere, pour empêcher que l'humeur vitrée ne sorte lorsque le malade tousse, éternue ou vomit, contenir l'œil avec un bandage, du moins pendant quatre jours.

1. *Cataracta vera*, Maître-Jean; *Cataracte vraie.* S. Yves, *des maladies des yeux*, *cap.* 14. *Glaucome*, Wolhouse, *de la Cataracte*, *pag.* 30. L.

C'est l'espece que nous venons de décrire dans toute sa maturité. On la divise en barrée, en déplacée, purulente, desséchée, protubérante.

A. *Cataracta virgata*, S. Yves, *pag.* 288. Cataracte barrée.

C'est celle dans laquelle le cristallin est opaque, & entrecoupé d'une ou plusieurs lignes colorées, disposées de diverses façons. Le cristallin est rarement assez mûr pour qu'on puisse l'abattre, & lorsqu'on le perce avec une lancette, il en sort une mucosité blanche ou jaune, qui trouble l'humeur aqueuse, & qui obscurcit la vue, à moins qu'elle ne se dépose d'elle-même, ou qu'on ne la tire dehors avec l'aiguille à différentes reprises.

B. *Cataracta purulenta*, Ant. Maître-Jean; *Cataracte purulente*, *abcès au cristallin.* L.

Elle eſt cauſée par une ſuppuration interne du criſtallin, laquelle eſt précédée d'une douleur dans l'œil, d'une ophthalmie quelquefois externe, & d'une migraine dans le front, qui eſt ſuivie de l'épaiſſiſſement du criſtallin. Dès que le pus eſt formé, la douleur ceſſe, le criſtallin blanchit, il s'enfle inégalement & diminue de volume. Le pus venant à s'épancher, l'humeur aqueuſe ſe trouble, l'iris change de couleur, la prunelle ſe rétrécit & la vue s'obſcurcit. *Voyez* ophthalmie cauſée par un amas de pus, & obſcurciſſement de la vue, cauſé par une myoſe.

C. *Cataracta argyrias*, Wolhouſe & Mauchart. *Cataracte argentée.* L.

C'eſt celle dans laquelle on apperçoit au-deſſus du criſtallin une petite tache blanche, luiſante comme de l'argent, que *S. Yves* croit être occaſionnée par un petit abcès partiel ſur la ſurface du criſtallin. Ce point blanc ſubſiſte quelquefois pendant toute la vie, affoiblit quelque peu la vue; & comme dit *Maître-Jean*, de quel côté que le malade tourne l'œil, il voit comme une eſpece d'ombre ou de petit nuage répandu ſur les objets.

D. *Cataracta clavata*, Wolhouse, *de la cataracte, pag. 21. Albula & tophus*, des Anciens; *Perosiæ calli & clavi oculorum*. Ne seroit-ce point le *Grando* de Mauchart? L.

Wolhouse est le seul qui ait connu cette espece. Elle attaque les chiens qui restent long-temps auprès du feu, & elle est formée par des fibres blanches, qui sortent comme autant de cloux de la conjonctive, où elles forment un nœud, pénetrent dans l'œil, percent & clouent pour ainsi dire le cristallin.

E. *Cataracta luxata*, Maître-Jean & S. Yves, *Cataracte déplacée.*

Elle est causée par l'opacité & le déplacement du cristallin.

On la connoît 1°. par sa cause, telle qu'un coup dans l'œil, suivi d'un épanchement de sang; 2°. par l'immobilité de la prunelle, & par la grandeur de la mydriase; 3°. par la blancheur du cristallin & la protubérance de l'uvée; 4°. cette lentille se desseche ensuite & diminue, & le malade voit l'ombre des corps situés entre l'œil & la lumiere.

Maître-Jean prétend qu'il eſt inutile de toucher à ces criſtallins.

F. *Cataracta à ſynchyſi*, Mauchart, *cataracte vive*, Wolhouſe, *cataracte branlante* d'Antoine Maître-Jean; *fonte & diſſolution du vitré. Glaucome d'*Heiſter. L.

C'eſt une abolition de la vue accompagnée d'une tache blanche ou jaune cauſée par l'opacité du criſtallin, lequel branle pour peu qu'on remue la tête; il diminue auſſi de volume & s'endurcit.

Ce mal procede de la diſſolution du vitré ou une ſéroſité jaunâtre & putride, enſuite d'une ophthalmie interne qui eſt venue à ſuppuration, & qui cauſe des douleurs cruelles, après quoi la prunelle blanchit. Quelquefois cette fonte ſe fait ſans pus, le malade ſent une douleur dans le fond de l'œil, & dans la partie antérieure de la tête, après quoi la vue diminue, ou ſe perd entiérement. Le cryſtallin ſe trouble, blanchit, jaunit; la prunelle ſe dilate, l'iris perd ſa couleur naturelle, ſe ride, & l'uvée faiſant corps avec le cryſtallin, ſe voûte en dedans ou en dehors.

Cette diſſolution putrédineuſe eſt

un mal incurable qui ôte la vue ; mais qui n'est suivi d'aucun autre par rapport à l'œil.

Wolhouse attribue cette espece à des globules de mercure qui se sont insinués dans le cristallin, *pag.* 62, ou à l'écume de l'humeur aqueuse.

2. *Cataracta antiglaucoma*, Antoine Maître-Jean. *Antiglaucome.* L.

Il differe du glaucome en ce que 1°. le cristallin paroît plus gros que dans le glaucome ; 2°. la prunelle se dilate ; 3°. le cristallin se bombe, & prend la couleur d'un morceau de corne blanc & poli, quoique sa superficie soit inégale & raboteuse ; 4°. le pourtour de la prunelle se ressent de cette inégalité ; 5°. la vue se perd entiérement, la prunelle ne peut plus se contracter ; 6°. il n'est précédé ni suivi d'aucune douleur comme le glaucome.

Il differe de la cataracte vraie, 1°. en ce que dans celle-ci la partie antérieure du cristallin se dissout, & qu'elle s'épaissit & s'endurcit dans l'antiglaucome ; 2°. le cristallin paroît plus grand que dans le glaucome ; 3°. dans celui-ci, le cristallin est bigarré & profond, dans l'antiglaucome d'une seule couleur, blanc comme de la corne, & saillant.

3. *Cataracta glaucoma*, Ant. Maitre-Jean & S. Yves. Le *glaucome* de Maitre-Jean, non de *Wolhouse.*

Elle differe, suivant *S. Yves*, de la vraie, en ce qu'elle est compliquée d'une goutte sereine.

C'est une cataracte desséchée dont voici les signes. 1°. Elle est d'un *verd de mer;* 2°. son volume est plus petit, elle est plus dure, & prive entiérement de la vue, suivant *S. Yves*; 3°. elle est rarement précédée de douleurs, à moins que la cataracte ne provienne d'une ophthalmie interne ou d'un coup, ce qui, suivant *S. Yves*, arrive fréquemment; 4°. la prunelle est ronde & ne change point de diametre; mais, suivant *S. Yves*, la mydriase s'y joint; 5°. la vue est au commencement nébuleuse comme dans la cataracte, mais le malade voit plus clair du côté du grand angle; 6°. la couleur du crystallin change dès le commencement; il est d'abord d'un verd de mer, il devient ensuite grisâtre, couleur de perle, verdâtre, jaune, ou noirâtre. Le mal est incurable lorsqu'il est compliqué d'une goutte sereine, ou d'un aveuglement causé par la paralysie de la rétine, à ce que prétend *S. Yves*.

4. *Cataracta membranacea*, Wolhouse, *de la cataracte* 1719. Freitag, *these soutenue à Turin en 1721; par une toile*, histoire de l'Académie de Paris 1718, pag. 18; *Cataracte vraie* des Anciens; *Cataracte membraneuse velue*, Mauchart, *dissert.* L.

Lower observe que la mucosité qui suinte par les bords de la prunelle ou de l'uvée dans les chevaux, forme quelquefois une membrane qui couvre la prunelle. On doute que l'homme soit sujet à cette espece de cataracte, quoique plusieurs habiles Oculistes prétendent l'avoir observée & abattue avec l'aiguille.

On ne connoît point encore ses signes diagnostiques.

5. *Cataracta secundaria*, Hoin, *Acad. de Chirurg. tom. 2. pag.* 425. L.

Il arrive assez souvent après qu'on a abattu le cristallin, lors sur-tout qu'on n'a pas soin de nettoyer la capsule, & qu'il survient une ophthalmie interne, soit par la faute du malade, ou par celle du Chirurgien, que la partie de la capſule adhérente au vitré s'épaiſſit, blanchit, tant à cauſe de l'ophthalmie qui épaiſſit la cornée, lorſque l'inflammation eſt externe, qu'à cauſe de la mucoſité qui s'attache à la capſule & qui ſe durcit. Cet accident n'arrive point lorſqu'on abat le criſtallin ſuivant la méthode de *Daviel*, & qu'on a ſoin de nettoyer la capſule, quand même il ſurviendroit une ophthalmie interne. J'ai donné à examiner une pareille cataracte à *Hilmer*, quoique je doutaſſe du peu de ſuccès de l'opération. Sa couleur eſt entiérement nébuleuſe, & elle paroît profondément ſituée. Je crois que l'opération de *Daviel* eſt la ſeule qui puiſſe réuſſir, encore faut-il nettoyer la capſule avec la curette, mais je ne ſache point qu'on l'ait encore tentée.

Si l'on s'en tient à l'opération de *Daviel*, il ne faudra diviſer la cataracte qu'en deux eſpeces, ſavoir en *ſimples*, que l'on peut guérir par l'extraction du criſtallin, encore y a-t-il à peine un homme ſur quatre qui recouvre parfaitement la vue; & en *compliquées* d'une goutte ſereine, d'une atrophie, d'une ophthalmie, &c. l'opération eſt inutile dans celles-ci.

L'extrait de jusquiame blanche est un excellent & peut-être le seul remede propre à résoudre la cataracte, comme il conste par un grand nombre d'observations. On fait usage de cet extrait tous les jours en commençant par le tiers d'un grain. On en augmente ensuite la dose par degrés, aussi longtemps que l'œsophage & les narines n'éprouvent aucune sécheresse. Un Prêtre, dont l'œil droit est affecté d'une cataracte, fait usage de ce remede depuis huit jours. Il en a déjà augmenté la dose jusqu'à trois grains, & il est déjà en état de lire les petits caracteres, au lieu que ci-devant il ne distinguoit que les plus gros caracteres. Son cristallin, de blanc qu'il étoit, est devenu bleuâtre & à demi transparent; la berlue dont il se plaignoit est disparue, l'appétit & le sommeil, qui languissoient auparavant, se sont parfaitement rétablis. Je connois une autre personne, que M. *Coulas* a entiérement guérie pas ce même remede, le cristallin ayant récupéré toute sa transparence.

II. *CALIGO, Obscurcissement de la vue.*

C'est une maladie dont le principal symptome est une diminution partielle ou totale de la vue, à cause d'un obstacle opaque placé en de-çà de la prunelle.

Il n'y a point d'opacité ni dans l'amblyopie ni dans l'amaurose.

Dans la cataracte, l'opacité est au-de-là de la prunelle.

Les obstacles qui interceptent la lumiere dans la maladie dont nous traitons, sont où les vices des parties contenues dans la chambre antérieure, ou ceux des contenantes, par exemple, de la cornée, des paupieres.

Il y a plusieurs choses requises pour rendre la vision distincte. Il faut 1°. que les rayons qui partent de l'objet, pénetrent jusqu'à la rétine, ce que les obstacles empêchent; 2°. que les sommets des cônes lumineux qui partent d'un point de l'objet, tombent sur un seul point de la rétine, & non dans différens points, & n'aillent ni trop en delà ni trop en deçà, comme il arrive souvent dans l'amblyopie ; 3°. que les deux yeux agissent à la fois, & dirigent leurs axes optiques vers un même point de l'objet, ce qui ne peut se faire dans le strabisme, & est très-difficile dans plusieurs especes d'obscurcissemens ; d'où il suit que la maladie dont nous parlons doit nuire à la vision & à l'intuition des objets ; car *l'intuition* n'est autre chose que la direction des deux axes optiques vers l'objet que l'on considere.

L'opacité est une certaine disposition dans les corps, qui fait qu'ils réfléchissent tous les rayons lumineux ; d'où vient que tous les corps blancs sont opaques, ou les absorbent & ne les transmettent point, & c'est la raison pour laquelle les corps composés de différentes lames transparentes, lorsqu'ils ont de l'épaisseur, conservent à peine leur transparence.

L'opacité est causée par les réfractions réitérées que souffrent les rayons en tombant sur un corps, & ces réfractions réitérées ont lieu toutes les fois que les molécules ou les lames dont les corps sont composés sont hétérogenes, ou d'une différente gravité ſpécifique, ainſi que le démontre *Newton*.

La cornée ſe diviſe en une quantité de lames d'autant plus grande, que l'Anatomiſte eſt plus expert dans ſon art, & il y a tout lieu de croire que le fluide lymphatique dont elle eſt impregnée a la même peſanteur ſpécifique que les lames qui la compoſent. Si donc il arrive que la chaleur raréfie cette lymphe, la partie ſolide ne ſe raréfiant point à proportion, elle deviendra opaque, & l'opacité ſera d'autant plus grande, que la tache ſera plus blanche, & la membrane plus épaiſſe.

Ceux dont la vue eſt obſcurcie, voient moins clair lorſque le jour eſt ſombre, que lorſqu'il eſt vif; car plus le jour eſt grand, plus le nombre de rayons lumineux eſt conſidérable, & comme il en entre une plus grande quantité dans le fond de l'œil, que lorſque le jour eſt plus foible, il peut très-bien arriver que ceux qui ne voyoient pas clair lorſqu'il fait obſcur, voient diſtinctement dans le grand jour; & de là vient que ceux dont nous parlons ſont héméralopes, ou ne voient qu'en plein midi, & sont aveugles dans le temps du crépuscule.

Lorsque la tache est directement vis-à-vis la prunelle, le malade ne peut voir les objets qu'autant qu'ils sont situés à droite ou à gauche de l'œil, je veux dire vis à-vis des deux angles, qui est l'endroit où les bords des paupieres sont les plus écartés de la prunelle; ce qui fait que les rayons peuvent arriver à l'œil, au lieu qu'ils ne sauroient le faire ni par le bas ni par le haut. Si la tache se trouve dans l'un ou l'autre angle, l'axe des deux yeux ne pourra se diriger de ce côté-là autant qu'il le faut pour voir les objets, & il en résultera un strabisme.

1. *Caligo à symblepharosi*, Mauchart, *dissert.* parmi les theses chirurg. d'Haller. *Prosphysis* de Mauchart. L.

La symblepharose est une coalition de la paupiere, sur-tout de la supérieure avec le globe de l'œil, laquelle nuit ou à la vision, ou à l'intuition. Elle nuit à l'intuition en tant qu'elle empêche le mouvement de l'œil, & fait qu'il ne peut se tourner ni d'un côté ni de l'autre; elle nuit sur-tout à la vision des objets éloignés, qu'on ne ſauroit voir, comme l'expérience nous l'apprend, qu'autant que la paupiere ſupérieure eſt élevée, au lieu que lorſqu'ils ſont proches, les paupieres ſe réuniſſent, pour affoiblir la trop grande lumiere qu'ils réfléchiſſent.

Le mot *ſymblepharoſis* eſt composé de deux mots grecs *ſyn* avec, & *blephara* paupiere. Elle eſt naturelle, ou acquiſe, je veux dire, occaſionnée par une ophthalmie, un ulcere, qui oblige à tenir l'œil long-temps fermé.

On la guérit de même que l'ancyloblepharum, par une opération de chirurgie.

2. *Caligo ab ancyloblepharo*, Heiſter *chirurgie.* L.

L'ancyloblepharum eſt une coalition de la paupiere ſupérieure avec l'inférieure, qui fait qu'elles ſe joignent & interceptent les rayons de lumiere en tout, ou en partie.

Cette coalition eſt cauſée par une chaſſie gluante, ainſi que cela arrive dans les ophthalmies humides, ſurtout dans les ulceres des paupieres, & on la diſſipe avec du lait tiede, une poudre abſorbante, & principalement avec la tutie.

Ou bien elle est causée par une concrétion intime des paupieres entr'elles, & souvent avec l'œil, & on la détruit avec un bistouri conduit adroitement, de maniere qu'il épargne plutôt les paupieres que la sclérotique, après quoi l'on met entre deux une petite lame de plomb très-mince, pour empêcher que les paupieres ne se réunissent de nouveau.

3. *Caligo à blepharoptosi.* Voyez S. Yves, *Chap.* 9. L.

C'est une chute de la paupiere supérieure, de maniere qu'elle couvre la cornée. Elle est occasionnée par la résolution du muscle releveur de la paupiere, & elle est ou continue ou intermittente. Celle-ci a été guérie à Montpellier en arrosant l'œil avec de l'eau de Balaruc. *Voyez* les Transf. Philosoph. *n°. 449. année 1735.* La continue résiste à tous les remedes, soit dessicatifs, soit résolutifs, & il faut, comme le dit Heister, *chirurg. cap. 45.* couper absolument la peau. La méthode de *Bartisch* me paroît trop cruelle.

L'intermittente revenoit tous les soirs avec lippitude, & duroit douze heures; quelquefois aussi la chute est causée par une pachéablepharose.

4. *Caligo à pacheablepharosi. Pacheablephara* de Gorrée. *Pachytes* de Zeller; en Grec *Ptilosis.*

La *pachéablepharose* est un épaississement de la paupiere occasionnée par des tubercules, des verrues, des excroissances, des grêles, des orgéolets, des athéromes qui se forment aux bords des paupieres.

Si l'excroissance ou la verrue se forme sur la surface interne de la paupiere, comme c'est assez l'ordinaire, & que celle-ci déborde son limbe, pourvu qu'il n'y ait ni dureté ni lancination, qui fasse soupçonner un chancre, il faut, si elle a une queue, la lier avec un fil; si elle est petite, la consumer avec un cathérétique, & si elle est fixe, la couper avec des ciseaux.

Si le grando ou l'orgéolet est enflammé & douloureux, il faut appliquer dessus des résolutifs ou des suppuratifs, & les y laisser long-temps, ou bien détacher le noyau de son kiste avec le scalpel. Si l'athérome est gros, il faut l'ouvrir, & consumer la capsule avec des corrosifs, prenant garde qu'ils n'offensent point l'œil. *Voyez* Heister, *chirurg. chap. 43. & 44.*

Les

Les autres tumeurs des paupieres appartiennent à l'ophthalmie, à l'anasarque, à l'érysipele, à la petite vérole, au carcinome, &c.

5. *Caligo à nephelio;* Nuage de la cornée. L.

La tache transparente de la cornée est appellée par les Latins *nebula*, par les Grecs *Nephelium*, *achlys* & *agis*, & l'on peut en voir la différence chez Mauchart, *dissertat. des taches de la cornée.*

Si le nuage est causé par une goutte d'eau entre les lames de la cornée, on peut l'appercevoir par le moyen d'une bonne loupe, & la faire sortir en la perçant avec une aiguille. Ce nuage s'appelle *aquula.*

Lorsqu'il est occasionné par l'épaississement de la lymphe, comme cela arrive après la petite vérole, l'ophthalmie, cette tache se dissipe d'elle-même par succession de temps, ou bien au moyen du sucre en poudre, ou de la pommade de tutie, à laquelle on ajoute dans la suite quelque peu de vitriol, ou d'eau de fenouil, ou du suc exprimé de mouron, de vin émétique, &c.

ou par des remedes dont on se sert pour le leucome.

6. *Caligo à leucomate*; Tache de la cornée, *Taie*. L.

Le leucome, ainsi appellé de *leucos* blanc, est une tache souvent blanche & non transparente sur la surface de la cornée, en quoi elle differe du nuage.

Le *paralampsis* ou la perle (*margarita*) est une tache d'un blanc bleuâtre, épaisse, opaque & luisante.

L'*albugo* ne differe en rien du *leucome*, lorsque la tache est blanche, saillante, de couleur de craie tout autour; elle est souvent enflammée & douloureuse.

Le *gerontoxon* de Mauchart, autrement appellé *arcus senilis*, est une tache blanche ou brune, laquelle forme comme un arc au bord de la cornée; elle est familiere aux personnes âgées, mais elle ne gêne presque point la vue.

L'*oule* est une tache formée par une cicatrice à la cornée.

L'*albugo* de S. Yves est une espece d'ophthalmie.

Le *glaucosis* d'Aëtius est une tache

blanche qui couvre toute la cornée, mais sans phlogose.

Elle differe de l'exulcération, en ce qu'il n'y a ni creux, ni pus, ni douleur âcre, &c.

Cure. S'il y a douleur, chaleur & siccité, il faut commencer par la saignée, & y joindre les fomentations émollientes, anodines, faites avec le safran, le blanc d'œufs, &c.

On vante beaucoup pour le leucome accompagné de beaucoup d'humidité, les fumigations d'aloès, de myrrhe, de baies de genievre, que l'on jette sur du charbon ardent, & dont on dirige de loin la fumée dans l'œil; après quoi l'on applique dessus de l'onguent de tutie, avec quelque peu de gomme arabique.

Bidlou veut qu'on leche l'œil avec la langue, après avoir auparavant mâché de la graine d'anis, de fenouil, du sucre & un peu de vitriol.

Mauchart veut que l'on fasse bouillir des feuilles d'hysope, de cerfeuil, de grande éclaire, de serpolet, d'origan, de romarin, de feuilles de genevrier, du café, de la racine de valériane, du mastic, du camphre dans de l'eau

& du vin, ou dans de l'eau de chaux, & qu'on en reçoive les vapeurs dans l'œil, ou qu'on plonge l'œil dedans, comme dans une espece de bain ophthalmique.

Les collyres secs se font avec le sucre, les coques d'œufs calcinées, l'os de seche, l'iris de Florence, l'agaric blanc, le tartre des pots de chambre, dont on fait une espece de bouillie.

Les collyres âcres sont le fiel de poisson, de taureau, l'axonge de vipere, le safran des métaux, le suc d'éclaire, l'huile de buis, de carte ou de linge, mêlée avec du miel; mais on ne doit pas se servir ni du vitriol pur, ni du verd-de-gris, ni de l'alun.

Boerhaave veut qu'on purge souvent le malade avec le mercure doux & le diagrede à la dose de six grains chacun, & qu'on le donne aux enfans dans de la bouillie.

7. *Caligo à lupiâ*, S. Yves, *pag. 119. Pladarotes*, Mauchart; *Obscurcissement de la vue, causé par une loupe.* L.

L'athérome, le stéatome, le mélicéris, &c. sont des loupes remplies d'un suc pultacé, sébacé ou mielleux, qui viennent aux paupieres sans douleur, ni rougeur, ni danger, de la groſſeur d'une noix ou d'une aveline. Elles nuiſent à la vue, & défigurent le viſage.

Les réſolutifs ſont inutiles, & l'extirpation ſeule peut les guérir. On purge & l'on ſaigne le malade pour l'y préparer, on ouvre avec des ciſeaux la moitié du kyſte, ſuivant la direction des rides des paupieres, on ſaiſit l'athérome avec un crochet, on le détache avec un biſtouri courbe des parties voiſines, & l'on coupe ſa racine avec des ciſeaux. On panſe enſuite la plaie avec un digeſtif, & on applique deſſus un emplâtre de diapalme.

Au cas que la ſuppuration n'emporte point entiérement le kyſte, on le conſume peu à peu en le touchant avec la pierre infernale.

Le lipome eſt une excroiſſance graiſſeuſe, qui vient pour l'ordinaire dans l'angle temporal, près de la glande lacrymale; il diſparoît lorſqu'on le preſſe, mais il revient dès qu'on retire le doigt. On le coupe, & l'on panſe enſuite la plaie avec un collyre compoſé avec de l'aloès, de la tutie & du ſucre de Saturne, diſſouts dans de l'eau roſe.

8. *Caligo à sarcomate*, S. Yves, *chap.* 18. *Mûres.* L.

On appelle ainsi une excroissance charnue entre l'œil & la paupiere ; si elle est lévigée, c'est un *sarcome*. On l'appelle *morus*, en François *mûre*, lorsqu'elle est grenue, fongueuse & rouge ; & *enchantis*, lorsqu'elle est de couleur de plomb.

Ces deux especes n'ont rien de dangereux, lorsqu'on y remédie à temps. Il y a deux méthodes de guérir le sarcome, savoir, l'incision & les caustiques. 1°. On le touche avec la pierre infernale, prenant garde de ne point offenser l'œil. 2°. On passe une soie à travers la tumeur avec une aiguille, pour pouvoir la saisir & l'extirper avec un scalpel ou des ciseaux. 3°. On applique ensuite de légers corrosifs sur la plaie ; par exemple, une poudre composée d'une partie d'alun calciné, & de huit de sucre, dont on met un demi-grain soir & matin sur la racine du sarcome.

9. *Caligo à cancro*, S. Yves. *Voyez* Ophthalmie chancreuse. L.

10. *Caligo ceratocele*, *staphyloma*, de Gunzius, *differt.*

Le *ceratocele* ou l'hernie de la cornée, est une petite tumeur grosse comme la tête d'une épingle, qui, lorsqu'on la regarde de front, est transparente dans le milieu, mais qui, étant vue de biais, paroît obscure, presque ronde, & forme une espece d'anneau opaque. Elle est formée par l'exésion ou l'exulcération d'un point dans la tunique intérieure de la cornée, qui fait que la lame externe étant pressée par l'humeur aqueuse, se voûte & devient saillante. On la guérit avec des toniques astringens, ou en la comprimant avec une lame de plomb.

11. *Caligo ab staphylomate*, Mauchart; *Obscurcissement de la vue, causé par un staphylome.* L.

Le staphylome est appellé *melon*, petite baie; *myocephalum*, tête de mouche; *elos*, clou, selon qu'il est plus ou moins gros. C'est une tumeur formée par l'uvée, qui passe au travers d'un trou fait à la cornée, presque ronde, & d'un rouge livide. *Gunzius* nie son existence, & prétend que l'uvée ne tombe jamais, & que par conséquent elle ne sauroit sortir par cette ouverture.

On la lie à sa base avec un fil ou

un crin, jusqu'à ce qu'elle tombe d'elle-même.

S. Yves admet un sclérocele, ou une tumeur de la conjonctive, formée par le passage de l'humeur aqueuse, à travers la sclérotique, laquelle est ronde, & disparoît lorsqu'on la presse.

12. *Caligo à pterygio*; L'onglet des yeux, le drapeau. L.

Le *ptérygion*, comme qui diroit petite *aîle*, appellé par quelques-uns, mais mal à propos, *onyx*, *unguis* & *ungula*, est une excroissance membraneuse, qui prend son origine dans le grand angle de l'œil ou ailleurs, qui s'étend peu à peu sur la cornée, & dans laquelle on n'apperçoit aucun vaisseau sanguin.

Le drapeau (*pannus*) est un amas de vaisseaux sanguins, répandus sur la conjonctive & sur la cornée, qui ne forment point une membrane uniforme comme dans le *ptérygion*. Il est souvent compliqué de celui-ci, & commence par une ophthalmie.

Ces deux ptérygion, savoir l'ongle & le drapeau, se guérissent ou avec des corrosifs, ou par l'extirpation, après que l'on a guéri l'ophthalmie, supposé qu'il y en ait. On se sert pour le consumer d'une poudre composée d'une drachme de sucre, & de six grains de vitriol ou d'alun, avec laquelle on le saupoudre deux fois par jour. On peut aussi employer les collyres indiqués pour le leucome, tels que le fiel de chien de mer, d'anguille, l'huile de carte, l'os de seche, la pierre divine de S. Yves, le suc d'éclaire, &c. Au cas que ces remedes ne produisent aucun effet, on coupera le ptérygion avec des ciseaux, mais avec beaucoup de précaution, & l'on bassinera l'œil pendant quatre jours avec de l'eau-de-vie & de l'eau de fontaine, après quoi l'on se servira d'un collyre composé avec une once d'eaux de rose & de plantin, un scrupule de nacre de perles, six grains de sucre de saturne, & trois grains de vitriol blanc.

13. *Caligo hyposphagma*, de Jonston, *Id. Medic.* Echymose, œil poché, meurtrissure de l'œil. *Hæmalops*, d'Hippocrate; *Hypopyon*, de Galien, appellé par d'autres *Echymoma*; en Latin, *Sugillatio*; en Arabe, *Tarsen*.

Elle differe de l'ophthalmie en ce qu'elle n'est accompagnée ni de douleur, ni de chaleur, ni d'inflammation,

Elle est au commencement compliquée d'ophthalmie, lorsqu'elle provient d'un coup, mais quelquefois aussi elle vient de causes internes, par exemple, d'un virus scorbutique ; & pour lors elle ne cede qu'aux anti-scorbutiques.

On guérit l'échymose causée par un coup ou par une contusion, 1°. par des saignées proportionnées à la douleur, à l'inflammation, à la violence du coup, au nombre des symptomes, aussi bien qu'avec des sangsues appliquées aux paupieres.

2°. On verse d'abord dans l'œil du sang de pigeon tout chaud, de poulet, du lait dans lequel on a délayé du safran, & l'on applique dessus un collyre fait avec du blanc d'œuf battu dans de l'eau de rose.

3°. Après que la douleur est appaisée, on emploie le vin chaud, l'eau-de-vie, de fenouil, une décoction de feuilles d'hysope, de feuilles de pariétaire pilées avec du vin, de l'eau vulnéraire en guise de cataplasme, ou de compresse, que l'on renouvelle trois fois par jour.

14. *Caligo venerea*, Quelmate, *Panegyris*, 1750. L.

C'est un aveuglement familier aux enfans nouveaux nés, dont les meres avoient une gonorrhée virulente. Cet obscurcissement est compliqué de l'atrophie de l'œil, & de l'effaçure de la cornée. L'Auteur a vu plusieurs de ces especes que *Taylor* n'a pu guérir.

15. *Caligo hypoæma*, Mauchart, *de hypopyo*; appellé par les Grecs *hypochysis hæmatodes*; par Galien, *hypophthalmia*. B.

Cette espece est causée par un sang épanché dans les chambres de l'œil. *Mauchart* l'a guérie avec des sachets d'herbe résolutives cuites dans du vin, & par un cautere au bras; mais la saignée doit précéder.

On ignore si les malades voient les objets de couleur rouge.

16. *Caligo lactea*, observée par le Dr. Haguenot, Professeur en Médecine à Montpellier. B.

L'*hypogala* est un amas de lait dans la chambre antérieure ou moyenne de l'œil. On l'a observée dans une accouchée qui avoit perdu son lait.

Elle a beaucoup de rapport avec l'obscurcissement qui succede à l'opération de la cataracte laiteuse ou purulente, lequel cesse dès que la matiere s'est déposée.

Dans l'hypopyon & l'empyesis, il se trouve du pus dans les deux chambres, mais les douleurs sont si violentes, qu'il me paroît qu'on doit rapporter la maladie aux ophthalmies.

17. *Caligo à rhytidosi*, Mauchart; *à defectu humoris aquei*, Sennert. *Prax.* L.

Le *rhytidosis* est un affaissement & une corrugation de la cornée, occasionnée par l'écoulement de l'humeur aqueuse, à travers une plaie qui s'y est faite, laquelle se renouvelle dans l'espace d'un jour. Cet écoulement fait que la cornée devient flasque, ondoyante, & perd sa transparence. Quelquefois l'humeur ne se reproduit point comme dans la vieillesse, & pour lors le mal est incurable; quelquefois elle s'épuise comme dans la tierce continue, le causus & les autres fievres aiguës; & après que la fievre a cessé, l'obscurcissement cesse.

Lorsque le mal est occasionné par la siccité & la chaleur, on le guérit avec des fomentations émollientes, & un bain ophthalmique.

Un Cordonnier d'Agde s'étant donné

un coup d'alêne dans la cornée, l'humeur aqueuse s'écoula, & il perdit la vue. Il fit un vœu au Bienheureux Pâris; le Curé lui mit de la poussiere de son tombeau sur l'œil, & l'humeur aqueuse s'étant reproduite, il recouvra la vue. M. *Mongeron* a mis cette guérison au rang de ses prétendus miracles.

18. *Caligo ab ectasi*, Mauchart, *Hyperauxesis iridis*. L.

L'*ectasis* ou la chalasie de Mauchart, est une obturation de la prunelle occasionnée par des appendices fongueuses qui se forment sur les bords. *Lower* observe que cette maladie est familiere aux chevaux, qu'elle leur cause une amblyopie ou une nyctalopie en plein jour, & quelquefois même une cataracte membraneuse. On la guérit en coupant les appendices avec une aiguille qu'on enfonce dans la cornée.

19. *Caligo à synisesi*, Mauchart, Wolhouse, &c.

La synisesis est une obturation totale de la prunelle, occasionnée par la coalition des levres de l'uvée. Cette imperforation est ou naturelle ou acquise; je veux dire, causée par un hypopyon, un empyesis, une cataracte purulente, un mal de tête, une ophthalmie de la choroïde.

On la guérit au moyen d'une opération que *Cheselden* a faite lui-même; savoir, en perçant l'uvée avec une aiguille, qu'on enfonce à travers la cornée.

20. *Caligo à myosi.* Voyez *Amblyopie* & *Suffusion.* L.

III. *AMBLYOPIA*, *Amblyopie*, vue confuse, foiblesse de la vue, d'*opsis*, vue, & *amblys*, émoussé, obscur; *Visus debilis*, d'Aétius; *Visûs hebetudo*, de Boerhaave, *des maladies des yeux.*

L'amblyopie est un genre de maladie dont le principal symptome est une foiblesse de la vue, ou absolue ou respective, sans que la cornée ni l'œil intérieur perdent leur transparence.

L'obscurité & la confusion de la vue sont dites relatives, lorsqu'on ne peut pas voir les objets à la même distance ni dans le même jour qu'on avoit coutume de les voir, mais seulement dans quelques-uns. Par exemple, les myopes ne voient les objets que de fort près, ils leur paroissent confus dans l'éloignement; & par conséquent ils sont amblyopes par rapport aux derniers.

La vue est *claire*, lorsqu'elle suffit pour reconnoître un objet & le distinguer des autres; elle est obscure ou *confuse*, lorsqu'elle n'a pas ces qualités.

La vision *distincte* est celle qui suffit pour connoître & distinguer les parties & les particules des parties d'un objet; celle qui n'a pas ces qualités est *confuse*. Par exemple, si lorsque la cataracte commence, un homme voit assez distinctement une feuille de papier, pour la distinguer d'une autre, ou de la table sur laquelle elle est posée, on peut dire qu'il la voit clairement; mais s'il ne distingue point les caracteres qui sont écrits dessus, ni ceux qui forment les lignes, ni les particules de chaque caractere, ni la place que chaque lettre occupe, il a la vision claire mais confuse. Celui qui voit un très-grand nombre de petites lignes & de petits caracteres, & qui connoît & distingue chacune de leurs parties, jouit d'une vue distincte, & d'autant plus distincte, que les particules ſont plus petites, plus éloignées & moins éclairées.

Les limites de la viſion diſtincte ſont de quatre ou cinq pouces pour les objets qui ſont près, de quatorze pieds pour ceux qui ſont éloignés, & de la groſſeur ordinaire des lettres majuſcules. Plus les objets ſont gros & éclairés, & plus on les voit de loin diſtinctement.

On peut voir les objets noirs poſés ſur un fond blanc, lorſque leur grandeur & leur éloignement ſont tels, que les axes optiques dirigés vers eux forment un angle au-deſſus de trente-quatre ſecondes; on ne les voit plus lorſque l'angle eſt plus petit.

Vingt-cinq chandelles allumées dans l'obſcurité, & placées à un pied de diſtance de l'œil, répandent une lumiere auſſi forte que celle du jour lorſqu'elle eſt réfléchie. La vue eſt plus ou moins forte, ſelon la diverſité de la lumiere.

L'expérience nous apprend que les effets de la lumiere ſont en raiſon doublée inverſe des diſtances. Le terme de la viſion, lorſque la lumiere eſt médiocre, eſt en raiſon ſous-triplée des diſtances de la lumiere, par exemple d'une chandelle.

Par conséquent le terme de la vision pour les objets qui sont seuls, sera en raison sous-centuple de la clarté de l'objet. Par exemple, si le terme de la vision est de trente secondes en plein jour, elle sera lorsque la lumiere ne sera que le quart, de trente-huit secondes; pour la neuvieme partie de cette lumiere, de quarante-trois secondes, & ainsi de suite. Mayer, *Actor. Gottingen*, 1754.

Lorsque les objets sont accouplés, striés, faits en forme de jalousie, & près les uns des autres, il faut pour pouvoir les distinguer que l'angle, sous lequel on les voit, soit deux fois plus grand que lorsqu'ils sont seuls, comme l'est, par exemple, un point noir sur un papier blanc, ou blanc sur du noir.

Une lumiere médiocre telle que celle du jour à l'ombre, est excellente pour voir; car une lumiere trop forte, telle que la lumiere directe du soleil, n'offusque pas moins la vue qu'une lumiere trop foible, comme est celle du crépuscule lorsqu'il baisse.

On voit par là d'où vient, en supposant toutes choses égales, que nous voyons plus distinctement les objets qui ſont placés à une diſtance médiocre, par exemple, les lettres ordinaires à ſept pouces de diſtance ; pourquoi on ne peut voir ceux qui ſont gros que lorſqu'ils ſont très-éloignés, & qu'on voit confuſément ceux qui ſont petits. Par exemple, un point noir de trois points de diametre eſt inviſible à la diſtance de douze pieds ; mais s'il a huit points de diametre, on ne le perd de vue que lorſqu'il eſt éloigné de vingt-ſix pieds.

La quantité de lumiere qui entre dans l'œil eſt, toutes choſes égales, proportionnée à la grandeur de la prunelle ; or, comme elle ſe contracte au grand jour, que ſon diametre diminue du double, il n'eſt pas étonnant ſi lorſque nous ſommes au grand jour, nous voyons moins clairement que nous ne devrions l'attendre de l'intenſité de la lumiere.

L'amblyopie differe de l'amauroſe, en ce que dans celle-ci la vue ſe perd entiérement, & la prunelle reſte immobile. Cependant lorſqu'un œil eſt ſain, la prunelle de l'autre ſuit le mouvement de celui-ci ; mais lorſqu'on le ferme, elle reſte tout-à-fait immobile. D'ailleurs, dans l'amblyopie relative, l'œil voit clairement & diſtinctement les objets ſous certaines circonſtances ; par exemple, ceux qui ſont proches dans la myopie, au lieu qu'on ne les voit point du tout dans l'amauroſe.

La cauſe de l'amblyopie eſt la confuſion de l'image qui ſe peint ſur la rétine, & cette confuſion a lieu toutes les fois que les faiſceaux des rayons qui partent d'un objet, ne ſe réuniſſent point dans un ſeul, mais dans pluſieurs endroits de la rétine ; ou que pluſieurs faiſceaux qui partent de différens points de l'objet, ſe raſſemblent dans un ſeul point de l'image. Cette confuſion a lieu dans la myopie & la presbytie.

Cette confuſion eſt auſſi cauſée par l'obſcurité, comme dans l'amblyopie ; car comme une image ne peut être diſtincte qu'elle ne ſoit claire, il s'enſuit que celle qui ne l'eſt pas doit être confuſe : elle eſt obſcure toutes les fois que l'œil ne reçoit pas une aſſez grande quantité de rayons, ou qu'ils n'agiſſent pas avec aſſez de force ſur la rétine, à cauſe de ſon peu de ſenſibilité.

1. *Amblyopia crepuſcularis. Viſus diurnus*, Boerhaavii ; en grec *hemeralopie*, appellée par les Modernes *nyctalopie*. L.

C'eſt celle qui fait qu'on voit confuſément les objets le matin & le ſoir à la lumiere du crépuſcule dans le même endroit où les *Œtopes* les apperçoivent diſtinctement.

J'appelle *Œtopes* (ou œtoptes) *d'aetos* aigle, & *optomai*, je vois, ceux qui, comme l'aigle, voient les objets proches & éloignés, à midi & dans le crépuſcule &c. en un mot, les vues parfaites, ou qui ont le moins d'imperfection.

Les poules ont une amblyopie crépuſculaire, qui fait qu'elles ne peuvent voir qu'en plein jour les grains dont elles ſe nourriſſent, & qui les oblige à ſe coucher dès que le jour commence à tomber.

Ce vice eſt oppoſé à l'amblyopie méridienne à laquelle tous les oiſeaux de nuit ſont ſujets, & qui les empêche de voir pendant le jour, tandis qu'ils voient diſtinctement la nuit.

Cette maladie fut épidémique il y a deux ans dans les environs de Montpellier, ſur-tout dans les endroits ſitués auprès des rivieres, par exemple, près de celle qui paſſe à Sauve, Sommiere, St. Hyppolite, & l'on remarqua que tous les soldats qui y passoient la nuit en faction, exposés à l'humidité & au brouillard, devinrent héméralopes.

Comme l'on sait par une infinité d'expériences que ceux-là guérissent, dont on évacue la sérosité superflue de la masse du sang par des cathartiques, des émétiques, des diurétiques, &c. précédés d'une ou deux saignées, il y a tout lieu de croire que cette espece est occasionnée par une sérosité superflue qui relâche les organes de la vue; on comprend sans peine que la transpiration ayant été interceptée par la froideur de l'air & des brouillards d'automne, elle doit se répandre dans la masse du sang, & par conséquent, que l'unique moyen de guérir cette maladie est de l'évacuer par le moyen des remedes que je viens d'indiquer; mais je ne saurois expliquer d'où vient que cette sérosité affecte plutôt les organes de la vue, que ceux de l'ouie, du toucher, &c.

On a pu voir par les principes que j'établis dans ma dissertation sur l'action des médicamens spécifiques, que chaque partie du corps humain a une crase qui lui est propre, de même que chaque partie du mouton a un goût qui se fait sentir à ceux qui ont le palais délicat. Or je prétends qu'il y a des milliers d'humeurs qui ont chacune une crase particuliere, ce qui vient des combinaisons qu'elles essuient dans les différentes parties où elles se trouvent. Comme les humeurs ne s'attachent point indistinctement à toutes sortes de parties, mais seulement à celles avec lesquelles elles ont le plus d'affinité, tant à cause de leur pesanteur spécifique, qu'à cause de la figure de leurs molécules, il est aisé de concevoir pourquoi une sérosité d'une certaine crase déterminée, qui suinte des organes de la vue, pourquoi, dis-je, lorsqu'elle est interceptée, s'attache plus fortement à la rétine qu'aux autres parties.

Si l'on met dans un vaisseau des morceaux de pain, de viande, du bois, du sel, de l'eau, de l'huile, du mercure, & qu'on les agite toutes ensemble, chacun de ces fluides n'agira pas également sur tous ces corps, l'huile s'attachera au pain, l'eau dissoudra le sel, le mercure ramollira l'or, & n'agira point sur le sel, &c. Comme l'action du même fluide n'est pas la même sur tous les corps, que le vif argent n'altere point les bois, ni l'huile l'or, il peut également se faire que les filets de la rétine, qui ne sont point relâchés par leurs propres humeurs, se ramollissent par l'action du fluide séreux dont on a parlé, & la rendent moins sensible aux impressions des objets.

Ce qui me fait croire que cette cause relâchante agit plutôt sur la rétine que sur les autres parties de l'œil, est l'obscurcissement de la vue qui succede à ce relâchement. Cet obscurcissement, ainsi qu'on l'a vu ci-dessus, étant en raison composée de l'inverse de la sensibilité & de l'inverse de l'intensité de la lumiere conjointement, il est évident que la sensibilité de la rétine venant à diminuer, cet obscurcissement doit être moindre dans le grand jour, & plus grand dans un jour moindre, tel que celui du crépuscule, de maniere que le malade voie clair en plein midi, & confusément le soir, d'autant plus que la foiblesse de la lumiere du soir, jointe au peu de sensibilité de la rétine, contribue à rendre cet obscurcissement plus grand. Dans cette maladie, la prunelle est plus dilatée que dans les *æto-pes*, & si son insensibilité étoit absolue, elle se dilateroit à un point extraordinaire; mais comme elle n'est qu'affoiblie, sa dilatation augmente en plein jour, & encore plus le soir, lorsque le jour est moindre, la nature la dilatant à proportion de la quantité de rayons dont on a besoin pour voir clair; & ce besoin étant proportionné à l'insensibilité de la rétine, & à la foiblesse de la lumiere, la prunelle se dilate proportionnellement à l'une & à l'autre.

Les Auteurs font mention de quelques autres especes ou variétés de cette maladie, dont les phénomenes varient, dans lesquelles, par exemple, la prunelle est rétrécie, la rétine roide, &c. mais je doute qu'elles ayent été exactement observées, & j'aime mieux les passer sous silence, que d'en parler.

On voit par ce qui précede quel est le traitement que cette maladie exige. Il faut employer tous les moyens possibles pour rendre à la rétine la tension qu'elle a perdue en obligeant les vaisseaux à repomper la sérosité superflue, & en la détournant dans les couloirs des reins, des intestins, de la peau,

dans

dans les endroits où l'on a appliqué les vésicatoires, en y joignant une diete diaphorétique & dessicative. Les drastiques & les émétiques sont dans certains cas plus nuisibles qu'utiles, d'autant plus que la maladie n'est point dangereuse, & à l'égard des émétiques, ils produisent souvent de très-mauvais effets, à moins que les sujets ne soient robustes & d'un tempérament pituiteux & phlegmatique.

Boerhaave fait mention d'une variété, laquelle est causée par la structure & l'immobilité de la prunelle, sans que la rétine perde sa sensibilité. Lorsque l'œil est sain, l'ouverture de la prunelle répond à la sensibilité de la rétine, & il n'est pas naturel de croire qu'elle ne se dilate point à proportion que la lumiere diminue. Il peut cependant se faire que l'insensibilité de l'uvée empêche la prunelle de se dilater suivant cette proportion; & dans ce cas, le vice auquel il est question de remédier ou le principe proégumene de la maladie, est la rigidité, & non l'insensibilité de l'uvée. Ce qui m'oblige à entrer dans ce détail, est qu'*Haller* prétend que si l'on pique l'uvée avec une aiguille, comme je l'ai vu faire dans l'opération de la cataracte, & qu'il l'a éprouvé lui-même sur les animaux, on n'y apperçoit aucun mouvement, ce qui donne lieu de croire qu'elle ne contient aucun filet nerveux, ou que s'il y en a, ils sont en très-petit nombre. *Boerhaave* prétend que cette espece est incurable, lors sur-tout que cette rigidité de l'uvée survient dans des sujets d'un âge avancé.

Ce savant Professeur parle d'un jeune Anglois qui voyoit parfaitement tant que le soleil étoit sur l'horizon, mais qui, lorsqu'il se couchoit, voyoit des nuages devant ses yeux, & ne voyoit plus du tout après qu'il étoit couché, quoique son appartement fût très-éclairé, non plus qu'à la lumiere de la lune, sa prunelle restant tout-à-coup immobile. La cause de ce phénomene n'est point, comme le croit *Boerhaave*, qu'il y eût quelque rapport entre la lumiere du soleil & les parties de ses yeux, ni que les vapeurs de la nuit y eussent aucune part, comme *Brigsius* l'imagine; on doit simplement l'attribuer à la différence excessive qu'il y a entre l'éclat & l'activité de la lumiere solaire, & celle de la lune & de la chandelle. La lumiere du soleil est à celle d'une chandelle placée à 16 pieds de distance, comme *Bouguer* l'observe, comme 11664 à 1, & à celle de la lune lorsqu'elle est dans son plein, comme 374000 à 1, ainsi qu'*Euler* le démontre dans les *Mém. de l'Acad. de Berlin*, *ann. 1760*, *pag. 299.* Il n'est donc pas étonnant qu'une lumiere aussi forte ait agi sur la rétine, & qu'une moindre n'ait fait aucune impression sur elle.

2. *Amblyopia meridiana; Nyctalopie* d'Hippocrate, *Prædiction. lib. 2. Visus nocturnus*, Boerhaave, *de morbis oculor. pag. 161. Vespertina acies*, Fel. Platerus; en François *Nyctalopie; Vue de hibou, de chat*, &c.

Les *Nyctalopes*, dit *Hippocrate*, sont ceux qui voient mieux de nuit que de jour. *Boerhaave* admet deux variétés de cette maladie.

1°. La premiere, suivant lui, est causée par l'opacité du noyau du cristallin, sans que la prunelle perde son mouvement; mais cette espece me paroît imaginaire. Il est vrai que si pendant le jour la prunelle se resserre & que le cristallin devienne opaque, la vue s'obscurcira, & que si elle se dilate le soir, en sorte, comme l'observe *Boerhaave*, que son diametre devienne trois fois plus grand qu'il ne l'étoit le jour, & son ouverture neuf fois plus grande, il entrera assez de lumiere dans l'œil pour rendre la vision distincte; mais il est impossible dans la cataracte, que la prunelle puisse ainsi se resserrer, même en plein jour; car l'expérience nous apprend que plus la lumiere est foible, plus la prunelle de ceux qui ont la cataracte se dilate; d'où je conclus que cette variété est purement imaginaire.

2°. La seconde est causée par l'extrême sensibilité de la rétine, ainsi qu'il arrive dans l'ophthalmie interne; mais l'uvée est aussi mobile que dans les enfans. Car, comme dans les ophthalmies violentes, la nature ferme les paupieres au point que le malade n'ose les ouvrir avec les mains, par la crainte de la douleur que la lumiere lui cause; il n'est pas étonnant, vu la sensibilité dont est la rétine dans l'ophthalmie interne, que rien ne puisse déterminer la nature à ouvrir la prunelle. Il est vrai que la prunelle ne se ferme jamais entiérement, même dans les maladies des yeux, & que pour peu qu'elle reste ouverte, il entre assez de rayons dans l'œil pour y voir. Je conclus de là que cette espece, si tant est qu'elle existe, doit être extrêmement rare, à moins qu'elle n'ait les conditions que les Ecuyers ont observées dans les chevaux, à la sollicitation de Lower. Nous lisons dans les Mémoires de la Société de Londres, que les chevaux sont sujets à cette maladie; qu'il vient aux bords de l'uvée des excroissances fongueuses, qui bouchent entiérement la prunelle, lorsqu'elle vient à se contracter en plein jour, ce qui ne les empêche pas de voir la nuit. La prunelle des chevaux, de même que celle des chats, est si susceptible de dilatation, qu'elle devient la nuit aussi grande que la cornée. La cure de cette maladie exige une grande dextérité de la part du Chirurgien. Lorsqu'elle est accompagnée de phlogose, on la traite de même que l'ophthalmie.

3. *Amblyopia dissitorum;* appellée vulgairement *myopia ;* en François, *vue courte, myopie; Visus juvenum*, de Plater; *Vue des jeunes gens.* L.

Les *myopes* sont ceux qui ne voient les objets que de fort près, & qui les voient confusément lorsqu'ils sont éloignés. Cette maladie est appellée *myopie*, comme qui diroit vue de souris.

La *myopie* est une maladie très-familiere à ceux qui travaillent en petit, aux Orfevres, aux Horlogers, aux Graveurs, aux Peintres en miniature, ce qui vient de ce que leur cornée est extrêmement convexe, ou fait partie d'une moindre sphere, respectivement au globe de l'œil.

Elle vient de ce que les rayons de lumiere se réunissent avant d'arriver à la rétine, ou derriere le cristallin.

La raison pour laquelle ils se réunissent derriere le cristallin, est 1°. la trop grande réfraction qu'ils souffrent dans l'humeur aqueuse & dans le cristallin. 2°. La trop grande convexité de la cornée & de la face externe du cristallin. 3°. Le trop grand éloignement de la rétine du cristallin. 4°. Le trop grand éloignement de l'objet. 5°. La trop grande ouverture de la prunelle; ou pour mieux dire, la myopie est en raison composée des conditions suivantes; savoir, de la force réfractive de l'humeur aqueuse & du cristallin, de la distance du cristallin & de la cornée à la rétine, de la distance des objets, & enfin de l'ouverture de la prunelle.

1°. Toutes choses étant égales d'ailleurs, les rayons se réunissent d'autant plus promptement, que la force réfractive des corps transparens de l'œil est plus grande; mais cette force étant en raison de la différence de la densité, & de la qualité oléagineuse des milieux, il s'ensuit que la réunion des rayons, ou la myopie, doit être proportionnellement plus prompte. Lorsque la densité des milieux est la même, la force réfractive est comme la densité de l'humeur aqueuse, lorsque la vision se fait dans l'air. Supposons, par exemple, que le cristallin & l'humeur aqueuse acquierent la densité du verre, comme la réfraction de l'air dans le verre est dans le rapport de 3 à 2, celle de l'air dans l'eau, comme 4 à 3, ainsi que cela est démontré dans la dioptrique; il s'ensuit que dans le premier cas, le foyer est deux fois moins éloigné de la surface refringente, que dans le second. Si donc la densité du cristallin, de l'humeur aqueuse ou vitrée, augmente, la réfraction séra plus grande, & tel qui verroit les objets dans un grand éloignement lorſqu'ils ſont dans l'eau, ſera myope, ou ne pourra les voir que de près en plein air.

2°. Les rayons paralleles entre eux, tels que ſont ceux qui partent d'un objet extrêmement éloigné, tombent obliquement ſur la cornée, lorſque celle-ci a beaucoup de convexité, & forment par conſéquent un grand angle, avec la perpendiculaire tirée du centre de la cornée; & comme l'angle de la réfraction eſt toujours égal à celui d'incidence, il s'enſuit que le premier doit être plus grand : mais comme plus celui-ci eſt grand, plus la réunion des rayons avec l'axe optique eſt prompte; il s'enſuit que plus la cornée eſt convexe, plus les rayons qui viennent des objets éloignés, doivent ſe réunir promptement derriere le criſtallin; & c'eſt ce qui cauſe la myopie. Ce que je dis de la convexité de la cornée, doit également s'entendre de celle du criſtallin, & la myopie augmentera en raiſon de la convexité de l'un & de l'autre; & quand même la cornée ne ſeroit pas plus convexe qu'à l'ordinaire, il ſuffit que les deux lames du criſtallin, ou qu'une des deux le ſoit, pour cauſer une myopie.

3°. Plus la rétine est éloignée du cristallin & de la cornée, plus les rayons se réunissent loin de la rétine, & près du cristallin, quoique la force réfractive, & la convexité des parties de l'œil soient les mêmes. Lorsque l'œil est sain, ces organes sont si exactement proportionnés, & si conformes aux lois de l'exacte Géométrie, que la rétine n'est pas éloignée de la millieme partie d'une ligne du cristallin dans un homme plus que dans l'autre; mais si cette proportion vient à changer le moins du monde, ou que la distance relative augmente, il en résultera une myopie.

Cela peut arriver de plusieurs manieres. 1°. Si le ligament ciliaire se contracte, & que le ligament de la cornée se resserre, l'œil qui étoit sphérique prendra une forme ovale, & la cornée deviendra plus convexe; mais cela ne sauroit presque arriver, vu que le ligament ciliaire n'est point musculeux.

2°. Si les muscles obliques agissent tous deux à la fois, & compriment l'œil comme le feroit un bandage, alors l'œil qui est sphérique, à l'exception de la prominence de la cornée, deviendra d'une figure ovale.

3°. Cette preſſion peut être cauſée par une exoſtoſe des parois de l'orbite, ou par quelque tumeur latérale.

4°. Plus les objets ſont éloignés, plus les rayons qu'ils envoient dans l'œil approchent du parallélifme; or il eſt aiſé de prouver par une expérience fort ſimple, que les rayons paralleles ſe réuniſſent plutôt avec l'axe optique, que ceux qui ſont divergens. Il ne faut pour s'en convaincre qu'approcher une loupe d'une chandelle, & l'en éloigner; on verra que le foyer des rayons qui eſt derriere, s'éloigne à meſure qu'on approche la chandelle, & qu'il s'approche au contraire à proportion qu'on l'éloigne de la loupe. Il eſt maintenant aiſé de comprendre d'où vient que les myopes voient beaucoup mieux les objets de près que de loin, ou pourquoi cette amblyopie eſt relative à l'éloignement des objets. Lorſque le foyer tombe devant la rétine, alors le point A. de l'objet ſe peint non-ſeulement dans le point A. correſpondant de la rétine, mais dans pluſieurs endroits de la tache, à cause de la divergence des autres rayons ; & pareillement les points de cette tache reçoivent les rayons qui viennent des autres points de l'objet, ce qui fait que les divers points de l'objet se peignent dans le même point de l'image, & paroissent confus ; ou bien l'objet s'approchant de l'œil, son foyer tombe sur la rétine, & pour lors tous les rayons qui partent d'un même point de l'objet, tombent sur un seul point de l'image ; chaque point différent de l'objet, se peint sur divers points de la rétine, ce qui fait que la vue est nette & distincte.

5°. Enfin, j'ai éprouvé par quantité d'expériences que j'ai faites avec une lentille convexe, que plus l'ouverture de la prunelle, ou pour me servir de l'expression des Astronomes, celle du diaphragme qui couvre le verre est grande, plus le foyer est proche de la lentille ; & que plus l'ouverture diminue, plus il en est éloigné ; de maniere que si elle diminue suivant une progression décuple, la distance du foyer augmentera dans chaque terme d'environ une vingtieme partie ; par conséquent si la prunelle est sous-double de la premiere, la diſtance du foyer ſera moindre d'une vingtieme partie; ſi ſous-quadruple, d'une dixieme partie; ſi ſous-ſexdécuple, d'une cinquieme, &c. Comme donc, ſuivant *Boerhaave*, la prunelle devient quelquefois trois ou quatre fois plus grande qu'elle ne l'étoit, le foyer peut s'éloigner d'une dixieme partie, & faire que la vûe ſoit diſtincte, ce qui eſt une propriété qu'on ignoroit avant M. de la *Hire*, & qui avoit exercé l'eſprit de pluſieurs grands hommes. Ce qui fait que le foyer s'éloigne lorſque la prunelle ſe rétrécit, & qu'il s'approche de la cornée lorſqu'elle ſe dilate, eſt que les rayons qui tombent ſur le criſtallin lorſqu'elle eſt dilatée, ſe rapprochent plus tôt de l'axe optique, à cauſe de leur obliquité, que les rayons paralleles, qui ſont les ſeuls qui entrent dans l'œil lorſque la prunelle eſt rétrécie, ainſi que nous l'apprenons de la dioptrique.

L'indication curative eſt ou *palliative* ou *radicale*. La premiere a pour objet la cauſe de la maladie; la ſeconde, ſon principe. On ignore ſouvent le principe; mais quel qu'il puiſſe être, la cauſe n'eſt autre choſe que la réunion des rayons avant que d'arriver à la rétine. Le remede consiste donc à retarder cette réunion jusqu'à ce qu'ils soient parvenus à la rétine. Or, l'expérience nous apprend, & la dioptrique nous démontre, qu'en se servant d'un verre plan-concave, ou concave des deux côtés, les rayons qui viennent des objets éloignés, & qui par conséquent sont paralleles, divergent en entrant dans l'œil, & tombent dessus de la même maniere que si l'objet étoit proche; dans lequel cas, le foyer s'éloigne de la lentille, ainsi que l'expérience nous l'apprend. Si donc l'on se sert de lunettes d'une concavité proportionnée, & qu'on les place à une distance convenable de l'œil, les rayons qui partent d'un objet éloigné, se réuniront dans la rétine même, & on le verra distinctement.

Le principe proégumene de la myopie, est 1°. ou la convexité de la cornée, ou celle de l'une ou des deux faces du cristallin; & l'on n'a aucun signe pour connoître ces derniers vices. Car, outre que l'on confond souvent la convexité de la cornée avec la prominence de l'œil, on ne peut rien établir de certain sur un pareil signe, vu qu'on ignore la situation respective de la cornée. On ne peut donc tirer aucune indication certaine de ces principes, ni par conséquent employer les remedes qui leur conviennent; car il est aussi possible que la maladie dépende de ces principes, qu'il l'est qu'elle dépende d'autres qui sont différens, & qui demandent par conséquent des remedes opposés; dans ce doute, le plus sûr est de n'employer aucun de ceux qui sont indiqués par ce principe.

Le second principe proégumene de la myopie, est la contraction spasmodique, ou même la contracture des muscles obliques de l'œil, & même, selon quelques-uns, des muscles droits, que l'on suppose être les antagonistes des obliques; mais on doute avec raison que la myopie constante dépende d'un pareil principe, ou de quelque autre: les fomentations émollientes & anodines ne produisent presque aucun effet; & par conséquent on ne doit fonder son espérance que sur les prophylactiques. J'en dis autant de l'opinion de *Dechales*, de *Pemberton*, de *Porterfield* & des autres. Si les principes qu'ils assignent exigent des émolliens, des relâchans, il est à craindre, au cas qu'ils produisent quelque effet, qu'ils ne relâchent la rétine, & qu'ils n'affoiblissent davantage la vue ; c'est pourquoi le plus sûr est de s'en abstenir.

La cure individuelle exige, 1°. que l'on connoisse exactement le degré de la maladie ; 2°. que l'on trouve des besicles d'une concavité qui lui convienne : il faut donc commencer par résoudre ces deux problêmes, si l'on veut être utile aux myopes, & la Médecine ne leur eût jamais été d'aucun secours, si la dioptrique ne fût venue au sien.

Le sujet étant connu, déterminer le degré de sa myopie.

La portée de la vue de ceux qui regardent de petits objets ou de petits caracteres, est d'environ huit pouces ; & la myopie est d'autant plus grande, que la distance où les myopes peuvent lire, est plus petite. Par exemple, si un homme lit à la distance d'un pouce, & un autre à celle de deux, le premier aura la vue plus courte de sept pouces, & ainsi de suite.

Mais pour déterminer avec plus de

précision la portée de la vue d'un myope, il appliquera sur son œil un papier percé de deux petits trous faits avec la pointe d'une aiguille, & éloignés l'un de l'autre du diametre de sa prunelle; il regardera au travers un point noir qu'on doit avoir marqué sur une muraille blanche, en approchant ou reculant l'œil, jusqu'à ce qu'il ne voie qu'un seul point au lieu de deux; on mesurera cette distance en pouces & en lignes, & cette mesure servira à déterminer la vue distincte d'un myope, laquelle est de trois pouces, suivant M. de la *Hire.*

Trouver le diametre de la concavité d'un verre plan-concave, ou d'une lentille pour un myope.

Résolution. On cherchera par l'expérience précédente, la distance qu'il doit y avoir entre l'œil & l'objet, un livre, par exemple, pour qu'il puisse lire distinctement sans s'incommoder. Cette même distance sera le diametre du verre plan-concave, ou le demi-diametre de la lentille qui lui convient.

Comme les rayons qui viennent des objets qui sont éloignés, sont paralleles entr'eux, si le verre est plan-concave, le foyer virtuel des rayons rompus en sera éloigné de la longueur du diametre de sa concavité. S'il est convexe des deux côtés, ce même foyer en sera éloigné du demi-diametre de sa concavité. Dans le premier cas, la distance où doit être l'objet pour que le myope puisse le voir distinctement, est égale au diametre du verre; d'où il suit que pour voir un objet éloigné, il faut se servir d'un verre plan-concave dans le premier cas, & d'une lentille dans le second.

Les rayons qui viennent des objets éloignés, sont paralleles; ceux des objets qui sont proches, divergent en entrant dans l'œil. Les myopes voient distinctement les objets qui sont proches, ils voient confusément ceux qui sont éloignés; ils voient distinctement par des rayons divergens, & confusément par des rayons paralleles. Comme donc les verres plan-concaves, aussi bien que les lentilles, font diverger les rayons qui étoient paralleles, au moyen de la réfraction qu'ils souffrent, & leur font produire le même effet que si l'objet étoit proche; il s'ensuit que les myopes peuvent voir distinctement les objets éloignés, au moyen des besicles concaves, & que par conséquent ces sortes de besicles remédient à cette maladie, & qu'ils doivent en faire usage.

Ceux dont la myopie est plus grande, ou qui ne voient les objets distinctement que lorsque cette distance est moindre, doivent se servir de besicles d'un diametre plus petit; & ceux dont la myopie est moindre, de besicles d'un plus grand diametre; car les verres, dont le diametre est petit, font plus diverger les rayons paralleles qui viennent des objets éloignés, que ceux dont le diametre est plus grand. Puis donc que ceux dont la myopie est considérable, voient distinctement les objets à une moindre distance, & par conséquent par des rayons plus divergens, ils doivent se servir de verres d'un petit diametre. Les verres concaves rapetissent les objets, parce que les rayons qui tombent sur l'œil, forment un angle plus petit que ceux qui se rompent en passant par un verre; d'où il suit qu'un myope doit voir les objets plus petits avec des besicles concaves, & cela à proportion qu'ils seront plus éloignés de l'œil. Wolff. *Dioptric.* 293.

Pour trouver le demi-diametre d'un verre donné, ou pour en choisir un concave-concave qui convienne au myope, il faut le présenter au soleil dans un endroit obscur; & l'on trouvera la distance par la réflexion du foyer. Un verre également concave des deux côtés, qui fait portion d'une grande sphere, ou qui a cinq pouces de diametre, équivaut à un verre plan-concave, qui fait portion d'une sphere deux fois plus petite, ou qui n'a que cinq pouces de diametre.

Quoique la myopie soit une maladie extrêmement simple, elle ne laisse pas que d'être accompagnée d'un grand nombre de symptomes; de sorte qu'on connoît presque un myope à ses gestes, à son visage & à son écriture. Par exemple, les myopes mettent le nez sur ce qu'ils lisent, ils regardent du coin de l'œil; & si le papier est trop proche, ils en ferment un. Ils choisissent, soit en lisant ou en écrivant, les plus petits caracteres, pour n'être point obligés de suivre les lignes de la tête; ils ont besoin de peu de jour, parce que leur prunelle est extrêmement dilatée. Lorsque les objets sont éloignés au-delà d'un pied, ils les voient d'une maniere trouble ou confuse; & comme ils sont en plus grand nombre que ceux qui sont proches, de là vient que leur prunelle s'habitue à une dilatation dont elle ne peut plus se défaire. Lorsque les myopes regardent par un trou fait à un morceau de papier, ils voient beaucoup plus distinctement les objets éloignés; la connivence des paupieres produit le même effet; & de là vient que pour voir les objets éloignés, ils clignent les yeux, ce qui leur défigure le visage. Les myopes ne regardent jamais en face ceux auxquels ils parlent, & ils n'ont pas besoin de le faire, vu qu'ils ne comprendroient pas mieux à leurs yeux, à leur visage & à leurs gestes, ce qu'ils veulent dire, puisqu'ils ne sauroient le voir; aussi sont-ils fort attentifs, & ont-ils soin de baisser les yeux, pour ne rien perdre de ce qu'on leur dit. Comme ils ne voient point ce qui les entoure, ils sont sujets à tout moment à se blesser. Souvent aussi ils voient les objets multipliés, comme je le dirai à l'article de la suffusion; lorsqu'ils regardent une chandelle dans l'éloignement, sa flamme leur paroît circulaire & non conique, sans parler de plusieurs autres choses qu'on peut voir chez le P. *De Chales*, qui étoit lui-même myope.

Parmi tous ces différens symptomes, il y en a un qui suffit pour faire juger qu'un homme est myope, & c'est, lorsqu'un homme regardant une chandelle par deux trous faits à un papier, il voit sa flamme double; si, lorsqu'il se bouche l'œil droit avec le doigt, l'image droite de la flamme disparoît, il est myope; si c'est la gauche, il est presbyte.

4. *Amblyopia proximorum; Presbytie*, ou *presbyopie*, du Grec *Presbys*, vieillard; en Latin, *visus senilis*, vue de vieillard; en François, *vue longue;* c'est celle qui fait qu'on voit mieux les objets de loin que de près. L.

Par exemple, les femmes presbytes ne peuvent enfiler une aiguille qu'en l'éloignant de leurs yeux; les vieillards, ne peuvent lire qu'à plus de huit pouces de distance.

Sa théorie n'a rien de difficile après ce qu'on a dit ci-dessus; elle est causée par la réunion trop tardive des rayons qui viennent des objets qui sont proches au-delà de la rétine.

Ses principes sont, 1°. la trop petite convexité de la cornée & du cristallin, dont la courbure fait portion d'une trop grande sphere. 2°. La trop grande distance de la cornée ou du cristallin, ou de tous les deux à la rétine. 3°. La trop grande réfraction des rayons dans les humeurs transparentes de l'œil. 4°. La trop grande proximité des objets. 5°. Le rétrécissement de la prunelle, appellée par les Grecs *phtisim.*

Chacun de ces principes, & à plus forte raison, tous ces principes réunis, sont cause que les rayons qui viennent des objets qui sont proches, tardent à se réunir, & ont leur foyer au-delà de la rétine, ce qui rend la vue confuse, parce que la pyramide lumineuse est coupée par la rétine avant que les rayons se soient réunis en un seul point, & de là vient que chaque point de l'objet forme une tache sur la rétine de même que dans les myopes, avec cette différence que la tache est formée par des rayons qui ne sont point encore réunis, au lieu que dans la myopie, ils la forment par leur réunion, & s'éparpillent ensuite.

Ceux dont la presbytie est considérable distinguent les petits objets à trois pieds de distance, & les voient confusément lorsqu'ils sont plus près : ceux dont la presbytie est moindre, ne peuvent lire qu'en écartant le livre à un pied, ou à plus de huit pouces de distance. Ils ne voient point les objets qui sont au-delà de la portée de leur vue, quelque distincts qu'ils puissent être, parcequ'il ne suffit pas pour les voir distinctement, que les rayons qu'ils envoient se réunissent exactement dans la rétine : car cela arrive dans les presbytes, lors même que les objets sont éloignés ; mais il faut encore que la quantité des rayons augmente à proportion que la rétine est moins sensible ; & comme les vieillards ont la rétine moins sensible que les jeunes gens, & que les objets éloignés envoient une moindre quantité de rayons dans l'œil, il faut de toute nécessité que leur vue soit confuse. Les rayons qu'un objet envoie sur une surface donnée, sont d'autant moins nombreux, que le quarré de la distance de l'objet est plus grand. Par exemple, si l'objet est éloigné de deux ou trois pieds, il enverra quatre fois, neuf fois moins de rayons, que s'il n'étoit qu'à un pied. De même un objet qui est éloigné de quatre pieds, envoie environ la moitié moins de rayons, que s'il n'étoit qu'à trois.

Lorsque la presbytie est causée par le resserrement de la prunelle, ce qui est fréquent, les objets envoient dans l'œil une quantité de rayons d'autant moins grande, que le quarré du diametre de la prunelle est plus petit; de sorte que si son diametre est deux fois plus petit, & la distance de l'objet deux fois plus grande, la quantité des rayons sera seize fois plus petite. De là vient que les presbytes sont obligés d'éloigner les objets à une distance déterminée, pour y voir clair, de peur que les rayons ne se réunissent trop au-delà de la rétine, ce qui leur feroit paroître les objets plus confus. La vision se fait chez eux par des rayons paralleles ou convergens, & non par des rayons divergens : or plus l'objet est près de l'œil, plus les rayons divergent & sont nombreux, parce qu'il entre une plus grande quantité de rayons dans l'œil, lorsque l'objet est proche, que lorsqu'il est éloigné: il ne s'ensuit pas de là que la clarté de l'image l'image augmente dans la même proportion, car plus l'objet est près de l'œil, plus l'image qu'il forme sur la rétine est grande, & par conséquent plus il y a de parties qui doivent être éclairées; mais cela n'arrive point, au contraire plus l'objet est proche, plus le foyer s'éloigne de la rétine, & plus la vision devient confuse.

C'est ce qui fait que les presbytes ont besoin d'un grand jour pour voir les objets distinctement, au lieu que les myopes peuvent lire à un jour médiocre. La raison en est que les presbytes ont la rétine moins flexible, la prunelle moins ouverte, les objets plus éloignés, ce qui diminue la clarté de la vision, & par conséquent ces défauts doivent être compensés par un plus grand jour, ou par une plus grande illumination de l'objet.

Lorsque les presbytes regardent un objet extrêmement lumineux, par exemple, la flamme d'une chandelle à travers un papier percé, elle leur paroît plus grande, & comme une chevelure ronde & rayonnante, parce que l'objet forme sur la rétine une image plus grande qu'elle ne le seroit, ſi le foyer étoit préciſément dans la rétine, & par conſéquent l'objet doit leur paroître plus grand. D'ailleurs l'expérience nous apprend que les objets qui ont beaucoup d'éclat, les blancs, par exemple, paroiſſent plus grands ſur un fond obſcur, que les noirs ſur un fond blanc; comme donc l'objet eſt lumineux, & que l'œil eſt une chambre obſcure, c'eſt encore là une raiſon qui le fait paroître plus grand.

Entre les rayons qui tracent cet objet, ceux qui tombent ſur le limbe du criſtallin, ont leur foyer un peu moins éloigné que ceux qui ſont paralleles à l'axe optique, & c'eſt ce qui fait que l'objet a un peu plus de force dans le milieu de la tache; les autres ſont plus confus, & forment comme une couronne très-foible autour de l'objet.

Cure. Les presbytes doivent ſe ſervir de verres concaves, car ils voient plus diſtinctement les objets éloignés que ceux qui ſont proches; & comme les lentilles convexes rompent les rayons qui viennent d'un objet qui eſt proche, de même que s'ils venoient d'un point plus éloigné, il s'ensuit que les verres concaves leur conviennent. Ceux qui le sont moins doivent se servir de verres plus convexes, ou qui fassent portion d'une moindre sphere.

Trouver le verre qui convient à un presbyte, ou le diametre de la convexité qu'il doit avoir pour qu'il puisse s'en servir.

Cherchez la distance à laquelle il peut voir un objet, par exemple, les caracteres d'un livre, distinctement & sans se fatiguer. Je suppose qu'elle soit de vingt-quatre pouces, & que celle à laquelle les œtoptes voient distinctement, & les presbytes confusément, soit de huit. La différence de ces deux distances sera de seize pouces. Faites ensuite cette proportion : 16 est à 8, comme cette distance de huit pouces est au quatrieme terme que vous cherchez, lequel est 4 pouces, qui étant ajouté à huit, qui est la distance à laquelle les œtoptes voient distinctement, donnera 12. Il faut donc choisir un verre également convexe des deux côtés, dont le demi-diametre soit de douze pouces, ou un verre plan-concave, dont le diametre ait aussi douze pouces.

Puisque le presbyte voit distinctement un objet à huit pouces de distance, il faut que le verre rompe le rayon, comme s'il venoit de vingt-quatre pouces de distance, qui est le terme où il voit distinctement; d'où il suit, par la Dioptrique, (*Wolff.* 493) qu'il doit se servir d'une lentille, dont le demi-diametre soit de douze pouces, pour que les rayons se rompent autant qu'il le faut. Si la presbytie est plus grande, & qu'il ne puisse voir distinctement qu'à la distance de trois pieds, il doit se servir d'un verre d'un plus petit diametre, par exemple, de dix pouces trois lignes, si c'est un verre plan-convexe; ou du même demi-diametre, si c'est une lentille.

Si la presbytie, comme il arrive quelquefois, est causée par un vice sensible de l'œil, & qu'il ne soit point invétéré, on peut se servir des secours indiqués pour la cure radicale, dans la théorie précédente.

5. *Amblyopia luscorum. Lusciositas, vel luscitas*, de Boerhaave; en François, *vue louche*.

On appelle *louches* ceux qui voient les objets confusément lorsqu'ils sont en face, & qui les voient distinctement lorsqu'ils sont de biais.

On confond dans la pratique la *vue louche* avec le *strabisme*, mais à tort ; car les *strabons* voient les objets distinctement, quoiqu'ils soient en face, en fermant un œil ; au lieu que les louches sont obligés de les regarder de biais. On dit que la vue est *directe*, lorsque la ligne qui vient de l'objet est perpendiculaire au plan qui joint les deux prunelles ; lorsque cela n'est pas, elle est *oblique*. Lorsque nous voulons voir un objet, nous tournons le visage de maniere que nons l'ayons en face, & nous dirigeons nos deux yeux, de façon que les axes optiques se réunissent sur le milieu de l'objet. Le louche, au contraire, qui veut voir un objet qui est à sa droite, est obligé de tourner l'œil & le visage du côté gauche. Le *strabon* tourne un œil & le visage vers l'objet qu'il regarde, mais non point l'autre ; celui-ci erre indifféremment de toutes parts.

La vue directe est plus nette que la louche, parce qu'il entre un plus grand nombre de rayons dans la prunelle, comme cela est démontré par la Géométrie. Elle est aussi plus distincte, parce que les rayons étant perpendiculaires sur l'uvée, on juge beaucoup mieux de l'éloignement & de la distance de l'objet, que lorsqu'ils sont obliques, ainsi que le P. *De Chales* le démontre géométriquement dans la *Propos.* 27 de son Optique. Ajoutez à cela, que lorsque l'œil est sain, le pôle optique, ou l'endroit de la rétine directement opposé à la prunelle, contient quantité de filets nerveux, & est d'un sentiment plus délicat que ses côtés, outre que les rayons qui tombent obliquement sur la prunelle, s'éparpillent davantage sur les côtés de la rétine, que ceux qui tombent directement sur le pôle optique.

De là vient qu'en lisant, nous parcourons des yeux les mots les uns après les autres; car nous voyons plus distinctement les objets qui sont en face, que ceux qui sont placés de biais.

Un homme est louche, ou 1°. parce que la prunelle est oblique, ce qui fait qu'elle reçoit un plus grand nombre de rayons obliques que de directs. 2°. Parce que sa convexité ou sa transparence étant altérée, les rayons qu'elle reçoit par les côtés, sont en plus grand nombre que ceux qui viennent directement. 3°. Parce que le cristallin est situé obliquement, & que son axe n'est pas le même que celui de l'œil. 4°. Ou enfin, parce que le pôle a perdu sa sensibilité naturelle, ce qui nous oblige de diriger la vue ailleurs, pour voir plus distinctement les objets.

Ces principes de la vue louche doivent quelquefois leur origine à l'anchyloblepharum, ou à l'adhésion partielle des paupieres, à la *synéchie*, ou à la position transverse de la prunelle; & il n'y a que la Chirurgie qui puisse y remédier. Ce défaut est souvent combiné de plusieurs especes de strabisme. Dans le cas où il est occasionné par un leucome, qui couvre une partie de la prunelle, par un drapeau ou un ptérygion qui offusque la cornée, on aura recours aux remedes qui leur conviennent.

Si ce défaut est causé par un strabisme, on se servira 1°. de verres dont la largeur soit inégale, on placera le plus petit du côté de l'œil qui est affecté. 2°. Si le ſtrabiſme vient de ce qu'un œil eſt plus foible que l'autre, on placera le verre le plus réfringent du côté du plus foible. 3°. Si les muſcles ſont viciés, on uſera de *beſicles*, de *maſques à louchette.*

6. *Amblyopia abſoluta. Amblyoſmos*, d'Hippocrate ; *Amblytes*, d'Aretée ; *Viſus obtuſus*, de Boerhaave, *pag.* 171 ; *Viſus confuſus*, du même, *pag.* 179 ; en François, *vue baſſe*, *foibleſſe de vue*, *mauvaiſe vue.*

Les myopes, les presbytes & les autres amblyopes, dont on a parlé ci-deſſus, voient les objets diſtinctement, dans certaine poſition & certaine diſtance, & leur vue n'eſt confuſe, que relativement à d'autres diſtances, à d'autres heures ou poſitions. Cette eſpece conſiſte dans une foibleſſe de vue abſolue, dans quelque lieu, dans quelque temps, & dans quelque ſituation que ce puiſſe être. Les myopes, les presbytes, &c. qui voient diſtinctement, peuvent ſe paſſer de beſicles; mais les amblyopes en ont abſolument beſoin.

Cette eſpece paroît être occaſionnée par l'inſenſibilité de la rétine, laquelle a lieu passé l'âge de cinquante ans, & augmente en vieillissant, sur-tout dans ceux qui travaillent à des ouvrages délicats, qui écrivent à la lumiere, & qui forcent leur vue. Dans ceux-ci, l'horoptere, ou le terme de la vision distincte, diminue tous les jours de deux ou trois pouces tous les dix ans; les objets leur paroissent confus, lorsqu'ils les regardent avec attention; il leur semble que les caracteres sont doubles, qu'ils remuent, qu'ils se croisent. Les objets leur paroissent éloignés comme dans la presbytie, lors sur-tout qu'on leur a fait l'opération de la cataracte. La prunelle, ou pour mieux dire l'uvée, n'a presque point de mouvement, lorsqu'on passe tout-à-coup des ténebres au grand jour; ce qui est une preuve du peu de sensibilité de la rétine.

Le bas peuple attribue cette maladie aux fréquentes saignées; les femmes, à leurs couches; quelques-uns, aux années; on propose différens remedes, presque tous opposés les uns aux autres. Quelques Oculistes vantent les remedes spiritueux & résolutifs; d'autres l'eau froide, & prétendent que les liqueurs spiritueuses ne font que dessécher davantage la rétine. Tout le monde convient unanimement de la nécessité des besicles. Les meilleures sont celles qui sont convexes des deux côtés, parce qu'elles rassemblent les rayons; au moyen de quoi elles agissent plus fortement sur la rétine, & rendent la vue plus nette & plus distincte; ce qui est le seul avantage que les besicles procurent.

Il faut avoir attention lorsqu'on choisit des besicles, 1°. que les verres ayent exactement la même courbure, qu'ils soient nets & bien polis. 2°. Que leur foyer convienne à l'amblyope. Ceux dont le foyer est court, s'appellent besicles de vieillards; ceux qui l'ont plus long, de jeunes gens; ceux dont le foyer est de 4, 5, 6 pieds, *conserves*; ceux qui l'ont très-court, comme de 3, 4 pouces, *loupes*, *biloupes*; en Latin, *cataractæ*.

Le foyer ou la distance à laquelle les rayons se réunissent, après avoir souffert deux réfractions, est égale au demi-diametre de la convexité, dans les verres biconvexes. Pour la trouver, on place le verre au trou d'une chambre obscure, qui est d'un pouce de diametre, & l'on reçoit l'image des objets extérieurs sur un papier ; son foyer est à l'endroit où elle paroît distincte. La distance du papier au verre, mesurée en pieds, pouces & lignes, s'appelle vulgairement le *foyer*, ou pour mieux dire, la *distance du foyer*.

L'*Horoptere*, ou le terme de la vision distincte, est la plus petite distance qu'il y a depuis l'œil, jusqu'à l'endroit où l'objet paroît distinctement. Cette distance est d'autant plus grande, que l'objet est plus grand & la lumiere plus forte. On appelle vulgairement horoptere, la distance comprise entre l'œil & les caracteres que l'on écrit, laquelle chez les *œtoptes* est d'environ huit pouces; celui pour les gros objets, par exemple, pour distinguer le visage d'un homme, est de quelques pieds.

Ceux qui s'accoutument aux besicles des vieillards, ou dont le foyer est très-court, sont obligés tous les dix ans d'en prendre de plus vieilles ; ce qui est incommode, & raccourcit d'autant plus la vue. Ceux, par exemple, qui se servent de conserves de six pieds, lisent parfaitement à une distance moyenne, entre huit pouces & six pieds ; mais ceux qui se servent de besicles de six pouces, ne peuvent distinguer les caracteres au-delà de ce terme, à moins qu'ils ne soient très-gros.

Ceci nous fournit une regle très-importante; savoir, de n'user d'abord que de conserves, & n'en prendre de plus âgées, que lorsqu'on ne peut absolument s'en passer. Ceux qui ne s'en sont jamais servis, doivent en essayer plusieurs, & choisir celles 1°. qui font voir les objets d'une maniere nette & distincte, & qui ne les grossissent point sensiblement, si elles sont biconvexes; ou qui les diminuent, si elles sont bicaves; 2°. qui ne fatiguent point la vue.

Outre les besicles que l'on met sur le nez, & qui sont les plus commodes, & celles que l'on tient à la main, & que l'on appelle *manocles*, il y a encore les *lunettes d'Opéra*, qui sont composées d'un objectif biconvexe, & d'un oculaire bicave d'un moindre diametre; mais leur tube doit être plus court pour les myopes que pour les presbytes. Les unes & les autres soulagent la vue, & font voir les objets d'une maniere plus nette & plus distincte.

7. *Amblyopia hydrophthalmica*; *Am-*

blyopie hydrophtahlmique ; Hydrophthalmie, appellée par quelqus-uns *mydriase. Hydropisie de l'œil.* L.

C'est celle qui est compliquée d'une protubérance de l'œil plus grande qu'à l'ordinaire. Au commencement la vue est myope, je veux dire qu'on voit mieux les objets de près que de loin; mais à mesure que la maladie fait des progrès, on voit tout confusément.

Le volume de l'œil augmente, il est bouffi & tendu, la cornée se bombe, l'iris est plus profondément situé, la prunelle est immobile, elle se dilate ou se resserre, la vue est bonne au commencement, ou myope; elle s'obscurcit ensuite, comme dans l'amblyopie absolue, la cornée s'épaissit, l'humeur aqueuse se trouble, quelques-uns ont une douleur continuelle, tensive autour du front, avec une migraine du même côté, une stupeur & un emphyseme dans la moitié du visage; à ces symptomes se joignent l'odontalgie, l'agrypnie, l'exophthalmie, l'épiphore, l'ectropium.

Lorsque c'est le volume seul du vitré qui augmente, il déborde le limbe du cristallin, & cause un strabisme vague ; la vue s'affoiblit, le bulbe se durcit, on y sent une douleur sourde, il s'y joint un synchysis, ou une confusion de tout ce qui est contenu dans l'œil ; mais la prunelle est moins profonde que dans le cas où c'est l'humeur aqueuse qui augmente.

Le principe de cette maladie est la surabondance de l'humeur aqueuse ou vitrée, & la contractilité de la cornée & de la sclérotique.

Les indications curatives consistent 1°. à détruire l'amas du fluide par des vésicatoires & des setons ; à évacuer de bonne heure l'humeur par des cathartiques, des diurétiques, par la paracenthese de l'œil, au moyen d'une aiguille que l'on plonge dans la cornée ou la conjonctive ; 2°. à augmenter la contractilité du bulbe, par des toniques & des sachets aromatiques.

Cette maladie est familiere aux mélancoliques, ensuite de quelque évacuation supprimée, aussi-bien qu'aux femmes enceintes. Elle dure quelques mois, après quoi elle se guérit souvent d'elle-même.

Elle differe de l'exophthalmie. Voyez *Ophthalmie*.

IV. *AMAUROSIS*, Goutte sereine ; *Gutta serena*, des Arabes ; *Cataracta nigra*, des Allemands ; *Offuscatio*, de Cornarius, sur Aëtius ; *Cæcitas*, de Moron, *Director. Amblyopie*, de Rumphius, *Compend. Medic.*

C'est une maladie dont le principal symptome est un aveuglement total, sans aucune opacité sensible dans l'œil, excepté que la prunelle n'a point de mouvement.

Elle est ainsi appellée d'*Amauros*, obscur ; *goutte*, parce qu'on la croit occasionnée par une distillation de la lymphe ; *sereine*, parce qu'elle ne trouble point l'œil comme la cataracte & l'obscurcissement de la vue.

Elle differe de l'amblyopie absolue, en ce que l'aveuglement est total ; lorsqu'on ne peut absolument rétablir la vue, on dit qu'elle est *perdue* ; autrement, elle n'est que *supprimée*.

Dans l'amblyopie absolue, de même que dans l'obscurcissement de la vue, le malade distingue au moins la lumiere des ténebres ; ce qu'il ne peut faire dans la goutte ſereine invétérée.

L'amauroſe a ſon principe dans l'origine des nerfs optiques, dans le cours de ces nerfs, ou dans toute la rétine; de ſorte que l'œil n'a plus de ſenſibilité. La cataracte empêche la lumiere de pénétrer dans l'œil.

L'amauroſe eſt un accident des ſyncopes & du coma, parce que l'ame effrayée du danger que courent le cœur ou le cerveau, n'eſt plus ſenſible aux impreſſions de la lumiere. Dans les autres cas, le principe de la goutte ſereine eſt l'obſtruction des nerfs optiques, ſoit que le nerf ſoit obſtrué, comprimé, coupé dans ſon origine, dans la rétine ou dans ſon prolongement.

Si l'on ferme l'œil ſain, & que l'on regarde l'autre à la lumiere, la prunelle loin de ſe contracter, ſe dilate quelquefois; c'eſt le ſeul mouvement qui lui reſte, & qui indique une goutte ſereine parfaite.

Moins la prunelle a de mouvement dans la goutte ſereine, plus la vue eſt foible, de ſorte que ſi elle conſerve le tiers ou le quart de ſon mouvement à la lumiere, il reſte le tiers ou le quart de la vue.

1. *Amaurosis traumatica.* Voyez *Ant. Maître-Jean.* Amaurose causée par une blessure.

Par une plaie à l'œil, Hildanus, *obs. 17. 18. centur. 5.*

Par la commotion de la tête, Hildan. *centur. 5. obs. 8.* Schenckius, *obs. pag. 168.*

Par l'explosion d'une bouche à feu, Schenckius, *pag. 168.*

Par une blessure à la tête, Marcel. Donat, *hist. acad. lib. 2. pag. 76.*

La goutte sereine survient tout-à-coup ensuite d'une blessure ou d'un coup, & dans ce cas elle est occasionnée par l'inflammation, la compression que cause le sang, par la distraction interne du globe de l'œil, ou par la section du nerf. *Voyez* Heister *des plaies des yeux.*

Si la goutte sereine vient peu-à-peu, elle appartient à la paralysie, & elle exige un traitement différent.

Hildanus, *centur. 1.* en a vu une causée par l'éternument.

2. *Amaurosis pituitosa*; goutte sereine pituiteuse; *Amaurosis à catarrho*, goutte sereine causée par un catarrhe, Saint-Yves; *ab aquâ in cerebri cortice, sinubus*,

Bonet, *ſepulchret. de oculorum affectibus, obſ. 9. 12. 13. 7.* L.

Elle accompagne & elle ſuccede à l'apoplexie, la paralyſie, l'hémiplégie pituiteuſe.

Elle demande des cathartiques, des émétiques, des véſicatoires, des ſétons, des cauteres ſur la nuque, que l'on reçoive dans l'œil la vapeur de l'eau de vie, & que l'on ſe faſſe électriſer juſqu'à répandre des larmes.

3. *Amauroſis ſcrophuloſa*; Tranſact. Philoſoph. *tom. 9. pag. 257.* Goutte ſereine ſcrophuleuſe. L.

Par un ſtéatome dans le cerveau, Bonet, *obſ. 10.*

Par un kiſte placé ſur les nerfs optiques, id. *obſ.* 2.

Par une tumeur ſphérique poſée ſur les nerfs optiques, id. *obſ. 1.*

J'ai vu deux enfans ſcrophuleux attaqués ſubitement d'une goutte ſereine; & j'ai trouvé à l'ouverture de leurs cadavres une glande ſcrophuleuſe poſée ſur les nerfs optiques.

Par un calcul près du nerf optique, ibid, *pag. 433. obſ.* 2.

4. *Amauroſis plethorica*, Nenter. Tabul. *Goutte ſereine pléthorique.*

Goutte sereine causée par la suppression du flux menstruel, S. Yves, *pag.* 343.

Goutte sereine des femmes grosses, S. Yves, *ibid.*

Par la suppression du flux hémorrhoïdal, ibid. *menstruel*, &c.

Par des fievres aiguës, ibid. *pag.* 338.

Elle est compliquée des signes de pléthore, & elle se manifeste quelquefois par un mal de tête profond, ou par une pesanteur douloureuse dans le fond de l'œil.

Cette espece se guérit quelquefois. Un Médecin Juif de Bordeaux en a guéri plusieurs en ouvrant la veine du front, & en laissant couler le sang jusqu'à ce qu'il s'arrêtât de lui-même. Quelques personnes qui l'avoient eue ensuite d'une fievre maligne, se sont bien trouvées de la saignée de la jugulaire.

Saint-Yves recommande la saignée du pied & les emmenagogues, auxquels il joint les bouillons de vipere, de cloportes & les eaux ophthalmiques. On peut joindre à cette espece l'amaurose qui succede à l'apoplexie sanguine, & aux fievres aiguës.

5. *Goutte sereine de naissance*, Saint-Yves, *chap. 27. pag. 345.*

Les enfans naissent quelquefois aveugles, & l'on ne s'en apperçoit que lorsqu'ils avancent en âge. Ce qu'il y a de singulier dans cette espece est, que la prunelle, quoique immobile, n'est pas plus dilatée à cet âge que dans ceux qui ont la meilleure vue. Elle consiste dans une espece d'engourdissement des organes.

Des enfans de deux ans en ont été guéris par l'usage d'une eau ophthalmique, dont les parties spiritueuses ont rétabli le ton de cet organe.

La *Synchyse* est la confusion, ou le mélange de l'humeur vitrée avec l'aqueuse, ensuite de la dissolution de la premiere.

6. *Goutte sereine causée par une synchyse.*

Par la phlogose de l'uvée, Maître-Jean.

Par la suppuration interne de l'œil, du même.

Elle commence par des douleurs dans l'œil aiguës, opiniâtres, accompagnées de migraine, d'insomnie, de fievre, & quelquefois d'exophthalmie.

La vue s'obscurcit, le vitré se fond. Cette douleur dure des mois & des années entieres; la vue, loin de se rétablir, se perd quelquefois entiérement. Cette espece est incurable.

Il arrive souvent, après que l'on a ainsi perdu la vue d'un œil, qu'au bout d'un an, on sent de la douleur dans l'autre, accompagnée d'un mal de tête; il devient rouge, larmoyant, de maniere qu'on court également risque de le perdre, ce que l'on peut prévenir, suivant *Saint-Yves*, en extirpant l'autre.

Cette extirpation de l'œil, ou cette excision de la cornée, est d'autant plus dangereuse, qu'elle est accompagnée, de l'écoulement du vitré & du crystallin; j'ai vu deux personnes auxquelles elle a causé une migraine incurable, & une autre, qui en est devenue folle.

7. *Amaurosis à myosi*, Saint-Yves, *pag.* 346. Goutte sereine causée par une myose. L.

Dans toutes les autres especes de goutte sereine la prunelle est ouverte, & même dilatée & immobile, excepté que lorsqu'on ferme l'œil sain, la prunelle de celui qui eſt aveugle ſe dilate au grand jour; mais dans celle-ci, qui eſt compliquée d'une myoſe, la prunelle eſt plus reſſerrée & immobile, elle ne ſe contracte point au jour, comme dans ceux dont les yeux ſont ſains, ni ne ſe dilate point non plus, lorſqu'on ferme l'autre œil, comme dans ceux qui ſont aveugles, mais elle reſte la même au ſoleil & dans l'obſcurité.

Le *myoſis* eſt une conſtriction permanente de la prunelle; qu'on appelle auſſi *metoſis & phthiſie de la prunelle.* Voyez ce que je dis du myoſis & de la mydriaſe à l'article de la ſuffuſion parmi les maladies qui troublent la raiſon.

8. *Goutte ſereine cauſée par un ſpaſme.* C'eſt elle qui eſt cauſée par la contraction ſpaſmodique ou douloureuſe de l'anneau modérateur de *Valſalve.*

Ceux qui ont étudié l'anatomie ſavent que les quatre muſcles droits, & le grand oblique prennent leur origine dans le coin de l'orbite près du nerf optique, & qu'ils l'embraſſent. Lorſque ces muſcles ſont affectés d'une contraction ſpaſmodique, ils compriment tellement le nerf optique, que le fluide nerveux ne peut plus y pénétrer, & cette espece de goutte sereine vient 1°. tout-à-coup; 2°. elle commence par une douleur violente; 3°. elle accompagne les affections spasmodiques & hystériques; 4°. elle est occasionnée par la lésion de l'un ou l'autre nerf orbitaire, & par la convulsion de l'anneau modérateur, comme *Valsalve* l'observe, *dissert.* 2. *n°.* 11.

Une céphalalgie violente a occasionné l'espece dont parle Schenckius *de cœcitate*, *obs.* 5. Une colique rénale calculeuse sympathique l'a aussi excitée au rapport d'Adolph. *Ephemer. natur. Curios.*

Plusieurs maladies douloureuses y contribuent aussi. Morgagni, *epistol. anatom.* 18. *n°.* 4. 5.

Par des maladies convulsives, Vieussens, *Nevrograph. lib.* 3. *cap.* 2.

Par l'épilepsie, *collect. academ. tom.* 3. *pag.* 261. Hildan. *centur.* 5. *obs.* 5.

Un coq s'étant blessé le nerf ophthalmique avec les ongles, s'attira une goutte que *Valsalve* vint à bout de guérir en le pressant, d'où s'ensuivit la résolution ou le relâchement de l'anneau modérateur qui l'occaſionnoit en comprimant le nerf optique.

9. *Amauroſis foricariorum*, Ramazzini, *de morbis artificum*, *cap.* 13. Goutte ſereine des vuidangeurs. L.

Si ceux qui vuident les latrines, après avoir reſté quatre heures dedans, ne retournent point au logis, ne tiennent point les yeux fermés pendant vingt-quatre heures, & ne les baſſinent point avec de l'eau tiede, ils deviennent aveugles tout-à-coup; & malgré cette précaution, preſque tous les vuidangeurs de Padoue perdent la vue. Pendant le temps qu'ils ſont dans les latrines, leurs yeux leur cuiſent, deviennent rouges, & ſe troublent, & ce qu'il y a de particulier, eſt que cette mauvaiſe odeur ne fait aucune impreſſion ſur leurs narines, ne leur cauſe point des nauſées, & n'offenſe aucune autre partie du corps, à l'exception des yeux.

Pour prévenir ce malheur, ils doivent ſe ſervir de lunettes concaves, telles que celles qu'on emploie pour les perſonnes louches ou qui ont un ſtrabiſme, & les appliquer de façon que leurs yeux ſoient à couvert des vapeurs

vapeurs qui s'exhalent de ces lieux infects.

10. *Amaurosis venerea*, Zacutus, *praxis cent. V. obs.* 49. Balloni, *paradigmate 7. ou* Bonet, *sepulchret. obs.* 4. Boerhaave, *de morbis oculor.* Goutte sereine vénérienne. L.

Cette espece cause des hydatides dans la rétine, qui font perdre la vue, & *Boerhaave* est d'avis qu'on peut les guérir par les frictions mercurielles; ou bien elle est suivie d'exostoses qui compriment le nerf optique, & elle est incurable; ou bien elle engendre des stéatomes dans le cerveau, comme l'observation de *Balloni* en fait foi. *Zacutus* a connu un homme qui, quelques heures après avoir couché avec une femme publique, fut attaqué d'une goutte sereine avec des ulceres & des varices au visage. Un Anglois, qui avoit été guéri d'une goutte sereine à l'aide des frictions mercurielles, vit pendant quelque temps tous les objets doubles, *Smith. optic.* Cette espece est compliquée de douleur & d'insomnie.

11. *Amaurosis exanthematica*; Goutte sereine exanthémateuse. L.

A ſcabie ſuppreſſâ, Baglivi, *pag.* 213. Par une gale répercutée.

Ab achoribus repreſſis, Hoffmann, *tom.* 3. *pag.* 229. Par des achores répercutées.

A plicâ reſectâ, vel retentâ, Stabel. *hiſt.* 6. 5. Par une plique coupée, ou qu'on a empêché de pouſſer.

Cette eſpece eſt cauſée par des maladies exanthémateuſes qu'on a répercutées, ou dont on a empêché l'éruption.

On peut mettre de ce nombre la goutte ſereine occaſionnée par la ſalure & l'acrimonie des humeurs, laquelle exige les bains, les eaux aigrelettes, les bouillons diurétiques & délayans, le petit lait, les cloportes, &c.

Saint-Yves a guéri une goutte ſereine cauſée par la répercuſſion d'une dartre au viſage, en la faiſant revenir avec des bouillons & des tiſanes apéritives & ſudorifiques.

12. *Amauroſis à narcoticis*, Ray, *ſynopſ. plantar. de ſtramonio.* Goutte ſereine cauſée par des narcotiques. D.

Le ſuc & les feuilles de ſtramonium appliqués ſur les yeux, cauſent une mydriaſe & une goutte ſereine.

Les étrangers qui vont aux Iles Moluques sont fort sujets à la goutte sereine, ce que l'on attribue à l'orge chaud dont on s'y nourrit, & qui a dans ce pays une qualité narcotique. *Voyez* Bontius *de medicinâ Indorum.* Il prétend que le foie de la lamie, employé en forme de topique, est excellent pour la guérir.

Personne n'ignore que l'usage des acides, tels que le vinaigre, est un antidote contre ces poisons.

13. *Amaurosis intermittens*, Storch. *annus medicus*, *pag. 75.* Goutte sereine intermittente. P. L.

Une fievre quotidienne étoit tous les jours compliquée d'une goutte sereine, qui se dissipoit au bout de quelques heures.

On la guérit avec le quinquina.

Felix Platerus en a vu une causée par une fievre chaude intermittente. Celle qui dépend du synochus, appartient à la pléthorique, & se guérit par la saignée. *Saint-Yves* prétend qu'elle se guérit rarement.

14. *Amaurosis rachialgica*, Spangerberg, *de colicâ saturninâ.*

Cette espece succede à la colique de Poitou & à celle de plomb, & dépend du même principe que la paralysie qui en est la suite. Les topiques sont inutiles, mais *Saint-Yves* prétend qu'indépendamment de la saignée, les émétiques sont avantageux dans plusieurs especes, par exemple, dans la séreuse, l'hydrocéphalique, l'intermittente : cette espece est presque toujours accompagnée de somnolence ou de stupeur; s'il survient une hémorrhagie, c'est un bon signe.

15. *Amaurosis hysterica*, Saint-Yves, *pag. 347. chap. 28.* Goutte sereine hystérique.

C'est un symptome passager de l'affection hystérique, que le bas peuple attribue aux vapeurs qui montent au cerveau, parce que les malades s'imaginent voir un nuage ou de la fumée. J'ai souvent observé que dès que ce phénomene survient, les convulsions des autres parties cessent. Cette espece ne dure que quelques heures, & il est rare qu'elle aille au-delà.

16. *Amaurosis exhaustorum*, Lommii, *obs. de tabe dorsali.* Goutte sereine causée par l'épuisement.

17. *Amaurosis arthritica*, Journal de Médecine, *tom.* 21. *pag.* 227.

Cette espece a beaucoup d'affinité avec la rachialgique, mais on l'en distingue par les paroxysmes de goutte qui ont précédé. On la guérit par les saignées, par l'application des épispastiques aux pieds, pour y rappeller les douleurs de goutte.

Nota. Pour juger de la quantité de la vue d'un homme, il faut lui fermer l'œil sain, & regarder à la lumiere celui qui est malade. On présentera la main devant, on la retirera, on lui levera & on lui baissera la paupiere, on la frottera même légérement avec le doigt; & si, ouvrant l'œil tout-à-coup, l'uvée se contracte à la lumiere, de façon que la prunelle diminue de moitié, il lui restera la moitié de sa vue; si elle diminue du tiers, il lui en reste un tiers; si elle est tout-à-fait immobile, sa vue est entiérement perdue, si ce n'est dans des cas extrêmement rares.

V. *ANOSMIA*, Perte d'odorat; *Olfactûs amissio*, Sennert; *Chasemie*, d'Haly-Abbas.

La perte ou l'affoiblissement de l'odorat, est le principal symptome de cette maladie. Ce mot est dérivé d'*osme*, odeur; & d'*a*, privatif.

Les effluves salins & sulfureux qui s'exhalent des corps, pénétrant dans les narines dans le temps de l'inspiration, & s'y dissolvant par l'humidité de la membrane pituitaire, agissent sur le nerf olfactif, & nous font sentir les odeurs. L'odorat peut se perdre de plusieurs façons, par la siccité de la membrane pituitaire; par sa trop grande mucosité, comme dans le coryza; par son obstruction, comme dans l'ozene; par l'obstruction des narines, comme dans le polype, &c.

1. *Anosmia catarrhalis*. B.

C'est celle qui accompagne le rhume ordinaire; & lorsque celui-ci est opiniâtre, elle subsiste après même qu'il est guéri.

2. *Anosmia ab ozæna*; Anosmie caussée par un ozene. L.

Ceux qui puent du nez, soit à cause d'un ulcere qui ronge la membrane pituitaire, soit à cause de la putréfaction de la morve & de l'air, qui séjournent trop long-temps dans les antres d'higmor & dans les autres sinus, ceux qui dissequent les cadavres, qui vuident les latrines, qui fréquentent les boucheries & les autres lieux où l'on respire de mauvaises odeurs, s'y habituent tellement, & en sont si affectés qu'ils ne sentent plus les autres, & perdent tout-à-fait l'odorat.

3. *Anosmia à polypo;* Anosmie causée par un polype. L.

Lorsqu'il se forme un polype dans le nez, & qu'il croît au point de boucher les narines & d'affaisser le vomer; l'air, ni les effluves odoriférans ne pouvant plus y entrer, il faut nécessairement que l'odorat se perde. *Voyez* la cure du polype du nez chez *Heister*.

4. *Anosmia syphilitica*, Ballonii, *paradigma*, n°. 7; Anosmie vénérienne. L.

C'est celle qui survient dans le troisieme degré de la vérole, après que le dedans du nez est mangé par les ulceres qui s'y sont formés. Ces ulceres mangent non-seulement les membranes, mais encore les cartilages, & détruisent entiérement l'organe de l'odorat.

5. *Anosmia verminosa*, Fernel ; *Anosmie vermineuse*. B.

Plusieurs observations nous apprennent qu'il s'engendre des vers dans le nez, qui causent l'éternument, la migraine, qui jettent le malade dans la fureur, & lui font entiérement perdre l'odorat. *Voyez* Migraine des sinus.

6. *Anosmia à siccitate* ; Anosmie causée par la sécheresse. B.

Tout le monde sait que dans les fievres & les maladies inflammatoires, la langue & la membrare pituitaire se dessechent, lors sur-tout que la chaleur est considérable. Il n'est donc pas étonnant que ces maladies soient suivies du dégoût & de la perte de l'odorat.

Un homme qui voyage le vent en face, sur-tout en été, & qui respire la poussiere qui s'éleve des chemins, perd infailliblement l'odorat. La même chose arrive à ceux qui font un très-grand usage du tabac, sur-tout de celui d'Espagne ; & cela vient de ce que ces choses dessechent les fébrilles nerveuses, & les rendent insensibles aux impressions de dehors.

On peut rapporter ici la perte de l'odorat, occasionnée par des calculs qui se forment dans les narines. Bonet, *Sepulchret. obs. 4. pag. 443. tom. 1.*

7. *Anosmia paralytica*; Anosmie paralytique. L.

C'est celle qui accompagne les maladies soporeuses, & les différentes especes de paralysie, & qui est occasionnée par l'obstruction & la compression des nerfs olfactifs.

VI. *Agheustia*; *Dégoût*.

C'est une suppression de la faculté par laquelle nous goûtons les saveurs.

Il differe de l'anorexie dont il est souvent inséparable, en ce qu'il affecte la langue, & l'autre l'estomac. Il differe pareillement de la cacositie, ou du dégoût pour les alimens; car il y a beaucoup de différence entre appercevoir la saveur des alimens, & avoir du dégoût & de la répugnance pour elle.

Le principe du dégoût est dans le cerveau, ou dans la langue même, ou dans ses nerfs qui sont au nombre de quatre; savoir, un *grand* des deux côtés, inférieur & interne, qui vient de la neuvieme paire; & un *petit* qui eſt ſupérieur, ou externe & latéral, & qui vient de la cinquieme paire. Ces quatre nerfs ſont accompagnés des deux côtés d'un petit rameau du nerf ſympathique moyen, ou de la huitieme paire.

On ignore juſqu'à préſent ſi le nerf de la neuvieme paire eſt le ſeul qui ſoit l'organe du goût.

L'organe immédiat du goût eſt dans les houpes veloutées ou pyramidales; les Phyſiologiſtes ne s'accordent point entr'eux ſur les demi-lenticulaires, & ſur celles à tête.

1. *Agheuſtia febrilis*; Dégoût fébrile. B.

Le dégoût eſt une ſuite des fievres ardentes & malignes, pour deux raiſons; ſavoir, la ſéchereſſe & l'aridité de la langue, qui devient auſſi ſeche, auſſi noire & auſſi rude que du bois; ou le délire & l'aſſoupiſſement dans leſquels les malades tombent.

2. *Agheuſtia paralytica*; Dégoût paralytique. L.

C'eſt celui qui eſt une ſuite de la paralyſie de la langue, ou des maladies ſoporeuſes.

VII. *Dysecœa* ; en Grec, *Dysecoia* & *Hypocophosis*, Dureté d'oreille ; les malades, durs d'oreille ; en Latin, *Surdastri* ; *Auditus difficilis*, Fred. Hoffmann. *Dissert.*

La dureté d'oreille (*Dysecœa*) du Grec, *dys*, difficilement, & *acouo*, j'entends, est une affection de l'organe qui empêche d'ouir les sons distinctement.

Elle differe de la cophose qui commence, par rapport au siege, dans la dureté d'oreille ; les ondulations sonores ne peuvent se transmettre au labyrinthe, quoiqu'il soit d'ailleurs bien constitué ; dans la cophose, le nerf auditif est obstrué. Nous ignorons encore les caracteres de ces deux maladies ; & il faut espérer qu'à mesure que les observations se multiplieront, & que la théorie se perfectionnera, nous en serons mieux instruits.

Elle differe de la fausse ouie, en ce que les sons sont obscurs, foibles & confus, au lieu que dans la fausse ouie non compliquée, ils sont clairs, mais confus.

La dureté d'oreille répond à l'obſcurciſſement de la vue ; la cophoſe, à la goutte ſereine ; la fauſſe ouie, à l'amblyopie ; le tintouin, à la ſuffuſion.

Cette ſtructure vicieuſe de l'organe, qui affoiblit ou empêche la tranſmiſſion des ſons au labyrinthe, eſt le principe de la dureté d'oreille, comme on le verra par le dénombrement des eſpeces. On diſtingue par l'expérience de *Schelhamer*, la dureté d'oreille de la cophoſe. *Voyez* cette expérience dans la huitieme eſpece de dureté d'oreille.

1. *Dyſecœa monôton, ſeu malcorum ;* Monotes. L.

On appelle en François *monauts*, ceux auxquels il manque une ou deux oreilles, ſoit parce qu'on les leur a coupées comme à Malcus, ou parce qu'ils n'en ont point apporté en naiſſant.

L'oreillette eſt ſi utile pour réunir les rayons ſonores, que *Boerhaave* a trouvé le ſecret de rendre l'ouie aux monauts, au moyen d'un cornet acouſtique de cire, qu'on applique à l'oreille, & dont on dirige le tube dans le conduit auditif. On fait ces ſortes de cornets avec de l'argent, de l'oripeau, on leur donne une figure parabolyque ou hyperbolyque, de façon qu'on peut les cacher sous les cheveux ou sous la perruque. On peut en voir la figure dans le recueil des Machines approuvées par l'Académie Royale des Sciences. On peut les placer sur un siege, ou au bout d'un bâton. Le tube du cornet acoustique répond au foyer de la parabole; on l'insere dans le conduit auditif, & l'on bouche l'orifice extérieur avec une lame mince percée de plusieurs petits trous.

Les cornets acoustiques que l'on tient à la main, se font avec de l'or, de la corne, de l'argent ou du cuivre, & on les couvre en dehors d'un morceau de peau. On dirige le pavillon du côté de celui qui parle. Ils ont leur utilité dans les différentes especes de dureté d'oreille.

2. *Dureté d'oreille causée par l'obstruction du conduit auditif*, Duverney, *pag.* 3. L.

Les causes qui peuvent obstruer le conduit auditif, sont :

1°. La tuméfaction des glandes de la ruche.

2°. Un amas de cire endurcie.

3°. Des corps étrangers qui y entrent.

1°. *Fréderic Hoffmann* a observé deux duretés d'oreille, l'une occasionnée par la tuméfaction des glandes de la ruche; & l'autre, par des parotides qui comprimoient le conduit auditif.

Veslingius en a vu une causée par une croûte excrémentitielle, dont il étoit enduit par dedans.

Il se bouche quelquefois par des excroissances fongueuses que laissent les ulceres.

On peut voir la cure de ces sortes de vices, dans les Institutions chirurgiques d'*Heister*, qui dit avoir observé une double excroissance membraneuse dans le fond du conduit.

2°. *Bartholin* dit avoir trouvé dans les oreilles de sa femme une cire épaisse, endurcie, & entremêlée de sable & de petits cailloux. *Casserius* a vu cette cire aussi dure que de la pierre; j'en ai moi-même tiré avec un cure oreille de blanche & de gypseuse, & j'ai fondu le reste en injectant pendant quelques jours de l'eau minérale dans les oreilles. Telles sont les surdités que l'on peut guérir par des injections oléagineuses, savoneuses, avec l'eau de frêne, &c.

3°. Il entre quelquefois dans le conduit auditif des petits cailloux, des pois, des noyaux, il s'y engendre des vers, il y entre des insectes qui causent des maux de dent, un tintouin; au lieu que les pois, les globules de verre, les noyaux, occasionnent une surdité absolue; & dans ce cas, il faut avoir recours à la Chirurgie. On peut voir les curations de ces variétés, chez Duverney, *Traité de l'organe de l'ouie*, *in*-12.

Dans le cas d'obstruction causée par des vers, on emploie avec succès l'huile & l'esprit de vin, qu'on verse dans le conduit auditif.

3. *Dureté d'oreille, causée par l'atonie de la myringe*, Duverney, *pag.* 173. L.

Sennert appelle *myringa* la membrane du tympan.

Elle peut pécher ou par laxité ou par atonie.

On juge qu'elle peche par atonie, lorsque le malade s'est exposé à un vent humide, qu'il a eu un catarrhe, un écoulement séreux, qui monte quelquefois, suivant *Plater*, *Langelot*,

Stalpart, à plusieurs livres. On la connoît encore, en ce qu'elle diminue lorsqu'il regne un vent du nord. Cette atonie est quelquefois précédée d'un catarrhe qui obstrue les glandes cérumineuses.

On la guérit par des résolutifs & des dessicatifs employés en forme de fumigation & d'injection, avec des vésicatoires derriere les oreilles, & en se bouchant les oreilles avec du coton ambré ou musqué, lorsqu'il regne des vents du midi. On peut injecter de l'eau de la Reine d'Hongrie, & même de la fumée de succin, d'encens, au cas qu'il y ait un écoulement. *Voyez* les Observations de *Plater*, 735.

4. *Dureté d'oreille causée par celle de la membrane du tympan*, Duverney, *pag. 176.* Bartholin, *centur. 6. Dysecœa à myringæ duritie.* L.

Cette dureté est causée, ou par la vieillesse, & elle est incurable, ou par le gonflement des glandes de la membrane, ce qui, au rapport de *Bartholin*, est ordinaire aux ascitiques.

Ou bien par un virus vénérien, ce que l'on connoît aux écailles, à la rougeur de l'oreillette, & à plusieurs autres signes ; ou , comme l'observe *Hoffmann* , par l'usage trop fréquent des injections chaudes & volatiles.

On peut diminuer ces variétés par l'usage du lait tiede & de la décoction de guimauve. Lorsqu'elles sont compliquées de la vérole , il faut avoir recours aux remedes qui lui conviennent.

5. *Dysecœa à myringâ perforatâ* , Duverney , *pag.* 176. Dureté d'oreille causée par la perforation de la membrane. L.

La membrane se rompt , lorsqu'on enfonce un cure-oreille trop avant, ou qu'on expire l'air avec force, la bouche fermée & le nez bouché , ainsi que *Duverney* l'observe, quelquefois même, en éternuant, au rapport de Tulpius, *obs.* 33.

Fabricius Hildanus & *Schenckius* observent qu'elle est quelquefois rongée par le pus qui s'amasse dans le tympan.

Cette espece a lieu lorsque le malade rend l'air qu'il inspire par l'oreille , au point de pouvoir éteindre une chandelle. L'ouie diminue peu-à-peu par le desséchement de la membrane de l'une & l'autre fenêtre & des muscles & des ligamens de la chaînette osseuse. *Val-*

salve a éprouvé que si l'on perce la membrane avec un stylet, l'ouie se rétablit souvent après que la plaie est guérie. Les Bombardiers & ceux qui habitent près des cataractes du Nil, sont sujets à cette maladie.

6. *Dysecœa à tympani fistulâ*, Duverney, *pag. 183*. Dureté d'oreille causée par une fistule au tympan. L.

Elle est aussi causée par la carie des os du tympan. Voyez-en l'histoire & la cure dans l'endroit cité. On connoît la fistule à la puanteur & au pus qui sort de l'oreille, à l'écoulement de pus qui survient aux enfans, & qui cesse de lui-même. *Voyez* Brassavole & Stalpart.

Lorsque les osselets se détachent, cet accident est suivi d'une fausse ouie. *Riolan* veut dans ce cas que l'on perce l'apophyse mastoïde, mais *Morgagni* est d'un sentiment contraire.

7. *Dysecœa à tympani hydrope*, Morgagni, *epist. anat. 6. n°. 6.* Dureté d'oreille causée par l'hydropisie du tympan. L.

Valsalve observe que les maladies aiguës causent souvent une surdité & une dureté d'oreille, accompagnées d'un épanchement d'eau dans le tympan. La dureté d'oreille que cause la céphalalgie, se guérit souvent à l'aide de quelques gouttes d'eau qui sortent par le nez & la bouche lorsqu'on baisse la tête. Fontenelle (*hist. de l'Acad.* 1703.) rapporte qu'un homme fut guéri d'une surdité qu'il avoit apportée en naissant, par un écoulement d'eau qui se fit par les oreilles. *Stenon* & *Morgagni* prétendent qu'il s'amasse quelquefois du sang dans le tympan, dont l'écoulement détruit les engorgemens du cerveau; qu'il s'y amasse aussi de la sérosité, qui s'écoule par la trompe d'*Eustache*.

La cure de cette maladie, qui occasionne un tintement & une dureté d'oreille, se réduit à l'instrument dont on se sert pour faire des injections dans la trompe d'*Eustache*, & dont on peut voir la description dans *l'hist. de l'Acad. de Paris, ann. 1724. obs. anat. 6.* Il consiste en un tuyau de plomb replié, qu'on introduit dans le nez, & par lequel on injecte les remedes résolutifs propres à guérir l'hydropisie dans l'oreille & le conduit auditif. Au cas que les errhines, les apophlegmatismes, les cathartiques, les fontanelles à l'occiput &c. ne produisent aucun effet,

Rolfincius veut que l'on perce l'apophyse mastoïde avec un stylet.

8. *Dysecœa à tubâ obstructâ*, Morgagni, *epistol. anat. 7. n. 19.*

Cheselden a observé que lorsqu'on injecte de l'eau dans les oreilles par la trompe, il en résulte pendant quelque temps une dureté d'oreille, ce qui confirme la théorie que nous avons donnée de la premiere espece. *Morgagni*, *Valsalve* & plusieurs autres Chirurgiens prétendent que le polype du nez cause la surdité. *Tulpius* a observé que ceux dont l'œsophage est obstrué soit par une tumeur au palais, une angine, une tumeur dans le nez, ont une dureté & un tintement d'oreille.

Diemerbroeck prétend que la même chose arrive lorsque les conduits sont obstrués par un coryza, des mucosités, & que dans ce cas, si l'on se bouche les oreilles, & que prenant un bâton avec les dents, on touche avec les cordes d'un instrument, & qu'on n'en entende point le son, c'est un signe que les conduits sont obstrués. Indépendamment du tintouin & de la dureté d'oreille, on sent une douleur qui répond de la bouche dans les oreilles.

1°. Si cette espece est causée par un polype ou une excroissance dans le nez, il faut avoir recours aux remedes que fournit la chirurgie pour le polype.

2°. Si elle est occasionnée par un coryza ou par un rhume, j'ai éprouvé qu'elle se guérit par l'usage de l'eau chaude, des boissons sudorifiques, une diete légere, en inspirant la vapeur du lait chaud, & avec la patience. Lorsque le mal est léger, les sternutatoires dégagent le nez, & font cesser la surdité. On peut mettre de ce nombre la poudre d'*asarum*, appellée vulgairement poudre céphalique. On peut voir la figure de la trompe d'*Eustache*, telle que le chirurgien *Céland* l'a dessinée dans *l'abrégé des transf. philosoph. année 1741.*

3°. Si elle est causée par un ulcere vénérien, on la guérit par les frictions mercurielles.

Dureté d'oreille vénérienne. Voyez *cophose vérolique.*

Dureté d'oreille causée par le quinquina, Morton, *Pyretolog. de cortice Peruviano.* Elle est passagere, & se guérit d'elle-même.

Dureté d'oreille fébrile.

C'eſt une ſurdité critique ou accidentelle qui ſurvient dans les fievres aiguës. *Voyez* cophoſe critique.

VIII. *PARACUSIS*, Fauſſe ouie; *Paracyſma*, de Gorrée; en Latin, *Obauditio*; en Grec, *Paracouſis*; par Hippocrate, *Paracoe*; de l'adverbe grec, *para*, vicieuſement; & *acouo*, j'ois, j'entends.

C'eſt une confuſion de l'ouie, où une difficulté d'ouir diſtinctement les ſons & les paroles articulées, encore qu'on les entende, de ſorte que la fauſſe ouie eſt relative aux ſons externes, qui, quelque diſtinctement qu'on les profere, ſe tranſmettent d'une maniere confuſe au labyrinthe. Ce genre eſt par rapport à la dureté d'oreille, ce que ſont la myopie & la presbytie par rapport à l'obſcurciſſement de la vue & la cataracte. Dans la fauſſe ouie, il y a des ſons qui nous ſemblent clairs, & d'autres qui nous paroiſſent confus, de même que dans la myopie, nous voyons distinctement les objets qui sont près, & confusément ceux qui sont éloignés.

Dans la fausse ouie, nous entendons distinctement les sons des mots, mais il y a des circonstances où nous pouvons distinguer les syllabes ou les parties des sons, de même qu'un myope est vivement affecté de la lumiere, sans pouvoir distinguer les parties des objets éloignés.

Ce qui fait que nous entendons les mots & les sons articulés, est que nous adaptons la membrane du tympan, la corde & la membrane de la fenêtre ovale au ton harmonique de la note tonique qui domine dans le chant, dans la conversation, & par conséquent la cause de la fausse ouie est la difficulté que nous trouvons à adapter ces organes au ton dominant de celui qui chante ou qui parle.

Je connois quatre especes d'ouie, savoir, l'ouie dure, l'ouie tendre, la double ouie, & l'ouie engourdie.

Ceux qui ont l'ouie dure entendent confusément les sons forts, & distinctement ceux qui sont foibles, sur-tout, lorsqu'ils laissent quelques intervalles entre eux. Ceux qui ont l'ouie tendre, ne peuvent souffrir les sons aigus, lors sur-tout qu'ils sont dissonans, de sorte, qu'outre qu'ils leur paroissent confus, ils leur causent des douleurs de tête & des céphalalgies. Ceux qui ont l'ouie double, entendent d'une oreille les sons tels qu'ils sont; ils leur paroissent dissonans de l'autre, ce qui cause une confusion dans l'ouie. Ceux qui ont l'ouie engourdie, ont peine à distinguer les sons foibles, il faut leur parler très-haut si l'on veut qu'ils entendent ce qu'on leur dit.

Cette maladie differe du tintouin dans lequel l'ouie n'est confuse qu'à cause des sons internes, au lieu que dans la fausse ouie, cette confusion est causée par des sons ou des causes externes.

1. *Paracusis barycoia; gravitas auditûs* des Auteurs. *Ouie dure.* L.

C'est une affection qui fait que lorsqu'on parle un peu trop fort, ceux en qui elle se trouve entendent le bruit qu'on fait, sans pouvoir comprendre ce qu'on leur dit, faute de pouvoir distinguer les syllabes; ce qui vient de ce que le son de dehors en excite un autre au dedans,

dedans, qui n'étant point à l'unisson du premier, ne produit qu'un bruit confus dans l'oreille, dont on ne peut comprendre le sens.

La raison de cette dissonance entre le son interne & le son externe, est que les muscles du marteau & de l'étrier se trouvant roidis, épaissis & engorgés par l'humeur qui cause le rhume, ne peuvent ni disposer ni tendre la membrane ni la fenêtre ovale à un point qui réponde au ton de voix de celui qui parle, lors sur-tout qu'il est un peu haut.

On entend cependant distinctement les paroles prononcées d'une voix basse, parce que la membrane se proportionne à ces sons harmoniques graves, sans peiner les muscles & sans y causer de la douleur.

Je croirois assez que les eaux minérales sulfureuses & les résolutifs légers conviennent à cette maladie, & qu'au contraire les salines, qui augmentent la siccité & la rigidité des muscles, lui sont contraires; mais nous manquons d'observations là-dessus.

2. *Paracusis oxyecoia*; Ouie tendre. L.

C'est une confusion de l'ouie qui

fait qu'on ne peut souffrir le son, & que le bruit le plus léger blesse l'oreille. Ce symptome est un accident de la douleur d'oreille, de la phrénésie, de même que l'aërophobie en est un de la rage.

Il y a une autre espece d'ouie tendre qui accompagne la céphalalgie, & que j'ai observée derniérement dans une Marquise de Paris, qui ayant une céphalalgie & une toux hystérique, ne pouvoit entendre parler, qu'elle n'eût aussi-tôt des maux de tête, de poitrine, & que sa toux n'augmentât.

3. *Paracusis duplicata*; La double ouie. L.

Je tire cette espece de deux observations : voici la premiere. Un fameux Musicien entendoit toutes les fois qu'il jouoit de la flûte allemande deux sons différens; savoir, celui qui est propre à cet instrument, & un autre entiérement différent du premier, qui suivant la même mesure doubloit son ouie. Il n'en étoit point l'écho, puisqu'il les entendoit tous deux à la fois, ils n'étoient non plus ni consonnans ni harmoniques, car ils eussent flatté son oreille. Cette dissonnance lui devint si insupportable, qu'il abandonna entiérement la flûte au bout de quelques mois. La veille du jour que cet accident lui arriva, il s'étoit promené le soir par un temps frais & humide, ce qui lui avoit causé un catarrhe du côte droit, & c'est lui selon toute apparence qui avoit altéré le ton naturel de la membrane du tympan, & l'avoit rendu plus bas que l'autre. Cet accident cessa dès que son rhume fut guéri.

Un étranger consulta derniérement un de mes collegues sur la même maladie. Il lui dit que depuis plusieurs mois lorsqu'il entendoit parler quelqu'un, il entendoit outre le son de la voix qui lui étoit propre, un son plus haut d'une octave que le premier. Si ce dernier eût été exactement l'octave de l'autre, il eût été à l'unisson, il n'en eût entendu qu'un, & son oreille en eût été flattée. Il y a donc apparence qu'ils n'étoient point à l'unisson l'un de l'autre. On lui prescrivit divers remedes usités dans les maladies chroniques; mais il me paroît qu'il ne devoit appliquer les topiques que sur l'oreille dont le ton étoit le plus bas, pour la relâcher, &

que les remedes internes n'avoient pas lieu dans ce cas.

4. *Paracusis Willisiana*; L'ouie engourdie. L.

C'est celle qui empêche d'entendre ce qu'on dit, quelque haut qu'on parle, à moins que les paroles ne soient accompagnées d'un bruit violent.

Nous avons quatre exemples de cette maladie, dont l'un est rapporté par *Willis*, & dont les trois autres se trouvent dans les Transactions philosophiques. Une femme ne pouvoit entendre ce qu'on lui disoit, à moins qu'on ne battît de la caisse auprès d'elle, de sorte qu'elle avoit loué un tambour pour pouvoir entendre ce que son mari lui disoit. Un Gentilhomme sourd de naissance étoit dans le même cas. Il entendoit ceux qui parloient le dos tourné, quelque bas qu'ils conversassent entre eux, pourvu qu'on battît de la caisse; autrement, on avoit beau crier, il n'entendoit pas un mot. Le troisieme, qui étoit logé près d'un clocher, n'entendoit que lorsque les cloches sonnoient; se taisoient-elles, il étoit entiérement sourd. Le quatrieme, ne pouvoit converser que dans un carrosse fermé.

C'est ainsi que les personnes assoupies tiennent les yeux fermés, & ne voient rien, à moins que le grand jour ne les force à les ouvrir. Les débauchés dont le membre est engourdi, ont besoin qu'on les fouette pour le remettre en vigueur. On peut voir ce que *Meibomius* a écrit sur ce sujet. Dans les exemples que nous venons de rapporter, les organes de l'ouie, quoique bien disposés, étoient engourdis, & ne pouvoient agir à moins qu'on ne les mît en mouvement.

IX. *Cophosis ; Sourdité* ou *Surdité*, *dureté d'oreille ;* en Latin, *Surditas ;* en Anglois, *Deafness.*

La cophose est une perception obscure de tous les sons, ou une impuissance d'ouir les sons foibles qui affectent les autres hommes.

La surdité est absolue, lorsque le malade n'entend point ce qu'on lui dit, quelque haut que l'on parle ; elle est moindre, lorsqu'il entend ce qu'on lui dit de près & à haute voix.

L'obſcurité de l'ouie, de même que celle de la vue, eſt inſéparable de la confuſion. Cependant la ſurdité ne differe pas moins de la dureté d'oreille, que la goutte ſereine de l'amblyopie reſpective. Ceux qui ont l'oreille dure, entendent ce qu'on leur dit, lorſqu'on parle diſtinctement & ſur un certain ton; au lieu que les ſourds n'entendent rien lorſqu'on leur parle bas, quelque ton que l'on prenne.

L'air, qui eſt enfermé dans le labyrinthe, eſt composé de molécules qui ne different pas moins entr'elles, que les rayons qui compoſent la lumiere. Chacune de ces molécules s'ébranle & réſonne, lorſque les fibres ou les cordes ſonores, qui leur ſont analogues, éprouvent une vibration dans l'oreille moyenne. Il arrive à leur égard la même choſe qu'aux cordes d'un inſtrument. Si l'on pince le *ré* de l'un, celle de l'autre qui eſt à l'uniſſon s'ébranle auſſi-tôt, & avec d'autant plus de force, qu'elle eſt plus harmonique; par exemple, la corde qui eſt à l'octave, eſt celle dont la vibration eſt la plus ſenſible. C'eſt ainſi que les ſons ſe tranſmettent de dehors à l'oreille moyenne;

& de celle-ci, dans l'interne, ou dans le labyrinthe.

Si donc la corde des osselets, qui est tendue entre le tympan & la fenêtre ovale, vient à se rompre ou à perdre son élasticité, & que l'air qui doit se trouver dans la cavité du tympan, manque ou perde la sienne, il est impossible que les vibrations externes parviennent au labyrinthe, à moins que les os ne soient fortement ébranlés, & que les sons externes ne soient extrêmement forts.

Il y a deux choses à considérer dans le son, le ton ou le nombre des vibrations & la force du son, ou l'étendue de ces mêmes vibrations. Le ton dépend de la petitesse des cordes, de leur longueur & de leur tension. Le ton est d'autant plus aigu, que le diametre & la longueur sont plus petits, & que la racine des forces tendantes est plus grande. L'épaisseur & la longueur des organes solides, ne souffrent presque aucune altération dans l'oreille; il n'y a que la force tendante qui change, & elle réside dans les muscles de l'oreille interne & externe.

Le son frappe le tympan avec plus

ou moins de force, selon qu'il est plus fort ou plus foible ; cette impulsion se communique à la fenêtre ovale ; & de celle-ci, aux organes du labyrinthe, par l'entremise de l'air enfermé dans le tympan, & de la corde des osselets. Les organes acoustiques du labyrinthe, sont les canaux demi-circulaires, lesquels sont durs & osseux, dans le limaçon les rayons flexibles, les lames spirales, dont les unes sont plus courtes, plus épaisses & plus tendues que les autres. Il y a donc deux sortes d'organes acoustiques dans le labyrinthe, dont les uns, savoir, les canaux demi-circulaires, répondent aux instrumens à vent, & les autres, aux instrumens à cordes.

Les organes de la parole sont aussi de deux especes. La trachée artere, l'ouverture de la glotte, le creux des narines & de la bouche, répondent aux instrumens à vent ; & les fibres vocales, le voile du palais, les levres, aux instrumens à cordes.

La voix de l'homme est de deux especes ; l'une dépend des instrumens du second ordre, c'est celle des enfans, de ceux qui n'ont point atteint l'âge de puberté, & des eunuques ; on l'appelle *voix luthée, citharæa.* L'autre dépend des instrumens du second ordre; c'est celle des adultes, & on l'appelle *organisée, organisata.* La voix *luthée* est plus haute d'une octave, & monte plus haut que l'*organisée;* mais l'une & l'autre ont des intervalles communs; celle-ci est plus forte que l'autre, & descend de plusieurs octaves; & lorsqu'elles se rencontrent toutes deux, elle éteint la *luthée*, parce qu'elle est plus forte. La voix qui se forme de l'une & de l'autre, s'appelle *pleine.*

La lame spirale représente la voix *luthée*, & les canaux demi-circulaires l'*organisée.* L'union de ces deux instrumens forme la voix pleine.

Pour que l'organe des canaux demi-circulaires fasse l'effet d'une flûte, il faut que l'air s'insinue dans ses tubes, à quoi sert l'intropression alternative de la membrane de la fenêtre ovale dans le vestibule; c'est à l'aide de ce mouvement que les ondulations sonores ébranlent les canaux. La longueur & le diametre de ces trois canaux varient à l'infini; les zones circulaires sont aussi en très-grand nombre, chacune a un son qui lui est propre, & chacune résonne avec ses harmoniques, d'une maniere analogue au son extérieur qui la frappe, & le représente à l'ame.

Les fibres sonores de la lame spirale varient depuis le sommet du limaçon jusqu'à sa base, & deviennent insensiblement plus longues & plus épaisses, comme les cordes d'un clavecin; ce qui fait qu'il n'y a point de son qu'elles ne puissent rendre par leur vibration. Ces deux instrumens, chacun à part, rendent une voix *luthée*, & conjointement la voix *pleine*; & c'est en cela que consiste la perfection de l'ouie, qui nous a été donnée pour pouvoir entendre clairement & distinctement la voix de ceux avec lesquels nous conversons.

On comprend par ce qui précede, que la structure convenable du limaçon, & la disposition saine des canaux demi-circulaires, contribuent à entendre distinctement la voix *luthée* & la voix *organisée*; & par conséquent que l'ouie sera imparfaite, si l'un de ces organes est défectueux, sans pour cela qu'il y ait une surdité. Pour que l'oreille soit sourde, il faut 1°. que les impressions externes se transmettent foiblement dans l'oreille interne, ce qui arrive, lorsque le canal de l'oreillette, ou la trompe d'*Eustache* est obstruée. Si l'une & l'autre le sont, la surdité sera parfaite, de même que l'aveuglement est absolu, lorsque la prunelle est fermée. 2°. Que ces impressions n'arrivent point à la fenêtre ovale, ou si elles y arrivent, qu'elles ne passent point jusqu'au labyrinthe, car les impressions agissant sur le tympan, se communiquent par le moyen de la corde à la fenêtre ovale. La rupture de la corde causera donc une surdité, mais une surdité imparfaite, parce que les rayons sonores, quoique foibles, peuvent sans le secours de cette corde, frapper cette fenêtre, de même que la fenêtre ronde, quand même le conduit de l'oreillette seroit obstrué, pourvu que la trompe d'*Eustache* soit ouverte. Que si les deux fenêtres, savoir l'ovale & la ronde, sont obstruées, ainsi qu'il arrive lorsque la cavité est occupée par une exostose, ou remplie de mucosité, il en résultera une surdité absolue. 3°. Enfin, si la structure du labyrinthe est entiérement détruite par un ulcere, une exostose, par la carie, la surdité sera pour lors la plus grande qu'elle puisse être ; il en usera de même si le nerf auditif est obstrué dans son origine ou ailleurs, comprimé, rongé ; mais ce sont là des vices qu'il est souvent impossible de connoître dans les sujets vivans, quoique le prognostic de la surdité dépende entiérement de cette connoissance.

1. *Cophosis à meatu. Transact. philosoph. 1741. pag. 124.* L.

C'est celle qui est causée par l'obturation du conduit auditif externe, soit par des corps étrangers qui sont entrés dedans, ou, ce qui arrive plus fréquemment, par un amas de cire épaissie, ou, comme il arrive dans les fievres malignes, par le gonflement d'une parotide qui le comprime ; ce qui ne suffit pourtant pas, à moins qu'il n'y ait inflammation dans l'oreille moyenne, & qu'elle ne vienne à suppuration.

Ceux qui sont affectés de cette espece de surdité, sont obligés d'ouvrir la bouche pour pouvoir entendre ce qu'on leur dit par la trompe d'*Eustache* ; ils ne regardent point en face ceux qui leur parlent, comme ceux qui ont l'ouie saine, mais ils présentent l'oreille saine du côté de celui qui leur parle ; & comme la force du son est en raison doublée de la proximité, ceux qui sont sourds sont obligés de s'approcher très-près pour entendre ce qu'on leur dit. Dans ce cas-ci, quand même les deux oreilles seroient bouchées, la surdité ne seroit point absolue.

On peut voir chez *Heister* la maniere dont on s'y prend pour retirer les corps étrangers qui sont entrés dans l'oreille.

Dans le cas où le conduit est bouché par un cérumen épaissi & pétrifié, il faut injecter dans l'oreille de l'eau de Balaruc, de Bagnols, que l'on fera chauffer, & dans laquelle on fera dissoudre du savon, du miel, du fiel, ou tel autre dissolvant, & le tirer ensuite avec un cure-oreille.

La surdité qui survient dans l'état des fievres régulieres, est d'un bon augure ; elle est causée par la métastase de la matiere morbifique, qui occasionnoit auparavant le délire ou l'assoupissement, & tient lieu d'une parotide critique. Cette espece est :

2. *Cophosis critica ;* la surdité critique ; *Cophosis febrisequa*, de Meyserey, *tom.* 2. *n°*. 244. L.

La surdité qui survient dans les maladies aiguës après le septieme jour, annonce la guérison du malade, lorsqu'elle est jointe à d'autres signes favorables, *Baglivi.*

Ceux qui deviennent sourds dans les fievres ardentes, tombent infailliblement dans le délire, à moins que la fievre ne se termine par un saignement de nez, ou par une diarrhée bilieuse. *Hippocrate.*

J'ai vu quelquefois des surdités critiques qui se sont terminées par des sueurs.

3. *Cophosis à tubâ ; Surdité causée par la trompe*, Haller, *phys. 1, 15. pag. 286*; *à polypo tubæ*, Valsalva, *pag. 112 ; à muco tubam replente*, Guiot, *Hist. de l'Académie des Sciences, 1724 ; ab anginâ tubis obstructis*, Boerhaave ; *à tumore palati tubas obstruente*, Tulpii, *obs. 35 ; à catarrho*, Haller, *physiol.* ibid. *ab aphtis*, Boerhaave.

L'obstruction de la trompe d'*Eustache* est occasionnée, ou par des tumeurs qui se forment dans l'endroit où elle s'ouvre dans le palais, ce qui arrive souvent dans l'angine nasale ; mais elle est passagere & compliquée d'un bourdonnement d'oreille ; ou elle a lieu dans la vérole invétérée, à cause de l'exulcération, & ensuite de la coalition, ou simplement, de l'épaississement des parois de cette trompe, ou des mucosités gluantes qui l'engorgent. On peut connoître cette affection par le rapport du malade, & par d'autres signes.

Un Chirurgien de Londres, nommé *Celand*, propose dans les *Transactions philosophiques*, *année 1741. pag. 124.* un syphon flexible en forme de sonde, que l'on peut introduire par les oreilles jusques dans la trompe d'*Eustache*, & dont il a déterminé la courbure & la direction, par différens essais qu'il en a fait sur des cadavres. On peut s'en servir pour faire des injections dans cette trompe. Les Chirurgiens de Montpellier s'en servent.

Il propose aussi un speculum concave, sur le devant duquel est une bougie allumée, par le moyen duquel on peut voir jusques dans le fond du conduit auditif externe, & découvrir la cause de la surdité. On peut en voir la figure & la description dans les *Transactions philosophiques*.

Cette surdité est imparfaite, à moins que l'obturation de la trompe d'*Eustache* ne provienne de la mucosité, du pus, ou de quelqu'autre fluide épais, qui obstrue la cavité du tympan; & dans ce cas on peut se servir utilement de l'instrument de *Celand*, pour y faire des injections.

4. *Cophosis à tympano;* Surdité causée par le tympan.

Le tympan, ou la membrane du tympan peut pécher de plusieurs manieres, & causer une surdité imparfaite. 1°. Si la surdité est occasionnée par un bruit violent, tel que celui d'une bouche à feu, il y a lieu de croire que cette membrane a été repoussée en dedans, & il faut la rétablir dans son premier état, en se servant des deux moyens que *Celand* propose. Ils se réduisent à souffler avec une sonde creuse dans la trompe d'*Eustache*, ou à faire expirer fortement le malade le nez & la bouche fermée, pour obliger l'air à passer dans la trompe; ou bien on pompe l'air qui est dans le conduit auditif avec une seringue qu'on introduit dans l'oreille externe, ce qui, selon lui, fait cesser aussitôt la surdité.

2°. Si la rigidité de la membane provient de ſa ſiccité, & celle-ci du froid qu'on a pris, & que la ſurdité augmente lorſqu'il regne un vent du nord, il faut injecter dans l'oreille des liqueurs relâchantes, émollientes, oléagineuſes, du lait, de l'huile, & mettre dedans un petit morceau de lard ſans ſel.

3°. Si la ſurdité eſt cauſée par le relâchement de la membrane, ce qu'il eſt aiſé de connoître par ce qui a précédé & ſuivi, & ſur-tout par la difficulté que le malade trouve à ouir, lorſqu'il regne un vent du midi, il eſt évident qu'il faut avoir recours aux injections toniques, ſpiritueuſes, aromatiques, aux eaux de Balaruc, à la fumée du tabac, à la vapeur de l'eau-de-vie, ou à l'eau-de-vie même, à l'ambre, au muſc, &c.

5. *Cophoſis ſyphilitica*, Aſtruc, *des maladies vénériennes*, *liv. 4. chap. 2. n°. 8.* Surdité vénérienne. L.

Il arrive ſouvent que le virus vérolique, lors ſur-tout qu'il eſt invétéré, affecte l'oreille & le conduit auditif, & y cauſe des dartres ſeches, & épaiſſit le cérumen qui enduit la membrane du tympan, ce qui émouſſe l'ouie. Ce n'est pas là tout, il ulcere la trompe d'*Eustache*, il l'obstrue, il la détruit, & cause des exostoses dans l'oreille moyenne & interne, & comme ces vices sont difficiles à connoître, il est rare qu'on puisse y remédier. Il faut dans pareil cas employer les frictions mercurielles; mais il arrive souvent, lorsqu'on s'expose au froid & à l'humidité sans avoir la précaution de se boucher les oreilles, qu'on devient sourd, & il ne faut pas confondre cette surdité avec la vénérienne.

6. *Cophosis serosa; Surditas ab atoniâ*, Fréd. Hoffmann. *Surdité séreuse; surdité causée par l'atonie.* L.

Elle est souvent une suite des affections soporeuses causées par une surabondance de sérosité dans les sujets pituiteux, catarrheux; elle augmente par les temps humides, & lorsqu'il regne des vents du midi, & attaque principalement ceux qui étant échauffés, s'exposent au froid sans précaution; cette sérosité rentre par le défaut de transpiration, & relâche les membranes internes des oreilles.

Dans ce cas, le malade doit se faire raser la tête, se la brosser deux fois la semaine, porter un bonnet de Ségovie, & se boucher les oreilles avec du coton impregné d'ambre ou de musc; sur-tout en hiver, se faire faire des vésicatoires volans derriere les oreilles, pour faciliter l'écoulement de cette sérosité. Il se fera injecter dans les oreilles des liqueurs spiritueuses & aromatiques, il en recevra les vapeurs, ou bien il usera d'embrocations d'eaux thermales; mais il doit commencer par se purger, & user pendant quelque temps de bouillons diurétiques, ou de tisanes sudorifiques. Il se fera aussi injecter dans les oreilles de l'eau distillée d'œufs de fourmis.

Nota. Il est difficile de déterminer exactement les especes, parce qu'on ne les connoît pas assez, & c'est ce qui fait que l'on réussit si rarement dans la cure de cette maladie.

Si la surdité est causée par la répercussion d'une dartre, de la teigne, ou d'autres efflorescences semblables, le malade usera de bouillons d'écrevisses, de cloportes, d'herbes diurétiques, de tisanes sudorifiques, d'eaux sulphureuses.

Si elle est sympathique, & qu'elle

affecte des sujets hypocondriaques & sujets aux flatuosités, il faut remédier aux vices de l'estomac.

Si elle est pléthorique, ou causée par l'engorgement des vaisseaux sanguins de l'oreille interne, elle est ordinairement précédée de la suppression du flux menstruel ou hémorrhoïdal, de la bonne chere & de l'oisiveté. Cette espece est précédée du vertige, du tintouin, de la céphalalgie. Ses principes connus, il sera facile d'y appliquer les remedes qui lui conviennent. On peut voir là-dessus *Fréd. Hoffmann.*

7. *Cophosis à comate*; Surdité causée par un coma. D.

Cette espece est la compagne de l'apoplexie, de l'épilepsie, du carus, de l'hémiplégie, & autres maladies semblables, & souvent même elle survient après qu'elles sont guéries. Elle est ordinairement parfaite, & elle suppose un vice dans le labyrinthe, ou dans le cerveau dans l'endroit où le nerf auditif prend son origine; mais comme il n'est pas assez connu, il est difficile qu'on puisse y remédier.

On peut en dire autant de la surdité qui provient d'un abcès dans l'oreille interne, comme cela arrive dans l'otalgie violente, dans la petite vérole, l'inflammation du cerveau, la fievre tierce continue, à cause de la métastase de la matiere morbifique dans l'oreille; elle est précédée de délire, d'assoupissement, de convulsion, de fistule, de suppuration, & de la chute des osselets.

8. *Cophosis congenita; Surditas congenita*; Surdité de naissance. L.

Les malades naissent sourds & muets.

C'est celle qui vient de naissance, ou dès l'enfance à l'occasion d'un abcès variolique qui se forme dans les oreilles, & qui tourmente les adultes.

Cette maladie est d'autant plus fâcheuse, qu'elle réduit l'homme à l'état des brutes & qu'on ne peut lui apprendre ni les choses nécessaires à son salut, ni celles dont il a besoin pour la conduite de la vie. On remarque que ces sortes de sourds ont la vue, le goût, le tact plus délicats que les autres, & qu'ils ont même plus d'esprit, & que lorsqu'ils rencontrent un habile maître, ils peuvent récouvrer l'usage de la parole. *Voyez* Mutité. Ceux qui sont sourds depuis long-temps, oublient peu-à-peu la prononciation qu'ils ont apprise ; mais il est aisé de se faire entendre à eux avec les doigts, pourvu qu'ils ayent appris à connoître les lettres de l'Alphabet. A l'égard de ceux qui sont sourds, muets & aveugles, comme le Prêtre dont parle *Manget*, on peut se faire entendre d'eux, en écrivant sur leur bras avec le doigt les lettres de l'Alphabet.

Voici en quoi consiste l'Alphabet des doigts. Les cinq doigts expriment les cinq voyelles ; l'A est désigné par le pouce, l'E par l'index, l'I par le doigt du milieu, l'O par le doigt annulaire, l'U par le doigt auriculaire de la main gauche ; le C mou & l'S par le sinus ; le C dur, le K & le Q par le cou ; le D par le doigt indice de la main droite ; F par le front ; le G dur par la gorge ou la pomme d'*Adam* ; le G mou & l'J par la joue ; l'H par l'explosion de l'haleine ; l'L par la langue ; l'M par la mammelle ; l'N par le nez ; le P par le pied ; l'R par l'oreille ; le T en frappant le pouce & l'index l'un contre l'autre ; l'V en écartant l'index du doigt du milieu ; l'X en croisant les doigts.

Pereira exprime son Alphabet manuel d'une seule main.

Cette méthode ne guérit point à la vérité la surdité, mais elle supplée par des signes aux paroles que les sourds ne peuvent point entendre. A l'égard de la mutité qui en est inséparable, on peut voir la maniere de la guérir à l'article de la mutité.

9. *Cophosis à steatomate;* Surdité causée par un stéatome, Bonet, *sepulchret. tom. 1. pag. 123. obs. 53.*

Drelincour a observé un stéatome de la grosseur du poing, situé à la base du cerveau; il causa une surdité qui fut suivie d'une apoplexie mortelle. Les signes de cette espece de surdité ne sont pas connus.

La surdité differe de la dureté d'oreille, en ce que dans celle-là l'organe immédiat de l'ouie est vicié, soit que ce vice soit primitif, soit qu'il soit l'effet de l'obstruction de la trompe, ou de l'engorgement du tympan; au lieu que la dureté d'oreille ne reconnoît d'engorgement que dans l'un ou l'autre des conduits qui vont au tympan, lequel n'est nullement vicié.

X. *ANÆSTHESIA*, d'*a* privatif, & *aisthesis*, sentiment; *Anesthésie*, *insensibilité*, *privation de sentiment.*

C'est une privation de tout sentiment, qui, sans toucher au mouvement musculaire, affoiblit l'appétit des choses nécessaires. Les malades ne dorment point, en quoi elle differe des affections soporeuses, mais ils n'ont presque point de sentiment. Elle a beaucoup de rapport avec le carus; mais elle en differe en ce que les anesthétiques mangent, boivent, vont à la selle, ce que ne font point ceux qui ont une affection soporeuse.

1. *Anæsthesia ab spinâ bifidâ*, Ruysch, *observ.* Anesthésie causée par un *spina bifida.* D.

On a observé seize fois cette maladie à Montpellier dans l'espace de dix ans, & cependant les Auteurs l'ont crue si rare, qu'à peine connoissoit-on son nom avant *Ruysch*: voici en quoi elle consiste. Les enfans nouveaux-nés qui en sont affectés, paroissent n'avoir aucun sentiment; ils ne voient ni n'entendent,

tendent, ce qui n'eſt pas étonnant; mais lorſqu'on les touche, ils ne donnent aucun ſigne de ſentiment, ſans dormir plus qu'à leur ordinaire. Ils ſont extrêmement lents & pareſſeux, ils tetent cependant, & font tous les mouvemens néceſſaires pour cet effet, ils rendent leurs excrémens; mais on apperçoit ſur leur dos, vers le milieu ou un peu plus bas une tumeur molle de la groſſeur d'une châtaigne qui eſt faite comme un cœur, & qui en a même la couleur, & lorſqu'on l'ouvre, comme il arrive quelquefois, & qu'*Huxham* l'a éprouvé lui-même, l'enfant meurt ſubitement, ſinon il vit un peu plus d'un an. J'ai eu occaſion d'ouvrir deux enfans qui moururent de cette maladie, & je leur ai trouvé le cerveau rempli de la même ſéroſité qui s'écoule par l'ouverture de la tumeur, laquelle coule librement du cerveau dans le dos, & de celui-ci dans l'autre, ſelon la diverſe poſition du corps. Cette ſéroſité s'inſinue dans la moelle de l'épine, à commencer de la plume à écrire, qu'elle ſuit d'un bout à l'autre. Après qu'elle eſt écoulée, le petit tube diſparoît, les vertebres des lombes forment une tumeur, se séparent, & il s'y forme un kiste produit par la dilatation de la gaine de la moelle de l'épine, lequel est rempli de sérosité, dont le principe est un hydrocéphale, & de là vient que lorsque le corps est debout, la tumeur augmente par le poids de cette sérosité.

2. *Anæsthesia plethorica*, Ludovici, *Collect. Academic. tom. 3. pag. 184.* Anesthésie pléthorique. A.

Un jeune homme maigre & d'un estomac foible, perdit tout-à-coup la parole en se levant, sans que cet accident eût été précédé d'aucun symptome qui pût le faire craindre ni soupçonner. On le piqua dans différens endroits du corps, à la tête, au cou, sur les épaules, sur le dos, la poitrine, les bras, le bas-ventre, &c. on enfonça même l'aiguille assez avant, mais le malade rioit, tant de ce phénomene, que de ce qu'il ne lui causoit aucune incommodité, à l'exception de la mutité; & en effet, il exerça parfaitement ses fonctions pendant deux jours consécutifs. On lui ouvrit les ranules, & la parole & le sentiment lui revinrent; il lui resta seulement une légere stupeur, qui se dissipa au moyen d'un demi-scrupule de cinabre & d'une tisane sudorifique.

3. *Anæsthesia nascentium*, Juncker, *tabul.* 137. *n°.* 2. *de affectibus infantum.* Anesthésie des enfans nouveaux nés. A.

Il arrive quelquefois qu'un enfant en venant au monde, reste immobile, & ne donne aucun signe de vie.

On le fait revenir (*a*) en lui soufflant dans la bouche & dans le fondement avec une canulle; (*b*) en lui soufflant dans le nez de la fumée de safran; (*c*) en le lavant avec de l'eau froide ou du vin; (*d*) en lui suçant les mamelles; (*e*) en lui faisant flairer un oignon coupé en deux; (*f*) en mâchant de la canelle, & lui soufflant dans la bouche & dans le nez.

Cette maladie differe de l'asphyxie par la couleur vermeille de l'enfant, par la chaleur qu'il conserve, & même par le battement des vaisseaux. Elle est causée par un accouchement laborieux, par le défaut de nourriture, & souvent elle ressemble à l'asphyxie; mais Juncker la rapporte à l'anesthésie.

4. *Anæsthesia melancholica; Stupor* Ulrici Toggenburger, *dissert. Argentor.* 1760. Anesthésie mélancolique.

Un jeune cordonnier tomba, à la

suite d'un violent chagrin, dans une insensibilité fort analogue à la démence, indifférent envers tous les objets qui l'environnoient; il restoit immobile dans son lit, les yeux fixés sur le pavé, sans répondre aux interrogations qu'on lui faisoit; son pouls étoit tardif, languissant, foible; il ne buvoit & ne mangeoit que lorsqu'on l'y excitoit. On le menaçoit, on le fouettoit, on le brûloit, on le piquoit, & à peine donnoit-il des marques d'une légere douleur. Il étoit dans cet état depuis deux ans dans l'hôpital de Berlin. Le Docteur *Mutzell* employa inutilement les saignées, les sels moyens, le tartre tartarisé, les sels volatils, le camphre, les huiles distillées, les émétiques, les vésicatoires, les bains froids, l'application de la glace sur la tête, ces remedes n'occasionnoient au malade qu'une sensation passagere; enfin le Docteur *Mutzell* lui inocula le virus de la gale au moyen d'une petite plaie faite au bras, qui ne lui causa presque point de douleur; deux jours après cette opération, la fievre se déclara, & devint très-violente le quatrieme jour, accompagnée d'une grande fréquence du pouls, d'anxiété, de dyspnée, de soupirs ; la violence de la fievre diminua le septieme, il survint une sueur qui produisit sur la peau une éruption de petites pustules rouges ; le malade commença le neuvieme jour à parler & à répondre, ayant oublié tout ce qui s'étoit passé ; la fievre disparut ensuite, les pustules se desséchérent, & le malade, trois semaines après l'inoculation, sortit de l'hôpital, entiérement guéri ; cette cure a été opérée dans l'hôpital de la charité de Berlin par l'illustre *Mutzell*, Professeur en Médecine.

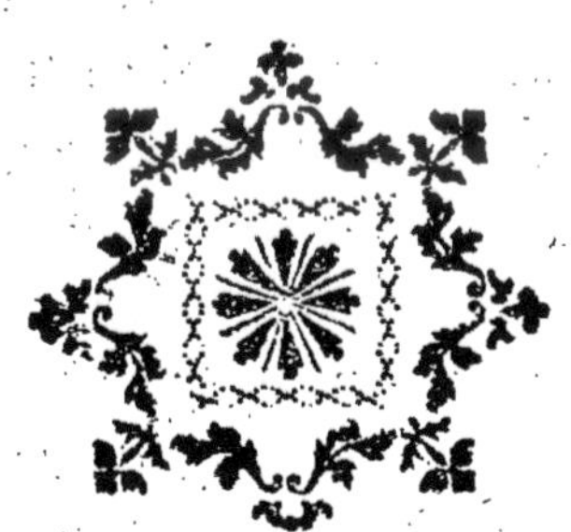

ORDRE SECOND.

ANÉPITHYMIES.

LEs Grecs appellent *epithymie* l'appétit ſenſitif, & par conſéquent l'*anépithymie* n'eſt autre choſe que l'affoibliſſement ou la ſuppreſſion de cet appétit, par exemple, de la faim, de la ſoif, du plaiſir vénérien, &c. ſans aucun aſſoupiſſement.

Nous déſirons avec d'autant plus d'ardeur les choſes néceſſaires & utiles à la vie & à la ſanté, ou auxquelles nous ſommes habitués depuis long-temps, que le beſoin que nous en avons eſt plus preſſant; & ce beſoin eſt proportionné à la durée du temps pendant lequel nous en avons été privés, à l'habitude que nous nous en ſommes faite, & à la connoiſſance que nous avons de leur utilité, ſoit que cette connoiſſance ſoit fondée ſur la raiſon, l'expérience, le préjugé, la coutume, ou que le caprice & l'humeur y ayent part, ſur quoi l'on peut voir les hiſtoires de la boulimie, de la ſoif exceſſive, du pica, de la nymphomanie, & des autres appétits dépravés.

Nous appercevons la néceſſité & l'utilité des divers ſecours de la ſanté, par exemple, des alimens, du coït, du tabac, ou directement par le ſentiment des parties où réſident ces appétits, ou par le ſouvenir du plaiſir qu'ils nous ont procuré ; de ſorte que ſi les organes de la faim, de la ſoif, de l'acte vénérien, viennent à s'affoiblir ou à ſe détruire, nous ne ſentons plus en nous aucun déſir de ces choſes. Quand même ces ſens ſeroient dans leur vigueur, s'il arrive que l'ame par un effet de ſa diſtraction, les rejette, les mépriſe & les refuſe, il en réſultera la même anépithymie, que ſi ces organes étoient privés de ſentiment.

Les choſes les plus néceſſaires à la conſervation de la vie & de la ſanté, ſont les alimens ſolides & liquides ; mais il y en a quelques autres, qui, quoique moins néceſſaires, ne laiſſent pas de procurer du plaiſir à ceux qui en uſent, & que la coutume ou le préjugé ont rendues ſi familieres, qu'on ſouffre à s'en voir privés. On peut mettre de ce nombre l'uſage des femmes, du vin, du caffé, du chocolat, du tabac, de l'opium, &c.

L'affoibliſſement & l'altération de ces appétits, quelque peu importans qu'ils paroiſſent, telle qu'on la remarque dans les femmes enceintes, dans les maladies ſoporeuſes, dans les fievres, dans les maladies inflammatoires & dans les différentes eſpeces de manie, méritent la plus grande attention de la part du Médecin. On ne doit cependant pas les regarder comme des maladies, mais comme de ſimples accidens de ces maladies : voici les divers genres d'anépithymies.

XI. *ANOREXIA; Anorexie, inappétence, perte d'appétit, dégoût.*

C'eſt une maladie dont le principal ſymptome eſt une diminution notable, ou la ceſſation de la faim dans ceux qui ſont à jeun.

Lorſqu'elle eſt la ſuite ou un accident moins eſſentiel d'une autre maladie, on l'appelle *inappétence*, pour ne point confondre la maladie avec ſon accident.

Les accidens qui accompagnent l'anorexie, ſont l'*averſion* pour les alimens, ou la cacoſitie, qu'il ne faut point confondre avec l'anorexie; car il y a beacoup de différence entre ne point désirer les aliments, & avoir du dégoût & de l'aversion pour eux ; un sentiment de plénitude, ou de pesanteur dans l'estomac, la bouche mauvaise, une diete ou une abstinence opiniâtre, d'où s'ensuivent l'asthénie, la langueur de l'esprit & du corps.

Ce mot est dérivé d'*oregomai*, je désire, j'appète, & d'*a* privatif.

La *dysorexie* est un affoiblissement de la faim ; l'*asitie* & l'*apositie* l'abstinence des alimens.

La faim est un appétit sensitif, ou un désir des choses comestibles, qui nous affecte par intervalle lorsque nous sommes à jeun, tant à cause du besoin que nous avons de réparer nos forces par la nourriture, qu'à cause du plaisir que nous trouvons à manger, & de l'habitude que nous nous en sommes faite. Ce sont là les trois motifs qui nous obligent à manger. Si c'est la perception distincte de ces motifs qui nous y porte, la faim n'est point réelle, elle n'est causée que par la volonté de manger, ou par l'appétit raisonnable des alimens, qui a lieu souvent dans l'anorexie ; & alors ce n'est point la faim, mais la raiſon, comme on dit, qui nous excite à manger.

C'eſt la perception confuſe du vuide de l'eſtomac, jointe au plaiſir que l'on trouve à manger & à la force de la coutume, qui excitent la faim. Lors donc que l'ame n'eſt point affectée de ces motifs, ſoit pour des cauſes mécaniques, telles que les ſaburres, la laxité, la phlogoſe de l'eſtomac, ſoit pour des cauſes morales, telles que le chagrin, la triſteſſe, l'amour, la douleur, il en réſulte une inappétence que les ſcholaſtiques attribuent mal-à-propos aux ſeules cauſes mécaniques.

1. *Anorexia paralytica*, Bonet, *ſepulchret. tom.* 2. *obſ. unica*; Anorexie paralytique. C.

Ob reſolutionem nervorum ſtomachi, Sennert; *Par la paralyſie des nerfs de l'eſtomac.*

Lorſque cette réſolution eſt un ſymptome de l'apoplexie, de la catalepſie, du carus, ou de telle autre maladie ſoporeuſe, on doit la regarder comme un accident de ces maladies.

Si elle ne conſiſte que dans une laxité paralytique parfaite ou imparfaite de l'eſtomac, il en réſulte une inappétence constante & opiniâtre, que l'on doit attribuer aux mêmes principes que la paralysie des membres, & que l'on doit combattre avec les émétiques, les cathartiques, les eaux de Balaruc, que le malade boira pendant quelque temps.

On doit mettre de ce nombre l'anorexie, occasionnée par le trop grand usage des narcotiques, tels que la belladona, qu'on dit ôter la faim, & même la faculté d'avaler, pour peu qu'on en goûte; mais ce fait est démenti par l'expérience. *Voyez* Démonomanie. L'excès du vin, des liqueurs qui ont fermenté, de même que le tabac à fumer, diminuent la faim, soit parce qu'elles enivrent, ou parce que l'eau-de-vie racornit les nerfs, & diminue leur sensibilité. J'ai connu plusieurs buveurs d'eau-de-vie attaqués d'une anorexie opiniâtre; & *Ettmuller* a fait la même observation.

2. *Anorexia pituitosa;* Estomac glaireux. C.

C'est celle qui est causée par des humeurs gluantes, adipeuses, lentes, contenues dans l'estomac, & elle se manifeste par une pesanteur d'estomac, par des rapports nidoreux, un vomissement de pituite insipide, gluante, par la plénitude que causent les substances grasses, huileuses que l'on mange, & par l'absence des signes qui indiquent les autres principes.

Cette espece exige les mêmes remedes que la paralytique, & sur-tout les émétiques, tels que l'ipécacuanha, qui incise & résout les phlegmes visqueux, & rétablit le ton de l'estomac. Le vin émétique, dit *Ettmuller*, fait plus d'effet dans cette maladie, que dix purgatifs. Les eaux minérales, approchantes de celles de Balaruc, sont aussi fort bonnes. On doit y joindre les pilules aloétiques, le vin d'absinthe, l'élixir de propriété, & autres semblables stomachiques amers. *Voyez* Boerhaave, *de glutinoso spontaneo.*

3. *Anorexia plethorica*, Plater, *prax. lib.* 1. *cap.* 22. *Anorexia catamenialis*; Anorexie pléthorique, menstruelle. B.

C'est celle qui est causée par une surabondance de sang, ou par la pléthore. Elle appesantit l'estomac, elle distend ses vaisseaux, & empêche sa corrugation, d'où dépend la sensation qui excite la faim.

On doit mettre de ce nombre l'anorexie causée par la suppression du flux menstruel, que l'on guérit souvent par la saignée.

Celle qui est causée par l'oisiveté & le défaut d'exercice, ou, ce qui revient au même, par une perspiration interceptée. Comme rien n'excite plus la faim que la vacuité de l'estomac, occasionnée par une perspiration abondante, ni la perspiration qu'un exercice & un travail modéré; de même il n'y a rien qui éteigne plus la faim que le défaut de transpiration, causé par une vie molle & oisive. *Sanctorius* a observé que les alimens qui diminuent la faim, telles que les substances froides, visqueuses, les champignons, la chair de cochon, les fruits cucurbitacés, empêchent aussi la transpiration, & par conséquent produisent une anorexie.

4. *Anorexia febrilis*, Boerhaave, *aphor. 644;* Anorexie fébrile. B.

Elle est plutôt un accident qu'une maladie, & l'on peut regarder comme telle l'espece qui accompagne toutes les maladies inflammatoires & fébriles, tant à cause de la pléthore émue qui s'y joint, qu'à cause que la nature occupée de la maladie, est moins sensible à la faim, & ne désire que les boissons froides & aigrelettes ; & de là vient que dans ces sortes de cas, il convient de nourrir les malades de crêmes de pain, de riz & d'avoine, plutôt que d'alimens solides qui les dégoûtent, qui sont difficiles à digérer, & qui surchargent l'estomac. Quelquefois aussi les fievres putrides sont accompagnées de saburres bilieuses, putrides ou autres semblables, qui empâtent la bouche & l'estomac, & détruisent la faim & le goût ; & comme les fievres pures demandent la saignée & les boissons délayantes & rafraîchissantes, de même les putrides demandent des cathartiques, qui sont les seuls qui puissent rétablir l'appétit.

5. *Anorexia melancholica*, Ramazzini, *de princip. valetud. pag.* 757. Baglivi, *de medendis animi morbis, art.* 3. *lib.* 1. *cap.* 14 ; Anorexie causée par la mélancolie. L.

Les ambitieux, les courtisans, les gens de commerce, & tous ceux qui courent après la fortune & les honneurs, qui ont des procès, & qui sont sensibles à la perte de leur bien, & des honneurs dont ils sont en possession, les gens d'étude ſont ſujets à cette eſpece d'anorexie, à laquelle on donne le nom de mélancolie, parce qu'elle eſt ordinairement accompagnée de tous les emportemens inſéparables du chagrin, comme de l'érotomanie, de la nymphomanie, de la mélancolie, de la manie, & des autres maladies de cet ordre.

La plupart des Médecins ſe trompent dans la cure de cette eſpece, parce qu'ils attribuent la langueur de l'eſtomac, l'amertume de la bouche, la ſoif que l'on éprouve le matin, les vents & la tenſion des hypocondres dont elle eſt accompagnée, au défaut de digeſtion, au lieu d'attribuer cette dyſpepſie & cette anorexie, aux paſſions de l'ame. Ils ont donc tort de tourmenter l'eſtomac par des cathartiques, des émétiques & des médicamens chauds, & de négliger les remedes moraux. *Baglivi* donne à ce ſujet des conſeils qui méritent d'être lus, ce qui doit apprendre aux ſcholaſtiques à ne point attribuer toutes les anorexies aux ſaburres, & à ne point confondre les eſpeces de cette maladie, pour favoriſer les préjugés qu'ils ont adoptés.

On peut mettre de ce nombre l'anorexie causée par l'abstinence des plaisirs vénériens. Galien, *lib. 6. de locis.*

6. *Anorexia biliosa*, Forestus, *obs. 7. lib. 18.* Ettmuller, *cap. 2. inappetentia à bile*, Riviere, *&c.* Bonet, *sepulchret. obs. 13*; Anorexie bilieuse.

On la connoît à l'amertume de la bouche, à la nausée, au vomissement de bile, à la chaleur, la soif, & au tempérament du malade.

On commencera par donner un léger vomitif au malade, après quoi on le purgera avec du petit lait, ou bien on lui fera boire par-dessus quelques livres d'eau minérale; on passera ensuite aux acides, tels que le sirop de grenade, de groseille, la limonade, &c.

On peut joindre à l'espece précédente l'anorexie caniculaire, ou celle qui attaque souvent en été les jeunes gens & les hommes faits, & qui est accompagnée d'une chaleur qui énerve les forces, d'insomnie, de soif, de la rougeur de l'urine, &c. Celle-ci exige que l'on purge le malade avec quelque chose de rafraîchissant, tel que les eaux d'Alais, & que l'on passe ensuite aux bains, à la limonade, aux émulsions, aux liqueurs glacées, & aux fruits acides.

7. *Anorexia cacheƈtarum;* Anorexie des cacheƈtiques. C.

C'eſt celle qui eſt inſéparable des ſquirres & des obſtruƈtions des viſceres du bas-ventre; par exemple, du foie, de la rate, de l'eſtomac. *Voyez* Salmuth, *centur.* 2. Dans toutes les maladies, mais ſur-tout dans les cacheƈtiques, l'inappétence eſt toujours mauvaiſe, toujours ſuſpeƈte, & toujours à craindre; & ſi elle ſubſiſte après qu'elles ſont guéries, elle annonce un rechute. Je me méfie des meilleurs ſignes, dit *Baglivi*, lorſque le malade eſt dégoûté.

8. *Anorexia exhauſtorum*, Sanƈtorii, *Medic. ſtatic. ſeƈt. 6. Frigiditas ſtomachi*, Proſper. Alpin. *de Ægyptiorum morbis;* Anorexie des perſonnes épuiſées; Froideur d'eſtomac. C.

Le trop fréquent uſage des femmes affoiblit l'eſtomac, d'où s'enſuivent les rapports, l'apepſie, les flatuoſités, l'affeƈtion hypocondriaque, la triſteſſe, l'abattement, la maigreur, la foibleſſe des membres, le défaut de tranſpiration, la chaſſie, le palpitation, le hoquet.

Le coït eſt nuiſible lorſque la digeſtion

n'eſt point faite, en été, lorſqu'on s'y livre trop ſouvent, que l'imagination y a plus de part que la nature, ſur-tout dans un âge avancé.

On la guérit par des alimens liquides & faciles à digérer, par l'uſage du lait, l'abſtinence des femmes, l'uſage de l'ambre, du chocolat, du ginſeng, &c. Cette eſpece eſt familiere aux Egyptiens, & conduit à l'affection hypocondriaque.

9. *Anorexia à ſaburrâ;* Anorexie cauſée par des ſaburres. B.

Elle eſt cauſée par le reſte des alimens qui n'ont pu ſe digérer, ſoit parce que la quantité qu'on en a priſe excede ce que les forces coctrices peuvent en digérer, ou parce qu'ils ſont d'une qualité à affoiblir la digeſtion, & à ſeconder la débilité de l'eſtomac.

On la guérit en s'abſtenant de ces alimens, par l'uſage des boiſſons chaudes, du caffé, de l'infuſion d'abſinthe, de petite centaurée, de germandrée; & au cas que l'appétit ne revienne point, par les cathartiques & les émétiques, leſquels ſont indiqués par la peſanteur de tête, le vertige, les rapports, la nauſée, la peſanteur d'eſtomac, &c.

Les alimens gras, huileux, visqueux, ténaces, sont très propres à causer l'anorexie.

10. *Anorexia mirabilis* ; Anorexie extraordinaire.

C'est celle qui dure des mois & des années entieres, sans que la vie en souffre.

Elle est quelquefois simulée ; mais il est vrai aussi que les sujets pituiteux, maniaques, les nymphomaniaques, les léthargiques, les paralytiques, &c. supportent très-long-temps l'abstinence.

On ne sauroit voir sans étonnement la facilité avec laquelle les animaux amphibies, & la plupart des insectes se passent de nourriture. J'ai gardé une couleuvre un an entier dans un vaisseau de verre sans lui donner à manger ; les loirs dorment tout l'hiver, les viperes, les serpens, les mouches dorment neuf mois entiers sans prendre aucune nourriture.

Le besoin de manger est proportionné, 1°. à la dissipation que l'on fait ; 2°. à l'acrimonie du sang ; 3°. à la sensibilité du sujet.

On assure qu'une fille du Vivarais a passé un an entier sans manger, sans transſpirer, & ſans qu'elle fût obligée de changer de linge.

Les œufs ſe conſervent frais un an entier, lorſqu'on a ſoin de les frotter d'huile ; ils ſont même bons à couver. Les rats des Alpes ſe nourriſſent tout l'hiver de leur graiſſe, & à l'aide d'un triple épiploon. Une femme apoplectique a été vingt jours ſans manger. Le Pere *Leauté* a vécu pluſieurs carêmes ſans autre nourriture que celle qu'il prenoit en diſant la Meſſe. Un fou, qui ſe diſoit le Meſſie, fut quarante jours ſans manger ni boire. *Act. Bononienſ. tom.* 2.

11. *Anorexia Neophytorum ;* Anorexie des Néophytes. A.

Les Néophytes, ou les enfans nouveaux nés, après avoir paſſé un jour entier ſans prendre de la nourriture, n'ont pas plutôt approché de la mamelle, qu'ils tetent toutes les deux heures. Ceux qui tetent moins ſouvent, ſont ceux qui ſont nés avant le neuvieme mois. Ils ſont lents à teter, ils quittent la mamelle auſſi-tôt après l'avoir priſe, & meurent ſouvent le même jour qu'ils ſont nés ſans aucune cauſe évidente. Ceux qui ſaiſiſſent la mamelle avec avidité, & qui la laiſſent ſur le champ en pleurant, n'ont point d'anorexie, ils en ſont empêchés, ou par le filet, ou par les tranchées que leur cauſe le méconium; & pour lors il faut leur donner du miel, du ſirop roſat, de la manne, & même de l'huile d'amande douce, pour le leur faire rendre.

12. *Anorexia arthritica; Debilitas & languor ventriculi*, Sydenham, *de podagrâ, pag. 484.* Anorexie arthritique; Débilité & langueur d'eſtomac. L.

C'eſt un des principaux ſymptomes qui tourmentent les goutteux, qui ſont déjà affoiblis par les accès qui ont précédé, qui ont fait excès de liqueurs ſpiritueuſes, ou qui ont uſé d'emplâtres répercuſſifs, & de topiques rafraîchiſſans pour calmer leurs douleurs. *Sydenham* ayant éprouvé pluſieurs remedes, tels que le vin de France, la thériaque, n'en a point trouvé de plus efficace que le vin des Canaries; mais il faut y joindre l'exercice, autrement le malade périt en peu de temps.

13. *Anorexia Stwartiana, Tranſ. philoſ. n°.* 414.

La bile s'étant répandue dans la cavité de l'abdomen, par une plaie faite à la véſicule du fiel, il en réſulta une anorexie accompagnée de constipation, d'insomnie, de borborygmes, de douleurs dans le bas-ventre, occasionnées par des flatuosités; le malade étoit sans fievre, la chylification étoit suspendue ainsi que les déjections. Cette espece d'anorexie a été observée par *Stwart*, qui en fit naître une pareille sur un chien en perçant avec un stylet la vésicule du fiel.

XII. *ADYPSIA; Défaut de soif.*

L'adipsie est proprement une diminution, ou une extinction morbifique de la soif, & du désir des liqueurs potables.

Comme la plupart des alimens contiennent un suc aqueux qui appaise la soif, il n'est pas étonnant que quantité de femmes se passent de boire, sans que leur santé en souffre. Il n'en est pas de même lorsqu'elles usent d'alimens secs, tels que ceux que l'on prescrit aux hydropiques. Il y a cependant des gens qui passent des mois entiers en été sans boire, & qui en usent de même pendant tout le carême.

1. *Adipsia primaria*; Adipsie primitive.

Cette espece dépend d'un tempérament pituiteux & froid; M. D. M. illustre Académicien de Toulouse, aussi recommandable par la douceur de ses mœurs, que par sa profonde érudition, ne se plaint jamais de soif; aussi s'abstient-il de boire pendant des mois entiers, même dans le fort de l'été; j'ai connu autrefois une femme, qui, quoiqu'elle fût d'un tempérament vif & porté à la colere, n'usoit d'aucune boisson pendant tout le temps du carême, n'éprouvant alors aucune soif.

2. *Adipsia symptomatica;* Adipsie symptomatique.

C'est celle qui accompagne les maladies soporeuses, la toux, la pleurésie, &c.

L'adipsie qui a lieu dans les maladies aiguës, telles que la tierce continue ardente, dans le temps que l'ardeur & la séchereſſe de la langue exigeroient, que le malade bût, annonce le délire.

L'adipsie dans la pleurésie & la péripneumonie n'a point d'autre cause que la toux dont l'effet est d'humecter la langue par l'excrétion de sérosité qu'elle procure.

XIII. *ANAPHRODISIA*; Impuissance virile; *Athecnia*, *Pathol. methodic.*

C'est une extinction du désir, ou de l'appétit de l'acte vénérien qui est nécessaire à la génération, qui rend les hommes impuissans, & les femmes stériles.

L'impuissance des hommes est absolue, lorsqu'étant sains & adultes, ils se trouvent en tout temps hors d'état d'accomplir cet acte; 1°. faute d'érection, 2°. faute d'éjaculation; 3°. par un défaut de fertilité dans leur semence.

1. *Anaphrodisia à paralysi*, Ettmuller, *de læsâ penis erectione*, *pag.* 460. Impuissance causée par une paralysie. L.

C'est celle qui est causée par la paralysie des muscles érecteurs, ou ischio-caverneux, qui reçoivent les nerfs de la huitieme paire de l'os sacrum, lesquels en se contractant collent la verge contre l'os pubis, & empêchent le sang d'affluer dans la veine, à cause de la compression qu'elle souffre. Lorsque l'imagination est échauffée par l'idée du plaisir, le sang se porte avec impétuosité dans les arteres de la verge, distend les cellules

cellules des corps caverneux, du gland, & du tissu de l'urethre, & cause cette tension & cette roideur dans la verge, qui est nécessaire pour accomplir l'acte vénérien.

La résolution des nerfs a lieu dans la paraplégie, l'hémiplégie, dans toutes les maladies soporeuses; mais sur-tout dans les chutes sur le dos, sur l'os sacrum & les parties voisines, ainsi qu'Hildanus, *cent. 6. obs. 59.* l'a observé.

2. *Anaphrodisia gonorrhoica*; Impuissance causée par une gonorrhée. L.

Elle est causée par un écoulement involontaire de semence lorsqu'on va à la selle, ou au commencement de l'érection, laquelle a lieu dans les personnes adonnées à la masturpation, dans celles qui ont eu des gonorrhées, ou qui se livrent trop aux femmes. *Voyez* là-dessus Bradyspermatisme & Gonorrhée.

3. *Anaphrodisia magica*, Kempfer, *amœnitat. fasc. 3 pag. 658.* Impuissance magique. *Macassarorum ligaturæ*; Ligatures des habitans de Macassar. L.

Les Indiens, & sur-tout les habitans de Macassar, se servent de paroles & d'actions vaines, ou même de moyens naturels, ou du moins qui produisent ſouvent l'effet qu'ils déſirent, pour énerver un amant ou un adultere, & le rendre impuiſſant. Les uns ſe ſervent pour cet effet d'une ſerrure fermée, d'une aiguillette nouée, d'un couteau qu'ils enfoncent dans la muraille, ou bien ils dénouent l'aiguillette en piſſant à travers l'anneau de l'épouſée, ou par l'anſe d'une pierre ſépulcrale, ou par tels autres philacteres chimériques. Quant aux habitans de Macaſſar, lorſqu'ils veulent nouer l'aiguillette à une femme ou à une maîtreſſe, ils prennent un morceau de linge teint de ſes menſtrues, ils le brûlent, & pêtriſſant ſa cendre avec un peu de terre, ils en forment la figure d'un priape en y mêlant un peu d'urine, ils le font ſécher & le gardent avec ſoin ; perſuadés que tant qu'il reſte ſec, ils n'ont rien à craindre de leurs femmes ou de leurs maîtreſſes. Lors au contraire qu'il vient à s'humecter, ils ne doutent plus de leur infidélité. *Kempfer*, de qui je tiens ce que je viens de dire, ajoute qu'il ne ſe fait aucun mariage dans les pays orientaux, qu'en préſence d'une ſorciere prépoſée pour détourner ces charmes & ces nouemens d'aiguillette. *Virgile* nous a donné il y a long-temps la formule de ces ligatures dans sa huitieme églogue.

Necte tribus nodis ternos, Amarylli, colores;
Necte, Amarylli, modo; & , Veneris, dic, vincula necto.

« *Amaryllis*, serrez de trois nœuds » les bandelettes de trois couleurs; » serrez-les promptement, & dites: » je serre les nœuds des Amans ».

4. *Anaphrodisia à Mariscis*, Cockburn; *Essais d'Edimbourg, tom.* 2. *art.* 27. Impuissance causée par les Marisca. L.

Une femme avoit des hémorrhoïdes internes, qui lui causoient des douleurs si violentes dans le vagin, lorsque son mari l'approchoit, qu'elle se refusoit à ses embrassemens, sans qu'il lui fût possible de vaincre sa répugnance.

Elle se rendit à ses désirs, dès que ses hémorrhoïdes furent guéries.

5. *Anaphrodisia ab urethræ vitio*; Impuissance causée par un vice de l'urethre. L.

M. *La Peyronie* rapporte un exemple de stérilité causée par un défaut d'éjaculation, la mauvaise direction des orifices des vésicules séminales près du verumontanum, obligeant la ſemence à rétrograder dans la veſſie urinaire.

M. *Petit* a guéri une pareille ſtérilité par une inciſion pareille à celle que l'on fait dans la taille au grand appareil.

Le Chirurgien *André* prouve dans ſa huitieme obſervation ſur les maladies de l'urethre, que l'éređion de la verge, & l'éjaculation de la ſemence peuvent rencontrer un obſtacle de la part des ſquirres qui ſe forment dans l'endroit où aboutiſſent les corps caverneux.

On guérit cette maladie en introduiſant à diverſes repriſes des bougies de cire ou de plomb dans l'urethre, & en les y laiſſant quelque temps. Il en réſulte un écoulement abondant de mucoſité, ou ſuivant d'autres, de pus, qui dégage & dilate le canal, qui leve les obſtructions, & en fait ſortir les graviers & les grumeaux, ſur-tout ſi l'on y joint les frictions mercurielles; car ces vices doivent ſouvent leur origine à une gonorrhée virulente, & le mercure dégage ces vaiſſeaux & fortifie les organes virils. C'eſt à tort qu'on emploie dans ces cas les remedes uſités dans la paralyſie.

ORDRE TROISIEME.

DYSCINÉSIES.

CE sont des maladies dont le principal symptome consiste dans la débilité, la diminution ou la suppression du mouvement musculaire dans les organes soumis à la volonté, par exemple, les membres, la langue, &c. sans que l'on puisse attribuer leur immobilité ni à la douleur, ni à l'assoupissement.

De *dys*, difficilement, & *kineo*, je me meus, d'où vient *kinesis*, mouvement.

Le mouvement musculaire exige, 1°. un motif qui excite la volonté, ou le désir à agir, & lorsque ce motif manque, nous demeurons en repos, quoique nous ayons la faculté de nous mouvoir; 2°. une action suffisante de la part du fluide nerveux que le cerveau envoie dans les nerfs, & lorsque ce fluide manque, comme dans la frayeur, la lipothymie, le mouvement cesse, ou diminue; 3°. que les nerfs situés au dedans ou au dehors des muscles, donnent passage à ce fluide, & ne soient point obstrués; car tout mouvement cesse, dès qu'ils sont liés ou comprimés; 4°. que les fibres musculaires aient une flexibilité & une élasticité convenable, & de là vient que s'ils deviennent ou trop roides ou trop flasques, les muscles cessent d'agir.

C'est à tort que les Galénistes attribuent presque toutes les maladies à la laxité & à l'humidité des fibres, vu que le mouvement dépend en partie de l'état de l'ame, & en partie de celui du corps; & en effet, quoique le corps soit sain, il ne faut qu'une nouvelle fâcheuse, une frayeur, une syncope, pour faire perdre à l'ame cette faculté, & la mettre pendant quelque temps hors d'état de l'exercer.

Quant à l'état de la machine, ou le vice est dans le cerveau, & il en résulte souvent des coma, ou des affections soporeuses qui suspendent tout-à-coup le sentiment & le mouvement; ou bien le sang artériel n'agit plus sur les vaisseaux du cerveau, ce qui fait que toutes ses fonctions cessent, & pour lors, indépendamment de la cessation du sentiment & du mouvement, les mouvemens vitaux du cœur & de la poitrine languissent ou cessent presque tout-à-fait, comme dans la syncope.

Si le vice se trouve dans les nerfs ou dans les muscles, il occasionne une dyscinésie, qui est une maladie partielle dans laquelle la plupart des sentimens & des mouvemens, celui du cœur, par exemple, subsistent dans les autres parties, & c'est en quoi cet ordre differe des suivans.

Ceux qui confondent la puissance motrice, c'est-à-dire, les forces potentielles, avec l'intensité & la quantité de l'action, c'est-à-dire, avec les forces actuelles, ne font pas attention à la différence qui se trouve entre l'oppression des forces, qui n'est qu'une foiblesse apparente, & l'épuisement de ces mêmes forces, qui constitue la foiblesse réelle : attention qui est de la plus grande importance dans la pratique de la médecine ; car lorsque les forces sont épuisées, on doit s'abstenir avec grand soin de la saignée, des émétiques, des purgatifs, dans la crainte que les forces vitales ne s'éteignent entiérement ; lors au contraire, que les forces ne sont qu'opprimées dans une maladie grave, on ne sauroit détruire cette maladie sans le secours de ces remedes.

La nature qu'on doit regarder comme le vrai principe des forces motrices, & principalement des vitales, dépense peu de forces, dans l'état paisible de santé, quoique le réservoir de ces forces soit alors beaucoup plus considérable; aussi le pouls est-il alors mou, tardif, petit, en comparaison de celui d'un homme attaqué depuis quelques jours d'une fievre continue ou rémittente, & dont la puissance motrice s'affoiblit chaque jour de plus en plus.

La puissance motrice s'affoiblit, 1°. lorsque la dépense des forces est beaucoup plus considérable que de coutume, & qu'on ne peut pas les réparer, soit par une bonne digestion, soit par le repos de l'esprit & du corps; c'est ce qui arrive dans les fievres aiguës, dans les phlegmasies, dans les convulsions; ces maladies dissipent une quantité considérable de fluide nerveux; la perte qui s'en fait est proportionnée à l'intensité & à la durée des mouvemens, au nombre & à la grandeur des muscles moteurs, & à la durée de la maladie.

La puissance motrice est réellement affoiblie dans ces maladies, quoique les forces actuelles soient plus considérables que de coutume ; de là ce sentiment de lassitude après les paroxysmes des fievres, des phlegmasies, des convulsions.

2°. Le défaut de nourriture, ou ce qui revient au même, la mauvaise digestion des alimens contribue aussi à affoiblir la puissance motrice ; en effet les forces doivent se réparer chaque jour par la réproduction du fluide nerveux & du sang qui le fournit ; mais cette réproduction ne peut pas avoir lieu, lorsque les digestions sont viciées ; ce qui doit nécessairement affoiblir les forces de la nature ; il suit de là, que les digestions étant viciées dans les fievres aiguës & inflammatoires, & les alimens que prennent les malades étant moins nourrissans que dans l'état de santé, la puissance motrice s'affoiblit nécessairement dans ces maladies, en raison de la perte des forces & du défaut de leur réparation.

Les maladies évacuatoires, celles surtout qui sont accompagnées d'efforts violens & de fievre, dissipent une quantité considérable de fluide nerveux avec les humeurs qu'elles évacuent, ſans que cette perte puiſſe être réparée dans la même proportion ; en effet cette bonne qualité du ſang, qui eſt néceſſaire à la réproduction du fluide nerveux, ne peut pas ſe réparer par un nouveau chyle, dans la même proportion que celui-ci ſe mêle avec le ſang ; auſſi, quoiqu'il y ait dans les vaiſſeaux des cachectiques la même quantité de fluide que dans l'état de ſanté, leur ſang n'a plus cependant la même qualité, il n'eſt plus ni ſi actif ni ſi ſpiritueux, comme l'on dit vulgairement ; il ſuit de là que les maladies évacuatoires, principalement les flux de ſang, affoibliſſent la nature & épuiſent les forces.

Dans les douleurs, les efforts réitérés des fibres, la triſteſſe de l'ame, le vice des digeſtions, l'abondance de la tranſpiration, affoibliſſent néceſſairement les forces de la nature, ſur-tout ſi les douleurs ſont accompagnées de fievre, comme dans la pleuréſie ; ſi elles jettent l'ame dans un grand abattement, comme la gaſtrodynie, la cardialgie ; ou ſi elles ſont accompagnées d'un flux de ſang comme la dyſſenterie.

L'eſtimation des forces exige qu'on

fasse beaucoup d'attention au sexe, à la constitution & à l'âge du malade; en effet, on voit des hommes charnus, d'une taille bien quarrée, qui sont trois fois, quatre fois plus robustes que d'autres personnes du même âge, & qui supportent une maladie également violente, avec beaucoup moins de lassitude & de foiblesse. On remarque cependant que les fievres aiguës & inflammatoires les affoiblissent aussi promptement, qu'elles affoiblissent d'autres personnes moins robustes, parce que ces maladies s'élevent chez eux à un plus haut degré de violence, proportionné au degré de forces dont ils jouissent. Les enfans & les vieillards sont beaucoup moins robustes que les adolescens, & que les personnes parvenues à un âge consistant; aussi, ceux qui à l'âge de trente ans supportoient les saignées & les purgations sans en être sensiblement affoiblis, ont-ils beaucoup de peine à soutenir ces remedes, lorsqu'ils sont parvenus au delà de soixante ans. Les femmes, sur-tout celles qui ont été élevées mollement, & qui ont peu de courage, sont beaucoup plus affoiblies que les hommes, par les remedes évacuans & irritans. La Médecine ne nous fournit pas de moyen d'apprécier parfaitement le degré de forces habituelles dans un ſujet donné; ce n'eſt que par un long uſage & par la ſagacité du jugement, que les Médecins peuvent approcher d'une juſte eſtimation.

Quelque petites que paroiſſent les forces actuelles, on peut & on doit ſaigner, faire vomir & purger le malade, lorſque ces remedes ſont indiqués par la maladie, & que la puiſſance motrice n'eſt pas trop affoiblie; celle-ci peut être encore vigoureuſe, quoique les forces actuelles ſoient très-petites; il n'y a alors qu'oppreſſion, & non pas épuiſement de forces, comme l'on dit vulgairement.

Plus la maladie eſt récente & légere, plus le réſidu des forces eſt conſidérable, c'eſt-à-dire, plus il approche de la totalité des forces naturelles; & dans ce cas, le malade peut ſupporter un plus grand nombre de remedes évacuans & irritans, ſans aucun danger. Je ſuppoſe qu'un jeune homme robuſte, attaqué tout-à-coup d'un aſſoupiſſement carotique ou d'une cardialgie, paroiſſe dans une foibleſſe extrême; ſi cet assoupissement est l'effet de la pléthore, les saignées réitérées, loin d'épuiser les forces du malade, les rétabliront au contraire, en détruisant l'obstacle qui s'oppose à la circulation & à l'exercice des forces; de même si la cardialgie a sa source dans les saburres de l'estomac, les émétiques & les cathartiques répareront les forces, & débarrasseront l'estomac du poids qui l'accable.

Il suit de ce qui précede, qu'il faut avoir beaucoup d'égard au temps où la maladie a commencé, & au degré de forces naturelles dont le malade jouissoit en état de santé; car plus ce degré est considérable & la maladie récente, plus les remedes qu'on prescrira au malade pourront être forts, relativement à la gravité de la maladie.

Un Médecin consulté trop tard pour des maladies chroniques, telles que les cachexies, les flux invétérés, ne peut pas employer des évacuans & des irritans, aussi forts que ceux qu'on prescrit dans le commencement des maladies aigues, parce que plus la maladie est ancienne, plus la puissance motrice se trouve affoiblie. On observera cependant qu'il faut avoir plus d'égard à l'action respective des médicamens dans un sujet donné, qu'à leur vertu absolue; en effet, un médicament capable d'épuiser les forces d'une hystérique, en lui causant une super-purgation, à peine suffiroit il pour émouvoir & évacuer un ascitique, un apoplectique, un leuco-phlegmatique, il ne pourroit pas par conséquent abattre leurs forces; il suit de là que l'action des médicamens irritans, est proportionnée à la sensibilité du sujet.

XIV. *MUTITAS*, *la Mutité*; appellée par les Grecs *Anaudia*; par quelques-uns, *Aphonia*, *Anaude*, *Alalia*, & même *Cophosis*.

C'est une impuissance de parler ou de proférer des paroles articulées.

La voix est un son rendu par la bouche & le larynx, dont l'ame se sert pour exprimer ses pensées. Les Grecs l'appellent *phonos*, d'où l'on a fait le mot *aphonia*, ou privation de la voix, qui differe beaucoup de la mutité; car il peut y avoir une mutité sans aphonie, mais il ne peut y avoir d'aphonie sans mutité, à moins qu'on ne confonde l'action de murmurer entre ses dents avec la parole.

Murmurer, c'est proférer les paroles d'un ton si foible, qu'on a peine à les entendre ; ceux-là murmurent, par exemple, qui ont la voix éteinte, & qui se font entendre, pour ainsi dire, sans proférer aucun son ; & la raison en est, que lorsque quelqu'un se sert d'une langue qui nous est connue, nous comprenons sa pensée, partie par les sons qu'il forme, partie par ses gestes, ses signes, le mouvement de sa bouche & de sa langue.

La vraie aphonie est un accident inséparable des maladies soporeuses & des syncopes ; d'où vient qu'*Hippocrate* la confond souvent avec le coma. Elle est causée 1°. par la foiblesse avec laquelle l'air agit sur les cordes vocales, par la débilité totale ou partielle de la poitrine, par une plaie considérable au poumon ; 2°. par l'inertie, l'immobilité, l'érosion des cordes vocales.

Les cordes vocales ne peuvent rendre un son qu'autant qu'elles sont tendues ; elles se tendent par l'action des muſcles qui écartent le cartilage thyroïde de l'arythénoïde, ſur-tout par celle des cricothyroïdiens; de là vient qu'en mettant le bout du doigt dans la foſſette qui ſépare le cartilage cricoïde du thyroïde, & en la preſſant, une perſonne ſourde peut entendre le ſon que l'on profere. L'aphonie eſt cauſée par la paralyſie de ces muſcles, de même que par la réſection des nerfs récurrens, qui aboutiſſent à ces muſcles, ainſi que *Galien* l'a éprouvé. La même choſe arrive lorſque ces cordes ſont rongées par un ulcere, comprimées par une tumeur, qu'elles ſe ſéparent, s'épaiſſiſſent & perdent leur mouvement; il en réſulte néceſſairement une mutité compliquée d'aphonie.

La parole eſt une voix articulée, ou modifiée par l'entremiſe de la cavité du nez, de la bouche, de la luette, de la langue, des levres & des dents, de maniere qu'elle ſuffit non-ſeulement à exprimer confuſément les idées, à quoi ſuffiſent la clameur, le ſoupir, le ris, les pleurs, & les autres voix communes aux hommes & aux bêtes, mais encore à exprimer diſtinctement les idées, & la ſuite des ſyllabes qui leur correspondent. Les muets sont ceux qui, quoiqu'ils rendent des sons conformes à leurs passions & communs aux animaux, ne peuvent cependant point exprimer distinctement leurs pensées. Ils different des begues, en ce qu'il ne peuvent proférer aucune syllabe, au lieu qu'il n'y en a que quelques-unes que les begues ne peuvent prononcer, ou ne prononcent qu'imparfaitement. Telle est la différence qu'il y a entre la mutité & le bégaiement.

La mutité est une impuissance réelle ou simulée de parler, & le bégaiement de prononcer distinctement les syllabes.

Nous avons besoin d'instruction, non point pour proférer des sons, mais pour parler. Pour qu'un enfant soit en état de demander les choses dont il a besoin, il faut que, fidelle imitateur de sa nourrisse, il s'accoutume à prononcer les diverses syllabes qu'il entend, & qu'il les combine les unes avec les autres. De là vient que ceux-là sont muets qui sont privés de l'ouie, ou qui sont sourds de naissance, ou qui étant stupides & hébétés, n'ont aucun désir d'imiter ou de rechercher ce qui leur est utile, qui n'ont ni appétit, ni sensation, ni imagination qui les excite à parler, comme il arrive à ceux qui dorment, ou qui refusent entiérement de parler, ainsi qu'il arrive dans la mélancolie, l'extase, & autres maladies semblables.

1. *Mutitas à Glossolysi;* Paralysie de la langue. L.

La langue est le premier & le principal instrument de la parole; non-seulement elle sert à articuler les lettres linguales, telles que l'L, l'R; elle forme encore avec les dents les dentales, comme D, T, S, Z, en se repliant vers le palais; & repoussant l'air en arriere, elle produit les gutturales G, K, M. On a cependant vu des gens qui parloient sans langue, ce qui vient, selon toute apparence, de ce qu'ils avoient au fond ou aux côtés de la bouche certaine caroncule qui suppléoit à son défaut; mais lorsque la langue est paralysée, & qu'elle est entiérement privée de mouvement, rien ne peut la remplacer. On a lieu de croire qu'elle est paralysée, lorsque les malades, jouissant de leur bon sens, ne peuvent ni la remuer, ni s'en servir, qu'ils ont de la peine à avaler, & qu'ils roulent les alimens dans la bouche.

Cette espece accompagne très-souvent l'apoplexie, de même que l'hémiplégie absolue.

On la guérit difficilement par les drastiques & les émétiques; & souvent même l'apoplexie revient par le même principe. Les meilleurs sialogogues sont la pyrethre, la racine d'hellebore fétide mâchée, la fumée de tabac, que l'on peut aussi mâcher, l'usage interne du castoreum, du lentisque, du pouliot, des feuilles & des semences de sauge en forme de thé, les douches d'eau de Balaruc.

2. *Mutitas traumatica*, Fabric. Hildanus. B.

Les criminels que l'on met à la torture, deviennent non-seulement muets par la violence des douleurs qu'ils souffrent pendant qu'on la leur donne, ils tombent encore, ainsi que j'en ai été témoin, & qu'*Hildanus* nous en avertit, dans un assoupissement épileptique. Les Juges s'imaginant faussement que ces malheureux ne veulent point parler, redoublent les tourmens pour les forcer à avouer leurs crimes; mais cette mutité est causée par le tiraillement sympathique des nerfs récurrens. J'ai vu un malheureux qui perdit non-seulement la parole, mais encore tout sentiment; il fut attaqué d'une rigidité & d'une vibration spasmodique dans tout le corps, d'une constriction dans la mâchoire, & d'une fievre aiguë, qui durerent un jour entier, & qui firent craindre au Juge que sa mort ne prévînt le supplice qu'il avoit mérité.

Thiermair a vu une mutité de deux ans occasionnée par une contusion au cou, laquelle se dissipa par le moyen d'un cathartique.

A l'égard de la mutité causée par la coupure des nerfs récurrents, non-seulement elle a été observée par *Galien*, mais elle a été excitée dans les animaux par d'autres Auteurs. On a même vu un homme scrophuleux qui devint muet, après qu'on lui eut coupé les glandes qu'il avoit au cou.

Munnick a vu une mutité occasionnée par une blessure au thorax.

3. *Mutitas à Narcoticis*, Manget, *Bibliotheca pract. de paralysi*, *pag.* 757. & 758. Voyez les scholies de *Thiermair*. Mutité causée par des narcotiques.

Il y avoit dans les environs de Montpellier des voleurs, qui, pour empêcher qu'on ne les découvrît, faisoient boire à ceux qui tomboient entre leurs mains du vin mixtionné avec la semence de datura. Tous ceux qui en burent perdirent la parole pendant un jour ou deux, au point de ne pouvoir répondre aux questions qu'on leur faisoit.

Galien a observé que l'opium que l'on met dans l'oreille pour en appaiser les douleurs, a souvent causé une mutité. J'en ai vu une passagere causée par les bayes de bella dona, & la racine de jusquiame. L'hivresse produit le même effet, & l'on voit tous les jours des personnes quibégayent pour avoir trop bu du vin.

4. *Mutitas elinguium*, Manget, *Bibliothec. de paralysi, pag. 748*. Dejussieu, *Mém. de l'Acad. de Paris;* Mutité causée par le défaut de langue. L.

Les ulceres mangent la langue dans l'esquinancie sphaceleuse & le pœdanchlone d'*Aëtius*, dans la petite vérole maligne, accompagnée d'ulceres chancreux, & dans plusieurs autres cas.

Sa pointe se coupe quelquefois dans les accès d'épilepsie, ce qui cause une mutité passagere ; la parole revient dès que la plaie est guérie, & le malade en est quitte pour bégayer. *Horstius* & *Thiermair* prétendent que la langue repousse après avoir été coupée.

La base de la bouche se tuméfie quelquefois, & fait l'office de la langue, & l'on a vu des gens qui parloient sans langue. *Voyez* sur cette maladie l'*Aglosso-stomographie* de *Rolland* dans la *Biblotheque* de *Manget.*

5. *Mutitas à siccitate ;* Mutité causée par la sécheresse. B.

La langue devient quelquefois aussi seche & aussi dure que du bois dans les fievres malignes, ce qui occasionne une mutité passagere.

On a vu une femme qui devint muette pour avoir donné trop long-temps à teter à son nourrisson, & qui recouvra la parole après qu'il fut sevré.

6. *Mutitas spasmodica*, Sennert, *de scorbuti signis, cap.* 4. *Mutitas hysterica ;* Patholog method. *Mutité spasmodique, hystérique.* B.

J'ai vu un homme, dit *Eugalenus*, qui perdit tout-à-coup la parole, ce que l'on attribuoit à une apoplexie, quoique cet accident ne fût occasionné que par la contraction ou la convulsion des organes de la voix ; le malade ayant dit depuis qu'il avoit senti de la douleur & une espece de contraction dans cet endroit.

Cette espece attaque souvent les femmes hystériques ; il leur semble qu'on leur serre le cou avec une corde, & elles perdent la parole pendant quelque temps.

7. *Mutitas proæretica*, Menjot, *de mutitate, dissert.* Silence de *Pline.*

C'est une mutité simulée, telle que celle qu'affectent les mendians, les petites filles, &c. ou qui provient d'une mélancolie, d'une extase : il n'est pas rare de voir des mélancoliques s'abstenir de parler pendant un an & plus.

8. *Mutitas surdorum* ; Mutité des sourds de naissance. L.

Les personnes sourdes de naissance sont aussi nécessairement muettes, non point parce qu'elles manquent de voix, mais parce qu'elles ne peuvent apprendre à parler. Elles jouissent de la voix, & expriment leurs pensées non-seulement par des gestes, mais encore par des sons simples, sans compter qu'elles ont les sens & l'esprit beaucoup plus vifs que les autres. Elles prononcent l'A, pour marquer leur joie, l'I, pour exprimer leur colere & leur indignation, l'O, leur commisération, &c. mais elles ne peuvent ni parler, ni articuler distinctement les mots qui expriment leurs idées.

Wallis, célebre Mathématicien Anglois, & *Ammanus* d'Amsterdam sont les premiers qui ayent entrepris d'apprendre à parler aux sourds de naissance. *Pereira* exerce actuellement cet art à Paris, & voici sur quoi il est fondé.

1°. Celui qui se charge de cette tâche, fera mettre le doigt de son disciple entre le cartilage sentiforme & le cartilage annulaire du larynx, pour lui faire sentir la différence qu'il y a entre la simple aspiration & un son sonore, entre un son aigu & un son grave; car la pression du doigt doit être d'autant plus forte, que le son est plus haut & plus aigu.

2°. Le disciple observera attentivement les levres, les dents, la langue & le palais de son maître, & tâchera d'imiter tous ces différens mouvemens en se regardant dans un miroir.

3°.

3°. Lorſque ſon maître prononcera certaines lettres, il appliquera ſon doigt ſur ſon nez ou ſur ſa bouche, pour ſentir ſi l'air ſort de la bouche ou du nez, afin d'apprendre à diſtinguer les lettres que l'on prononce de la bouche, de celles qu'on prononce du nez.

4°. Quand même le diſciple prononceroit mal une lettre, le maître doit lui applaudir, & la lui faire prononcer pluſieurs fois, avant de le faire paſſer à d'autres.

5°. Il commencera par les lettres les plus ſimples & les plus faciles, par exemple, par les voyelles, & enſuite par les labiales, avant de paſſer aux diphthongues, aux lettres exploſives, aux ſyllabes, &c.

6°. Le maître aura ſoin de lui faire écrire les lettres qu'il prononcera diſtinctement, pour qu'il apprenne à lier l'idée de la lettre qu'il a écrite, avec celle du mouvement des organes dont elle eſt accompagnée. Il eſt même bon qu'on exprime avec des couleurs l'objet dont on veut lui donner l'idée, & qu'on le lui montre ſouvent.

Les voyelles ſont *a*, *e*, *i*, *o*, *u*: les diphthongues ne ſont que des voyelles combinées, que l'on prononce presque de suite, comme *ai*, *au*, *ei*, *eu*, *ou*, *oi*, *uy*, &c.

L'A est une lettre gutturale que l'on prononce en abaissant la mâchoire inférieure, & en sortant la langue.

L'E & I sont des lettres dentales, qui se prononcent en serrant les dents, & ouvrant les levres : pour prononcer l'I, on serre les dents, & l'on rapproche la langue des dents inférieures.

L'O, l'U, l'W sont des lettres labiales, que l'on prononce en allongeant les levres, & en les serrant davantage pour l'O que pour l'U.

On prononcera les consonnes sans les faire précéder ni suivre d'aucune voyelle, ainsi qu'on le pratique aujourd'hui; on ne feroit que retarder les progrès du disciple. On prononcera M & F, & non point *emme*, *effe*.

Les consonnes labiales sont les plus aisées à prononcer; il suffit de fermer les levres, de repousser l'air vers le nez, & de le faire sortir légérement en écartant les levres. C'est ainsi qu'on prononce M. B. P.

Les consonnes *muettes* non explosives sont J ou G doux, le *ch* des François, S, F, V. Les *explosives*, ou celles qui poussent avec violence l'air que l'on a retenu, sont le kappa ou le C dur, le G, gamma, les dentales D, T, & les labiales B, M, P. Pour prononcer l'V & l'F ou le Q, il faut rapprocher la levre inférieure des dents supérieures : si écartant les levres avec les doigts on veut prononcer le P, on entendra le son de l'F.

Les nasales sont M, N, qu'on ne prononcera jamais si l'on se presse le nez avec les doigts, vu qu'il faut que l'air sorte par les narines.

Les linguales sont L & R. Cette derniere lettre est très-difficile à prononcer, d'où vient que les Auvergnacs & les Provençaux lui substituent souvent l'L. Ceux qui ont la langue épaisse rendent un son rauque en place de l'R.

Les gutturales sont H, gamma, kappa.

Les nasales sont celles que l'on a de la peine à prononcer lorsque le nez est bouché, comme B, P, M, D, T, F, G, H, K, N, Q, R, X. Les autres sont A, E, I, O, U, C, L, S, Z, qui se prononcent de la bouche.

Il y a beaucoup de rapport entre D

& T, B & P, S & Z, F & V, gamma & kappa. Ces lettres ne different que par leur dureté & le degré d'explosion.

Les gutturales deviennent rudes & stertoreuses, lorsqu'elles sont accompagnées du tremblement de la luette, & qu'on les joint avec la lettre R comme dans le mot *græcâ*; elles sont encore plus rudes, lorsqu'on les prononce en inspirant.

9. *Mutitas verminosa*, Du Saulsai, *de Medic. epist. mss.*

Une fievre vermineuse rendit un enfant muet; sa mutité subsista, quoique la fievre fût dissipée; on lui fit prendre des vermifuges; il rendit 36 vers pendant 20 jours & récupéra ensuite l'usage de la parole; il conservoit cependant de la difficulté à prononcer la lettre B. Voyez *Alex. Benoît* liv. 5. chap. 15

XV. *APHONIA; Perte de voix.*

C'est une suppression totale de la voix qui n'est accompagnée ni de stupeur, ni de syncope; elle differe de la mutité, en ce que celle-ci ne supprime que la voix articulée, au lieu que l'aphonie supprime toute espece de voix : son étymologie dérive de *a* privatif, & de *phonos* voix.

Le son qui sort de la bouche, qu'on appelle la voix, est produit par la vibration des cordes vocales, à laquelle concourent 1°. une force suffisante de la part de l'air expiré; 2°. la contraction des muscles qui touchent ces cordes. Il suit de là que l'aphonie aura lieu, 1°. toutes les fois que la respiration sera si foible, que l'air expiré n'aura pas assez de forces pour produire la vibration des cordes vocales nécessaire à la voix; aussi voyons-nous que la voix s'affoiblit beaucoup, ou se supprime même entiérement dans les maladies graves de la poitrine, telles que le rhume, l'enrouement, l'agonie, la syncope, &c. 2°. toutes les fois que le fluide nerveux ne se portera pas dans les organes de la voix, comme il arrive aux personnes ivres, à celles qui sont dans l'extase, à celles dont les nerfs récurrens sont coupés, liés, ou comprimés; enfin, comme l'a observé *Galien*, à celles dont l'aorte ou l'artere carotide forment des anévrismes considérables; 3°.

toutes les fois que les muscles du larynx ne pourront pas se mouvoir, ni tendre par conséquent les cordes vocales, comme il arrive dans l'esquinancie, dans l'angine, dans le goître.

1. *Aphonia melancolica*, ephem. nat. cur. passim. *Aphonie mélancolique.*

C'est celle qui accompagne l'extase & l'anesthésie mélancoliques; voyez ces maladies dans leurs lieux. Elle est souvent l'effet de quelque passion de l'ame, *p. ex.* d'un amour caché, *ephemer, nat. cur. dec. 1. ann. 6 & 7*; ou d'une frayeur dissimulée, *dec. 1. ann. 3. obs. 121.*

2. *Aphonia ab antipathiâ, ephemer. nat. cur. obs. 141, 185.* Aphonie causée par l'antipathie.

L'antipathie pour des écrevisses cuites causa cette espece qui fut guérie par la vue d'écrevisses crues, *collect. Acad. tom. 3. pag. 163.*

3. *Aphonia temulentorum*, Hippocrat. *aphor. 5. sect. 5.* Morgagni, *epist. 14, 34, 35.* Aphonie d'ivresse.

Un homme & une femme ayant mangé de la soupe dans laquelle on avoit fait cuire des feuilles de jusquiame, devinrent stupides & hébétés, sans pouvoir proférer une seule parole. J'ai été témoin de ce phénomene. Nous avons aussi vu à Montpellier, des personnes à qui on avoit fait boire du vin empoisonné par les semences de stramonium, paroître pendant quelques heures, tout-à-fait stupides & hébétées, sans pouvoir proférer un seul mot, & sans être cependant assoupies : rien n'est meilleur dans ce cas que de faire vomir le malade, & de lui faire prendre ensuite des acides tels que le vinaigre, l'oxycrat, &c.

4. *Aphonia catarrhalis*, Bonet, *sepulchret. obs.* 2. *Anginosa*, Morgagni, *epist.* 14. 37. Extinction de voix.

Homberg a guéri l'aphonie catarrhale en faisant boire une infusion théiforme de plantes vulnéraires. On rétablit la voix dans l'angine, par la saignée & les vomitifs, si ces remedes sont indiqués.

5. *Aphonia anevrismatica*, Morgagni, *epist.* 17, 21; Aphonie causée par un anévrisme.

L'aphonie observée par *Morgagni*, étoit l'effet de la pression, que le cœur, qui étoit aussi gros que celui d'un bœuf, exerçoit sur la trachée artere; le même effet étoit produit par un anévrisme de l'aorte, dont la grosseur égaloit de même celle d'un bœuf.

6. *Aphonia traumatica;* Aphonie traumatique.

Cette espece est produite par la section, ou par l'érosion des nerfs récurrens; soit que cette section soit artificielle comme celle de *Galien*, soit qu'elle soit l'effet de l'extirpation de quelque glande du col, comme sont les tumeurs écrouelleuses, le goître, le cancer; la torture produit aussi le même effet, de même que les plaies considérables du poumon.

7. *Aphonia hysterica, ephem. nat. cur. dec. II. ann. 7. obs. 133;* Aphonie hystérique.

Cette espece est occasionnée par la contraction spasmodique du larynx, & par la suppression ou la grande lenteur de la respiration.

8. *Aphonia paralytica;* Aphonie paralytique.

Cette espece est très-souvent l'effet de l'hémiplégie, & annonce la récidive de l'apoplexie. Outre les remedes de l'émiplégie qui conviennent à cette espece, on fait respirer au malade la fumée de tabac, on lui fait mâcher de la racine de pyrethre, ou des semences aromatiques, telles que celles de carvi, de l'ammi de Crete, du thym, &c. on emploie aussi l'électrisation & l'huile de girofle.

9. *Aphonia pulmonica*, Boneti, *sepulchret. de voc. vitiis*, *lib. 7. sect. 22*; Aphonie pulmonique.

Les abcès, les vomiques, les stéatomes du poumon, la phthisie squirreuse, le gonflement du thymus, les abcès du péricarde; toutes ces tumeurs peuvent occasionner l'aphonie pulmonique, en comprimant la trachée artere.

Quant aux autres especes d'aphonie, elles sont ou passageres, comme dans l'épilepsie, ou symptomes de l'apoplexie, du carus, de la syncope, de la paraplexie; & elles appartiennent à ces maladies.

XVI. *Psellismus*; *Bégaiement.*

Le bégaiement n'est autre chose qu'une difficulté ou une impuissance de prononcer comme il faut certaines lettres ou syllabes. Les malades sont appellés *Bradyglossi*, en Grec *ætipoi*, begues.

Ce défaut provient ou d'un vice de l'esprit, ou d'un vice des organes de la parole, ou de celui des organes de la voix. Il provient d'un vice de l'esprit, lorsqu'il vient de la mauvaise éducation qu'on a reçue, ou de la mauvaise habitude qu'on a prise. Par exemple, lorsque pour rendre les lettres que l'on prononce en sifflant, & qui sont dures, comme S; plus douces, on la prononce comme un Z, ou que les Gascons, par la mauvaise habitude qu'ils ont prise, disent *vivere* pour *bibere*, & *anselus* pour *angelus*. Il en est de même, lorsque pour parler trop vîte, on hésite & l'on s'arrête sur certaines lettres, comme K, D, T, de façon qu'on les omet, ou qu'on les prononce avec peine, comme on le verra dans l'énumération des especes. La nation, la patrie, l'affectation, les maladies, la mauvaise conformation, occasionnent ces défauts.

1. *Psellismus ischophonia*; en Latin, *hæsitatio*; Bégaiement. Les malades sont appellés *bambaliones*. L.

C'est le vice de ceux qui, en prononçant certaines lettres, hésitent en parlant, & s'arrêtent tout-à-coup comme si leur voix rencontroit quelque obstacle.

Démosthene se délivra de ce défaut, en déclamant avec de petits cailloux dans la bouche. Ce vice a lieu principalement lorsqu'ils rencontrent des lettres gutturales, comme K, G, qu'ils prononcent pour ainsi dire comme s'ils avoient le hoquet. Il semble qu'en prononçant ces lettres, l'air, après avoir été retenu quelque temps par le voile du palais, la luette & la racine de la langue, sort avec impétuosité par la bouche; & c'est précisément la difficulté de mouvoir ces organes qui cause ce bégaiement, que l'on peut cependant corriger par des efforts réitérés, & avec le secours d'un bon maître. On l'appelle plus proprement *ischophonia*, de *ischo*, j'empêche, j'arrête; & *phone*, voix, quoiqu'il n'affecte point la voix, & qu'il n'influe que sur la parole. Par exemple, au lieu de *Cæsar*, ils prononcent *Cæcæsar*, & pour *fama*, *famama*, & cela à la hâte, & avec certaines contorsions de visage, qui montrent assez les efforts qu'ils font pour parler.

2. *Psellismus rottacismus*; en François *grasseyement*, *parler gras.*

Ce défaut consiste à répéter la lettre

R, ou à la prononcer d'une maniere rude. Ce vice étoit familier aux anciens habitans d'Erétrie, & il est aujourdhui endémique chez les Provençaux, qui paroissent l'avoir hérité de leurs ancêtres. Ceux dans lesquels il se trouve, collent le bout de la langue vers la racine des dents de la mâchoire inférieure, pour prononcer cette lettre, au lieu de le porter vers le palais avec un léger tremblement, ce qui fait que la racine de la langue en s'élevant, repousse l'air vers le nez, ce qui rend la prononciation rauque & rude. On attribue communément ce défaut à la trop grande épaisseur & à la pesanteur de la langue. Ce vice paroît si peu désagréable à certaines filles, qu'elles l'affectent. Les paysans d'Auvergne, pour dire *malia*, prononcent *maria*, mettant une R au lieu d'une L.

3. *Psellismus lamdacismus*, en Latin *lallatio*. L.

C'est le défaut de ceux qui redoublent l'L mal à propos, ou qui la mouillent comme la double L des Espagnols, ou *lh* des Gascons, qui la substituent à l'R, & qui prononcent *maliam* pour *mariam*. J'ai observé que ceux qui ont ce défaut, ont la langue mince & la bouche humide; mais on ignore juſqu'à préſent le principe de ce vice.

Il y a des gens qui ne prononcent point l'*ll* des Eſpagnols, ni le *gli* des Italiens, & qui leur ſubſtituent l'*i* voyelle; par exemple, *moyé* pour *moglié*, ce qui eſt un vice que les Grecs déſignent par le nom de *jotaciſme*. Je laiſſe à d'autres le ſoin de rechercher ſi la difficulté de prononcer la lettre R ou le *lamdaciſme*, provient, ainſi que le prétend le P. *Fabri*, d'un ankylogloſſe.

4. *Pſelliſmus traulotes*; en Latin, *Blæſitas*; en Grec, *ſyrigmus*; en Languedocien, *parler blés*; les malades *trauliſantes*. L.

Ceux dans leſquels ce vice ſe trouve adouciſſent certaines conſonnes rudes, & prononcent *anſelus* pour *angelus*, *capidolium* pour *capitolium*, *zeta* pour *ſeta*, *gamma* pour *camma*, & ainſi de quelques-autres lettres ſemblables, ce que quelques-uns affectent pour ſe donner plus de grace en parlant. Il y a des enfans dans qui ce défaut provient d'une foibleſſe de prononciation, l'affectation n'y a point de part, & il ſe guérit avec l'âge, & par des efforts réitérés. Le défaut de dents fait aussi qu'on omet ou qu'on adoucit les lettres dentales, comme D, T.

5. *Psellismus balbuties*; en Grec, *mutacismus*; proprement, *psellisma*; par Quintilien, *platejasma*. L.

C'est une difficulté de prononcer comme il faut les mots composés de lettres labiales, comme B, M, P, ce qui est cause qu'on les répete, qu'on les double, ou qu'on leur en substitue d'autres.

Ce vice est familier aux enfans, parce que n'ayant point de dents, ils sont obligés de prononcer presque toutes les consonnes des levres, ce qui les fait bégayer. C'est aussi le vice des ivrognes, & il a cela de choquant, qu'ils sont obligés de répéter les lettres labiales, à cause que la langue & les levres leur tremblent. Ceux qui ont les levres grosses tombent dans le même défaut, faute d'ouvrir suffisamment la bouche. Plus le pays est froid, & plus ceux qui l'habitent ferment la bouche en parlant.

6. *Psellismus mogilalia*; Aëtius appelle les malades *mogilali*. L.

Ce vice consiste à ne pouvoir point

prononcer les lettres labiales; les begues ont peine à les prononcer; mais ceux dont nous parlons, ne les prononcent point du tout, ou leur en substituent d'autres. Par exemple, ceux qui ont un bec de lievre, ont peine à prononcer B, P, M, lors sur-tout que les dents de devant leur manquent. Ils prononcent l'V pour l'F, ou l'F pour le P, sur-tout lorsqu'ils ne peuvent remuer la levre inférieure.

On peut rapporter à la *paraphonie*, la difficulté de prononcer les lettres nasales M, N, Gn, de même que les gutturales G, Gr, R, K, X; & l'on peut s'en convaincre en se bouchant le nez; & c'est l'évidence de ce vice du son, qui fait que je mets le *nasillement* au rang des paraphonies.

7. *Psellismus metallicus.* L.

Ce vice est familier aux Doreurs, aux Peintres, &c. & il paroît par les observations de M. de *Haën*, *part.* 3. *cap.* 1. qu'on peut le guérir par l'électrisation.

8. *Psellismus jotacismus.* L.

C'est une difficulté de prononcer les lettres gutturales; savoir, *jota*, *j* consonne, & le *g* doux des François. Ce vice est familier à ceux qui ont le palais percé, & j'ai connu deux personnes qui avoient ce défaut de naissance; il y en a d'autres dans qui il est causé par un ulcere vénérien. Lorsqu'on boit avec trop de précipitation, on rend la boisson par le nez. Ce son de voix est très-désagréable; ce trou empêche les enfans de teter, à moins que le mamelon ne soit fort long, & n'atteigne au-delà. On peut boucher ce trou avec une lame d'argent, artistement appliquée, & remédier par-là à ce défaut. On peut le feindre lorsqu'on veut.

9. *Psellismus nasitas*; Le parler du nez.

C'est un vice dans le son de la voix, occasionné par l'obstruction du nez, de maniere que ceux qu'on prétend ordinairement qui parlent du nez, sont précisément ceux qui ne parlent point ainsi, ou auxquels il manque ce son de voix, qui dépend de l'air qui entre dans les narines, & qui rend la voix harmonieuse. Cette obstruction peut avoir plusieurs causes; par exemple:

Un *calcul* engendré dans les narines, d'où s'ensuit un coryza pituiteux, avec une sensation pareille à celle que causeroit une noisette dans le nez. Gabr. Clauder, *Collect. Academ. pag.* 609. *tom.* 3.

10. *Psellismus lagostomatum.*

Il est probable que ce que les Grecs appellent *lagostoma*; en François, *bec de lievre*, vicie la prononciation de quelques lettres labiales, telles que les lettres B, F, M, P.

11. *Psellismus à ranulâ.* Voyez *la Grenouillette*, des Auteurs.

XVII. *Paraphonia*; Vice de la voix; de *Para*, vicieusement; & *phonos*, voix.

On connoît cette affection au vice ou à la rudesse de la voix; & par conséquent elle consiste dans une impuissance de parler ou de chanter d'un ton de voix agréable, & qui ne fatigue point l'oreille de ceux qui nous écoutent.

Il seroit mieux de l'appeller *cacophonie*, ou avec Menjot, *trachophonie*, parce que la voix est extrêmement rude dans la plupart de ses especes. La *paraphonie* est souvent compliquée avec le bégaiement, mais il y a beaucoup de différence entre l'un & l'autre ; le bégaiement n'affecte que la prononciation, au lieu que la paraphonie influe sur le son de la voix.

Les malades sont appellés par Galien *trachyphoni*. Les Auteurs ne désignent point ce genre par aucun nom propre, & ne le mettent ni au nombre des vices de la voix ni de la parole, ni au rang de l'enrouement, qui est cependant une de ses especes.

La voix, lorsqu'elle est parfaite & sonore, est une espece de chant plus bas & plus doux, dont elle ne differe qu'en ce qu'il faut beaucoup moins d'effort pour parler que pour chanter. Trois choses contribuent à rendre le chant agréable ; savoir, la *mélodie*, laquelle n'est autre chose qu'une suite de sons qui se succedent les uns aux autres d'une maniere qui flatte l'oreille. Les sons les plus agréables sont ceux dont le rapport des vibrations peut être exprimé par des petits nombres aisés à connoître, comme M. *Euler* le démontre dans ses Elémens de Musique. Secondement, la symphonie, ou le concours de plusieurs sons qui se font entendre à la fois, & non point ſucceſſivement. Pour que les ſons ſoient auſſi agréables dans la ſymphonie, que les ſucceſſifs dans l'harmonie, il faut qu'ils ſoient variés, harmoniques ou conſonnans. C'eſt la variété des accords qui plaît, & qui fait toute la perfection de l'harmonie. Dans la parole humaine, il y a toujours une certaine conſonnance entre le ſon de la bouche, & celui qui eſt réfléchi par le nez; ces ſons doivent former une eſpece d'harmonie avec le ton des cordes vocales, encore qu'elle ſoit éloignée.

Enfin, comme la beauté de la Poéſie conſiſte dans la juſte combinaiſon des ſyllabes longues & breves qui forment les pieds des vers, de même celle du chant conſiſte dans celle des notes longues & breves dont il eſt compoſé.

Par une raiſon contraire, le vice de la voix conſiſte dans le défaut de mélodie, de ſymphonie & de meſure; & par conſéquent plus la voix eſt diſſonante, grêle, rude, homotone, plus elle eſt vicieuſe & ingrate.

Le larynx eſt le principal, ou du moins le premier organe de la voix, & c'eſt du mouvement vicieux de ſes muſcles, & de la diſſonance des cordes vocales, que dépend la paraphonie, quoique le nez, comme dans le nasillement, la bouche, la luette & les autres parties de la bouche puissent altérer & vicier aussi le ton de la voix, comme on le verra dans les especes.

1. *Paraphonia puberum;* Mue de la voix.

Les sujets sont appellés par les Latins *Hirquitalli*; par Aristote *Tragisontes.*

Les enfans qui n'ont point encore atteints l'âge de puberté, ont la voix plus claire & plus douce que les hommes faits; & de là vient que les Italiens châtrent ceux qu'ils destinent à la musique, pour empêcher qu'ils ne perdent leur voix, & que chez eux un *castrato* & un chantre sont deux mots synonymes. La voix mue vers l'âge de 14 ans, rarement à l'âge de 18, & elle est trois ou quatre ans à se former. Dans le temps que la voix mue, elle est rauque, inégale, désagréable, discordante. Elle est souvent si rauque, qu'on n'ose chanter, tant elle est rude, désagréable, discordante, inégale. Ce qu'il y a d'étonnant, est que cette mue arrive dans le temps que la semence se forme dans les testicules, & que la barbe pousse, & il y a une si grande connexion entre la génération de la semence, & la mue de la voix, que si l'on châtre les enfans avant l'âge de puberté, en leur froissant, liant, ou coupant les testicules, ils conservent lorsqu'ils sont hommes faits la voix qu'ils avoient avant l'opération. Il y a plus, si on vient à les châtrer lorsqu'ils sont adultes, ils perdent leur voix mâle, la barbe leur tombe, ils deviennent extrêmement gras, mous & efféminés; & la même chose arrive aux coqs que l'on châtre, ils perdent leur voix en même temps que leur fertilité.

La mue passée, la voix devient insensiblement plus mâle, plus grave que celle des enfans. De rauque & de discordante qu'elle étoit, elle devient douce & sonore, & plus grave & plus forte de quatre ou cinq tons.

Il est évident par ce qui précede, que la virilité, la barbe & la voix virile ont le même principe, & la preuve en est que la voix ne mue point dans les femmes, elle devient seulement plus forte à mesure qu'elles avancent en âge; mais elle conserve le même ton qu'elle avoit dans l'enfance. Si la voix humaine s'étend jusqu'à la troisieme octave, & que la premiere octave & demie appartienne à l'enfance, celle des enfans & des femmes sera comprise entre ces limites, & pourra former tous les tons compris dans cet intervalle, sans pouvoir descendre aux octaves plus basses qui sont pour les hommes.

Le ton de la voix dépend selon toute apparence de celui des cordes vocales de M. *Ferrein*, & celui de ces cordes de leur grosseur, de leur longueur & du degré de leur tension. Comme donc les cordes vocales rendent un son plus aigu dans les enfans, il faut nécessairement que le quotient qui résulte de la division de la force tendante par le diametre & la longueur de la corde, soit plus grand que dans les hommes, vu que la force du son, ou le nombre des vibrations dans un temps donné, est en raison composée de la directe des racines des forces tendantes, & de l'inverse du diametre & de la longueur de la corde.

Il suit de ce qui précede qu'à mesure que l'âge de puberté approche, les cordes vocales doivent devenir plus longues & plus épaiſſes, & il y a toute apparence qu'elles croiſſent par le même principe que la barbe & la ſemence, vu que la barbe, la ſemence & la voix ſuivent la même marche. C'eſt donc à la ſemence qui eſt alors formée & répandue dans tout le corps, que l'on doit attribuer la virilité de la voix, la barbe & la vertu prolifique de l'homme. Il s'enſuit donc qu'il y a une affinité entre la groſſeur des cordes vocales, le poil, la barbe & les teſticules, qui fait que cette liqueur ſe fixe dans ces organes, les dilate, les nourrit & les épaiſſit.

Pour qu'une corde rende un ſon doux & harmonieux, il faut que ſa groſſeur & ſa tenſion ſoient les mêmes d'un bout à l'autre; & s'il y en a deux, il faut pour qu'elles ſoient à l'uniſſon, qu'elles ſoient de la même groſſeur, de la même longueur, & également tendues, à moins qu'on ne ſupplée par la tenſion à ce qu'il leur manque du côté de la groſſeur & de la longueur. Il s'enſuit donc de là que les cordes vocales ſeront diſſonnantes, ſi leur groſſeur n'eſt pas égale d'un bout à l'autre, ſi l'une eſt plus groſſe que l'autre, ou ſi étant également grosses & également tendues, leur longueur est inégale; or, la science physico-mathématique des sons & l'expérience nous apprennent que la mue de la voix est occasionnée par l'un ou l'autre de ces vices, & même par plusieurs ensemble, & que c'est ce qui rend la voix rauque, inégale, discordante pendant quelques années.

Cure. Il y a des gens qui font un si grand cas de la voix de leurs enfans, qu'ils ne craignent pas pour la leur conserver de les mutiler, & de les mettre dans un état qui les exclut du rang des hommes; je crois donc rendre un grand service à l'humanité, de leur apprendre qu'ils peuvent, sans nuire à leur virilité ni à leur intégrité, leur conserver la voix sans qu'elle souffre aucune altération, & ils doivent faire d'autant plus de cas de ma méthode, qu'elle est fondée sur une expérience réitérée. Elle consiste à empêcher que la voix ne baisse de quatre ou cinq tons; & pour cet effet, il faut dès que la voix des enfans commence à muer, les faire chanter plusieurs fois par jour; cela fait que les cordes vocales deviennent plus tendues que si on ne les exerçoit point, & cette tension

tenſion compenſe ce qu'elles perdent de leur ſon par leur épaiſſeur & par leur longueur. Lorſque la voix de l'enfant qu'on exerce aura baiſſé juſqu'au ton *la*, il faut la maintenir à ce ton; ſi elle a baiſſé juſqu'au ton *ſol*, on ne pourra la rendre plus aiguë, mais on l'empêchera de deſcendre plus bas. En exerçant ainſi l'enfant pendant quelques années, ſa voix ne muera plus, & ne ſouffrira d'autre altération que celle qui eſt inſéparable de l'âge, & à laquelle il n'y a point de remede. A l'égard de la mue que cauſent les maladies, elle ſe diſſipe dès que les forces ſont rétablies.

2. *Paraphonia naſalis*; en latin *naſitas*, en langue vulgaire *parler du nez*; les ſujets *Naſillards*. L.

On appelle voix naſale cette voix déſagréable à laquelle le nez n'a que peu ou point de part, & qui ſort de la bouche & du fond du goſier plutôt que du nez, ainſi qu'il arrive lorſqu'on bouche l'ouverture extérieure de cet organe avec les doigts, ou que l'intérieure ſe trouve bouchée par le voile du palais. On peut ſe procurer ſoi-même ce ton de voix, & il y a même des Religieux qui l'affectent par une humilité hypocrite qui déshonore l'humanité & la Religion.

Ce qui rend la voix agréable, est que la portion d'air qui entre par la partie intérieure du nez dans les ſinus frontaux, & l'antre d'higmore étant répercutée rend un ſon harmonique avec la glotte, & rend la voix plus pleine & plus ſonore, de même que les cordes rendent un ſon plus agréable, lorſqu'elles ſont tendues ſur le corps d'un inſtrument, que lorſqu'elles ſont touchées en plein air. Or, comme la voix ne réſonne point dans le nez, il n'eſt pas étonnant qu'elle ſoit moins pleine, plus rude & plus déſagréable.

Lorſque le nez ſe trouve obſtrué par une trop grande abondance de mucoſité, ainſi qu'il arrive dans le coryza, le vomer & les lames ſpirales étant relâchées, rendent un ſon moins clair, & l'air ſe trouvant reſſerré, eſt répercuté vers le goſier, ce qui rend le ſon de la voix infiniment plus déſagréable. C'eſt ainſi que dans les orgues on emploie pour le jeu de naſard des tuyaux de plomb fermés par en haut, & accordés à la douzieme du jeu de devant.

3. *Paraphonia catarrhalis*, appellée par les Grecs *Bronchos*, par les Latins

Raucedo, par les François *Enrouement*; les malades *Rauci*, *Raucedinoſi*, en grec *Branchaloi*. L.

La voix rauque eſt tout à la fois grave & diſſonante, en quoi elle differe de la glapiſſante, qui eſt diſſonante, mais aiguë.

Les Anciens aſſurent d'un commun accord que l'enrouement eſt cauſé par l'inégalité de la ſurface interne de la trachée artere, & les Modernes l'attribuent aux glandes miliaires de ces parties, leſquelles ſe tuméfient lorſqu'il fait froid, ainſi qu'il arrive à la peau; mais je doute que cela ſoit ainſi. En effet, ſi l'on mouille une flûte allemande, & qu'on répande du ſable dedans pour la rendre raboteuſe, ſon ſon ne ſera ni grave ni rauque, comme le prétendent ces Phyſiologiſtes. Il y a plus d'apparence que la raiſon pour laquelle la voix eſt grave dans l'enrouement, eſt que le tiſſu cellulaire qui revêt les muſcles du larynx, eſt gonflé par une lymphe épaiſſie & accumulée, que le même vice ſe trouve dans les cordes vocales, ce qui fait que les muſcles ne peuvent les tendre, & qu'étant plus épaiſſes, elles rendent un ſon plus grave; & comme leur épaisseur n'est pas la même par-tout, & que par conséquent elles ne sont point à l'unisson entr'elles, il faut nécessairement que la voix soit dissonante, sur-tout si la plupart des muscles destinés à tendre & lâcher les cordes, sont privés de mouvement, y ayant des mots qu'on ne peut prononcer qu'en proférant les syllabes d'un ton plus haut ou plus bas, ou en les marquant d'un accent grave ou aigu.

Si les muscles du larynx perdent leur mouvement au point de ne pouvoir tendre les cordes, il faut que la voix s'éteigne, & dans ce cas on ne sauroit parler sans un effort douloureux de la part du larynx, ce qui rend la voix aiguë & glapissante. Cela ne prouve point que les cordes vocales soient ramollies, comme quelques-uns le prétendent, mais seulement qu'elles ne sont pas assez tendues faute de mouvement dans les muscles, ainsi qu'il arrive dans l'enrouement, vu qu'elles se tendent & rendent un son plus aigu lorsqu'on les force, ce qui n'auroit pas lieu, si elles étoient œdémateuses & flasques.

Le même enrouement a lieu dans les

perſonnes qui ont une eſquinancie, un chancre, un ulcere, ou une plaie dans ces organes; mais il en réſulte une autre eſpece, qui ne ſe guérit point d'elle-même par la tranſpiration.

On s'enroue auſſi à force de crier, mais cet enrouement eſt de courte durée.

4. *Paraphonia ulceroſa; Ulcus gutturis, laryngis, tracheæ.* L.

C'eſt une voix aiguë, glapiſſante, grêle & éteinte, dont la cauſe eſt un ulcere au poumon, à la trachée artere, au larynx, & même au pharynx. On ne ſauroit les diſtinguer par le ſon de la voix dans ces différentes eſpeces. J'ai vu derniérement une femme qui avoit un ulcere à la gorge & au larynx, accompagné d'une fievre lente & de crachats purulens, dont la voix étoit preſque éteinte, à cauſe, ſi je ne me trompe, que l'inflammation ayant gagné le larynx, les cordes s'étoient tendues & ne pouvoient ſe mouvoir; auſſi avoit-elle la voix foible, glapiſſante, rauque & aiguë. C'eſt là la voix des phthiſiques. Cela ne viendroit-il point de ce que les cordes vocales étant plus minces rendent un ſon plus aigu? Cela devroit être ainsi, s'il ne falloit point d'autres conditions. Lorsque les cordes sont rongées par un ulcere, il en résulte une aphonie & une mutité incurables.

5. *Paraphonia gutturalis*; Le parler du gosier. L.

Cette espece, ainsi que je l'ai observé plusieurs fois, provient d'un trou au palais, ou accidentel ou naturel, ou du défaut & de l'érosion du voile du palais, ce qui est fréquent dans la vérole. On la connoît par l'inspection de la gorge, par le regorgement des alimens & de la boisson par le nez. Les enfans qui ont ce défaut ne peuvent teter que les nourrices dont le mamelon est assez long pour conduire le lait au-delà de cette ouverture. Cette voix est rauque & gutturale, & accompagnée de distorsions du visage, nécessaires pour boucher les narines. Ce vice est incurable, à moins qu'on n'ait assez d'adresse pour boucher ce trou avec une lame d'argent.

6. *Paraphonia stertens*, vulgò *stertor*, en Grec *ronchos*; Ronflement, râlement. L.

C'est ce son rauque & dur que rendent en respirant les personnes qui dorment, les apoplectiques, ceux qui sont à l'agonie, & même quelques asthmatiques. On l'appelle *râlement* dans les moribonds. J'observai derniérement dans une femme apoplectique qui avoit la bouche ouverte, que ce bruit étoit produit par le tremblement du voile du palais qui étoit relâché, mais j'ignore si ce mécanisme a lieu dans les autres cas. Nous savons par les expériences de *Ferriere*, que lorsque les cordes vocales sont trop relâchées, elles ne rendent aucun son. Il peut donc se faire que les phlegmes visqueux de la gorge interceptent une partie de l'air dans le temps de l'expiration, & rendent un pareil son, comme on peut l'éprouver en se gargarisant. On ignore jusqu'à présent la théorie de ces accidens. On l'appelle en Grec & en langue vulgaire dans le Languedoc, *ronchos*, comme qui diroit, *écho des narines*.

7. *Paraphonia sibilans*; vulgairement *Sibilus*, en Grec *Syrigma*, en François *Sifflement*. L.

C'est un accident du rhume, de l'asthme & de l'angine, qui provient, je crois, d'une fente qui se trouve entre la luette ou le voile du palais & la langue, & qui produit le même sifflement que lorsqu'on serre les lèvres, ou qu'il s'y trouve une fente qui fait le même effet que la glotte. Le sifflement est un son aigu, pareil à celui que rendent des cordes extrêmement courtes, ou des tuyaux d'un pouce de long.

J'ai observé plusieurs fois que la voix s'affoiblit & même s'éteint presque entiérement dans le vomissement bilieux, la colique bilieuse, & autres maladies semblables.

8. *Paraphonia à polypo*; Vice de la voix causé par un polype.

Le principal symptome du polype du nez, & auquel les Médecins peuvent le connoître, est un ton particulier de voix qui approche du nasard; mais à mesure que l'excroissance augmente, elle luxe & pousse en dehors les os du nez, & le polype se manifeste. Ce polype, ainsi que je l'ai observé derniérement, est souvent causé par un virus vénérien. Vous trouverez le traitement qu'il exige chez *Heister* & les autres Chirurgiens. Si le polype est formé par un assemblage de mucosités, il faut l'oindre avec du suif de chandelle. L'illustre *Dumont* rapporte, *Journal de Médecine*, *Novembre 1763*, qu'il a vu un pareil polype qui vicioit la voix, guéri par ce remede seul dans l'espace de deux mois. On emploie aussi le suc du tournesol d'Europe.

XVIII. *Paralysis; Paralysie.*

Elle consiste dans la privation du sentiment & du mouvement dans un membre ou un article, par exemple, la main, le pied, &c. sans aucune douleur.

Elle differe de la paraplégie & de l'hémiplégie par son étendue; de la dysesthésie, en ce qu'elle n'affecte que les organes du mouvement, je veux dire les muscles.

Sa cause morbifique a pour l'ordinaire son siege hors du cerveau & de la moelle de l'épine : elle affecte les nerfs & leurs ganglions situés hors de ces boîtes osseuses; & selon que les nerfs qui répondent aux muscles seuls ou à la peau sont paralysés, les mufcles cessent de se contracter, ou le sentiment s'abolit, s'engourdit ou s'émousse.

On doit rapporter la paralysie de la rétine à la goutte sereine, celle du nerf auditif à la cophose, celle de la langue à la mutité, celle de la paupiere supérieure à l'obscurcissement de la vue, celle de la verge à l'impuissance virile.

Il faut pour produire une sensation, que le fluide nerveux que le cerveau envoie continuellement dans les parties par le moyen des nerfs, reflue de celles-ci dans le cerveau. Ce fluide est une vapeur électrique, élastique & extrêmement subtile; de sorte que l'on ne sauroit presser un nerf, que la colonne de ce fluide ne souffre une vibration, de même qu'on ne peut électriser un fil de fer qu'il ne sorte de son extrémité une étincelle qui disparoît dès qu'on touche l'autre extrémité. Si l'on tire cette étincelle dans un endroit de ce fil qui est éloigné du globe, en le touchant légérement on voit aussi paroître des étincelles dans le globe de verre. Si l'on suppose, comme il y a toute apparence, que les filamens nerveux sont remplis d'une vapeur électrique, on répondra sans peine pourquoi, pour peu qu'on touche un nerf, l'impression se communique aussitôt au cerveau.

La contraction des muscles dépend pareillement du fluide nerveux, destiné à les faire mouvoir; mais si l'on s'en rapporte à la démonstration de *Borelli*, qui prouve que le mouvement musculaire ne peut s'effectuer sans une très-grande force, on comprendra qu'il en faut beaucoup dans le fluide nerveux pour faire mouvoir les muscles, quoiqu'il suffise pour le sentiment, & par conséquent qu'il n'est pas étonnant que le sentiment se conserve dans les membres paralysés, lors même que les muscles ne peuvent se contracter, à cause de leur trop grande résistance, ou de l'obstruction des nerfs. J'ai souvent vu dans l'hémiplégie rhumatique que des gens qui avoient entiérement perdu l'usage d'un bras, ne laissoient pas que de sentir les mouches qui couroient dessus.

1. *Paralysis plethorica;* Paralysie pléthorique. L.

C'est celle qui est causée par la pression que causent les vaisseaux sur les nerfs, lorsqu'ils sont trop pleins de sang. Elle a souvent lieu dans les membres qui sont affectés d'un anévrisme. On la connoît aux signes de la pléthore, à la suppression du flux menstruel, des hémorrhagies auxquelles on étoit sujet. Elle est entretenue par l'usage du vin, par la crapule, &c. & on la guérit par la saignée, la sobriété & l'exercice.

2. *Paralysis rachialgica*; Paresis de *Willis*. C.

Elle affecte principalement les mains & les bras. Elle commence par une stupeur & un fourmillement auquel succedent des douleurs rachialgiques atroces dans le bas ventre, la constipation, &c. Cette maladie est familiere aux Artisans qui respirent les fumées arsénicales des différens minéraux, qui préparent les couleurs, qui boivent du vin où l'on a mis de la litharge, sur quoi l'on peut voir l'article de la colique de Poitou, que l'on guérit avec des adoucissans ou des cathartiques drastiques.

A. *Paresis metallariorum* de *Spangenberg* & de *Suchland*. C.

C'est celle qui accompagne la colique de Poitou & la goutte rachialgique, avec laquelle elle eſt ſouvent compliquée. Tantôt elle prive la partie du mouvement ſans lui ôter le ſentiment, ſouvent auſſi elle détruit l'un & l'autre. Le ſentiment revient cependant pour l'ordinaire lorſque le temps change, & ſe manifeſte par des douleurs cruelles; quelquefois on ſent des douleurs dans le coude, quoique la main ſoit paralyſée; mais après que la paralyſie eſt confirmée, les douleurs ceſſent. Les douleurs aiguës des membres annoncent preſque toujours une paralyſie; & celle-ci eſt ſouvent compliquée d'une contracture.

3. *Paralyſis rheumatica;* Paralyſie rhumatique. L.

C'eſt celle qui ſuccede aux douleurs de la goutte & du rhumatiſme. La partie conſerve le ſentiment, ſans perdre ſa rigidité. Elle s'aigrit par l'uſage des eaux thermales ſalines, telles que celles de Balaruc; mais le malade reçoit du ſoulagement des ſulphureuſes, telles que celles de *Lamalou*, de *Bagnols*, &c. mais ſur-tout du laitage & de l'électriſation, ainſi que je l'ai ſouvent éprouvé.

4. *Paralyſis traumatica* ; Paralyſie traumatique. L.

C'eſt celle qui eſt cauſée par une plaie, un ulcere, un coup qui occaſionne une ſolution de continuité dans le nerf de la partie. J'ai vu un homme qui perdit tout ſentiment dans le pouce & l'index, parce que le Chirurgien lui avoit piqué le nerf cutané en le ſaignant. Lorſque les nerfs qui répondent aux muſcles viennent à être coupés, ceux-ci reſtent privés de mouvement. Il eſt évident que l'électriſation & les autres ſecours ſont inutiles dans ces ſortes de cas.

5. *Paralyſis ſcrophuloſa*, De Haen, *tom. 3. cap. 6. obſ. 16.* Paralyſie ſcrophuleuſe. L.

Elle eſt cauſée par un virus ſcrophuleux, ou par des glandes qui preſſent les nerfs voiſins, mais elle eſt extrêmement rare. Elle ſe guérit par l'électriſation, les atténuans, les chalybés, l'antimoine en poudre, &c.

6. *Paralyſis ſcorbutica*, De Haen, *Ratio medendi*, *tom. 3. obſ. 17.* Paralyſie ſcorbutique. C.

Elle eſt cauſée par un virus ſcorbutique, & l'on ne doit pas la confondre avec celle à qui *Ettmuller* a donné ce nom.

L'électrisation ne sauroit la guérir.

7. *Paralysis polonica*, Strabel, *de plicâ polonicâ*, *hist. 6.* Paralysie polonoise. C.

C'est celle qui affecte ceux qui ont l'imprudence de couper leur plique. *Voyez* la cure de la plique.

8. *Paralysis febrilis*, Bonet, *sepulchret.* Paralysie fébrile.

C'est celle qui succede aux maladies fébriles aiguës, aux éruptions inflammatoires, par exemple, aux pétéchies. Elle n'est pas rare dans les maladies de la poitrine; elle accompagne souvent l'empyeme, & affecte le bras du côté malade.

Elle exige les mêmes remedes que la maladie principale. La stupeur ou la crampe est fréquente dans la miliaire; mais on n'a point encore observé qu'elle soit compliquée de paralysie.

9. *Paralysis biliosa*, Fernel. Ne seroit-ce point la *rachialgique? Paralysis à colicâ biliari*, Bianchi, *hist. hepatica*, *part. 3. pag. 575. & 594. Paresis* de Wepfer, de Willis. Paralysie bilieuse.

C'est celle qui succede à la colique bilieuse. Elle a été connue de *Drelin-*

court, & même d'*Eginette*, & l'on prétend qu'elle est plus aisée à guérir que les autres. *Simon Paulli* conseille les rafraîchissans, & *Forestus* les a employé avec succès pour un jeune homme exténué, qui se trouvoit très-mal des vésicatoires. *Voyez* Fernel *de febrib. lib.* 4. *cap.* 10. dont l'observation paroît regarder la paralysie fébrile. Cette espece de paralysie succede souvent à la rachialgie végétale, elle affecte les extrémités supérieures dont elle ne détruit que le mouvement, le sentiment conservant toute son intégrité; la partie paralysée maigrit à vue d'œil, on entend craquer les articulations.

10. *Paralysis à vomicâ*, De Haen, *rat. med. part.* 3. Paralysie causée par une vomique. L.

Cette espece affecte l'un des deux bras, elle est occasionnée par une vomique ou quelqu'autre tumeur du poumon, qui comprime les ganglions du thorax, sur tout le supérieur, qui entre dans la composition des nerfs brachiaux; cette paralysie se guérit d'elle-même, lorsque la vomique est ouverte & bien vuidée. C'est une pareille pression qui occasionne la stupeur du bras qu'on observe dans l'hydropisie de poitrine.

11. *Paralysis nervea clarissimi Lorry, de melancholiâ, pag. 188.* Paralysie nerveuse. L.

Cette espece differe de l'hémiplégie, en ce qu'elle a dans son origine quelque chose de convulsif, & que les nerfs conservent, même dans leur impuissance, leur ancienne mobilité ; cette espece est rarement absolue & parfaite, lorsqu'elle est purement nerveuse ; ce qui fait que ceux qui en sont affectés, exercent souvent différentes fonctions, mais d'une maniere convulsive, & pour ainsi dire par sauts. Je connois un homme attaqué depuis deux ans de cette maladie, à la suite de travaux assidus dans une place fort laborieuse de Magistrature qu'il occupa pendant long-temps; toutes les fois qu'il veut mouvoir une partie quelconque, il est saisi d'un tremblement universel, qui devient convulsif dans la partie mue. Sa bouche paroît alors difforme & tournée de travers, & sa mâchoire inférieure dans une agitation continuelle, de sorte qu'il excite le rire aux enfans, & que ceux qui ne le connoissent pas, croient qu'il est begue.

12. *Paralysis serosa* ; Paralysie séreuse.

On l'attribue à une ſéroſité épaiſſe, pituiteuſe ou fluide trop abondante, qui ramollit les nerfs. Les Anciens ont attribué toutes les paralyſies au même principe ; mais j'appelle paralyſie ſéreuſe, celle qui eſt cauſée par une ſurabondance de ſéroſité, par le ſéjour que l'on fait dans des endroits humides ou nouvellement bâtis, par des eaux minérales priſes à contre temps, & qui eſt familiere aux pêcheurs, aux lavandieres, &c.

Elle demande en général le même traitement que la paralyſie ; on peut même la traiter comme les autres eſpeces, par exemple, comme l'hémiplégie ſéreuſe.

XIX. *HEMIPLEGIA* ; Hémiplégie ; *Hepiplegia*, de Dover.

Elle conſiſte dans la débilité ou la ſuppreſſion du mouvement muſculaire & du ſentiment dans la moitié du corps ſans douleurs ni aſſoupiſſement.

Hémiplexie, Caſtell. *Lexicon.*

Apoplexie, Hippocrat. *Prorrhetic.* 1. 30.

On la diſtingue de l'apoplexie & des autres maladies ſoporeuſes en ce qu'elle n'influe point sur l'esprit, & qu'elle laisse à l'ame la liberté d'exercer une partie de ses fonctions.

De la paraplégie, en ce qu'il n'y a qu'un côté du corps, par exemple, le droit ou le gauche, qui soit privé de sentiment & de mouvement.

De la paralysie par l'étendue. L'hémiplégie affecte souvent la moitié du corps depuis la tête jusqu'aux pieds, & la prive du mouvement, du sentiment, de la vue, de l'ouie; la bouche se tord du côté sain, de même que la langue, la parole est gênée, &c.

Son principe prochain est une résolution des nerfs du côté opposé, ou de la moelle allongée, ou de la moelle de l'épine vers le cou, selon que les parties du visage & de la tête sont lésées ou saines.

Elle est parfaite, lorsque la moitié du corps est entiérement privée de mouvement & de sentiment : elle n'est qu'imparfaite lorsque l'un & l'autre sont simplement affoiblis.

Elle differe de l'immobilité qui a lieu dans le rhumatisme, la goutte, les luxations, les fractures, &c. en ce qu'elle n'est accompagnée d'aucune douleur;

de celle qui arrive dans les fievres aiguës, malignes, syncoptiques, par les signes qui sont propres à ces maladies, tels, par exemple, que la violence, l'universalité, &c. L'hémiplégie est une maladie chronique qui n'affecte que la moitié du corps ; mais par succession de temps le membre inférieur se fortifie, recouvre presque son usage, au lieu que le supérieur reste plus long-temps affecté.

L'espece la plus fréquente est celle qui suit l'apoplexie, elle est salutaire & pour l'ordinaire sanguine, comme la maladie à laquelle elle succede ; car l'apoplexie pituiteuse est ordinairement mortelle, à moins qu'il ne survienne une hémiplégie.

Elle est causée par l'obstruction des nerfs dans l'endroit de leur origine qui répond à la moitié du corps.

Lorsqu'elle affecte la moitié de la tête & du corps, elle est compliquée de la surdité, de la goutte sereine, du boitement, de la foiblesse des membres du côté malade, la langue & les commissures des levres se portent vers le côté sain, ce qui est cause que le malade bégaie ou devient muet. Dans le cas où la tête reste saine, l'hémiplégie n'affecte que la moitié droite ou gauche du corps, mais la résolution est beaucoup plus forte dans le bras que dans la jambe.

L'obstruction est toujours relative à l'action du fluide nerveux, & à la résistance qu'il rencontre dans le nerf ou dans le muscle; si donc la résistance des nerfs est la même, & que le fluide nerveux ne circule point avec la force nécessaire, ou ne circule point du tout, les parties resteront privées de sentiment, ou du moins de mouvement. Mais il y a tout lieu de croire que dans l'hémiplégie la résistance est plus grande dans l'origine des nerfs, soit à cause de la compression ou de l'obstruction qu'éprouvent les filets nerveux, soit parce que la lymphe visqueuse qui les obstrue, est d'une qualité qui éteint la matiere électrique, l'absorbe, & l'empêche de circuler.

C'est ainsi qu'un fil de fer devient hors d'état de transmettre la matiere électrique, lorsqu'on le mouille avec de l'eau; la fumée du charbon de pierre, du soufre, produit le même effet; & je ne doute point qu'il n'y ait quantité de vices dans les fluides, qui, sans obstruer les nerfs, sont capables de ralentir le cours du fluide nerveux. J'ai connu quantité de gens qui ont recouvert l'usage de leurs membres par le moyen de l'électrisation, quoiqu'ils fussent privés de sentiment & de mouvement depuis plusieurs années.

L'hémiplégie est une maladie chronique, difficile à guérir. Elle est familiere aux personnes âgées, elle doit souvent son origine à un carus, ou à l'apoplexie, ou à l'épilepsie, elle est salutaire & critique dans ces maladies, & n'empêche pas le malade de vivre plusieurs années; mais lorsqu'elle affecte la langue, & que le cerveau est vicié, le malade est menacé d'une rechute d'apoplexie. Vous trouverez sa cure générique chez *Riviere* & *Sennert*, & sa théorie chez *Wepfer*, *lib. de apoplexiâ.*

Rien n'est plus faux que la théorie qui attribue toutes les especes d'hémiplégie, à une surabondance de sérosité, & qui prescrit de la combattre avec des remedes chauds & dessicatifs, vu qu'il y a des especes qui proviennent de la sécheresse, & de l'acrimonie des nerfs & des fluides. Il est vrai que ces secours généraux ont leur utilité dans le commencement, de même que dans l'apoplexie; mais après que le danger est passé, il faut employer les spécifiques pour prévenir l'engorgement du cerveau.

Voici quelle est la pratique de *Dover* dans l'hémiplégie spontanée, de même que dans la séreuse.

1°. On appliquera des vésicatoires au bras & à la jambe malades.

2°. Le malade prendra pendant cinq jours de mercure doux & de cinabre, de chacun huit grains.

3°. Il prendra tous les jours deux drachmes d'un électuaire de conserve d'absinthe.

4°. Il boira par-dessus quelques cuillerées de teinture d'angélique, d'énule, de feuilles de marrube, d'absinthe, de germandrée, de petite centaurée, &c.

Suivant la pratique du D. Janon de la Chene, *Journal de Médecine, Sept. 1763*, le malade prendra toutes les quatre heures six gouttes de sel alkali volatil, tel que celui de corne de cerf, pour exciter la sueur, qu'on entretiendra pendant quelques jours.

1. *Hemiglegia transversa*; Hémiplégie transverse. L.

Il est assez ordinaire aux dyssentériques d'être paralysés d'un bras & d'une jambe opposés. *Conrad. Fabricius*, Professeur à Helmstad, *Dissert.* 1750.

Cette espece d'hémiplégie est fréquente ensuite d'une dyssenterie maligne & épidémique, lorsqu'on l'arrête mal-à-propos avec des astringens & des opiates. Ceux qui en échappent, perdent l'usage du bras & de la jambe qui lui est opposée ; mais cet accident est ordinairement compliqué de douleurs arthritiques ; sinon les parties perdent le sentiment. Les premiers guérissent plus aisément que les seconds.

On ignore la cause de ce phénomene.

La cure exige 1°. que l'on répare les forces & la perte du fluide nerveux qu'occasionne la dyssenterie, avec des analeptiques & des cordiaux, ce qui demande beaucoup de temps, & sert en même temps à expliquer pourquoi les autres paralysies sont d'autant plus promptes à guérir qu'elles sont plus récentes, & pourquoi c'est tout le contraire de celle-ci. On vante beaucoup l'essence de succin ; la la liqueur anodine d'Hoffmann, l'esprit & le sel volatil de sel ammoniac, de corne de cerf, la tranquillité & la gaieté d'esprit. *Gassendi*, dans la vie de *Peiresc*, parle d'une paralysie guérie par la joie. Valeriola, *lib.* 2. *obs.* 4. d'une autre qui le fut par la frayeur & la colere.

2°. Si le malade est pléthorique & adulte, on le saignera du pied, pour diminuer la pléthore.

3°. On se servira pour rétablir le ton des fibres, d'esprit de vin camphré & safrané, avec l'huile de vers de terre & l'esprit de sel ammoniac. L'onguent nervin de Sydenham, *Processu de paralysi*, appliqué sur les parties affectées, produit aussi de très-bons effets.

4°. On se servira pour calmer les spasmes, de poudres préparées avec le nitre, les anthelminthiques, le bézoard, le cinabre, de la liqueur de corne de cerf, avec le succin, & d'un régime diapnotique; car c'est un signe de guérison, lorsque la partie se couvre d'une légere moiteur.

On emploiera pour faciliter la transpiration la fumée de gommes aromatiques, que l'on recevra avec des pieces de drap, le mouvement & les frictions réitérées des parties, les embrocations d'eaux thermales; les habits chauds & secs en hiver, & autres moyens semblables.

2. *Hemiplegia spasmodica*, D. Pomme, *Essai sur les vapeurs*, *obs.* 3. Seroit-ce la *contracture?* Hémiplégie spasmodique. L. Un hypocondriaque en fut attaqué en suite d'une céphalalgie violente. Elle commença par un assoupissement, après quoi, dit l'Observateur, il devint paralytique du côté droit; les parties, sans en excepter l'œil & l'oreille, perdirent le sentiment & le mouvement.

Un Médecin célebre lui ordonna les bouillons de poulet & de tortue, le petit-lait, les eaux aigrelettes, les apéritifs, les cathartiques & les antispasmodiques. Les opiates céphaliques composées avec les cloportes, la cascarille, la poudre de guttete, la valériane, l'enula-campana, lui ayant fait du mal, il lui fit prendre cent soixante bains tiedes, autant de bouillons de poulet ou de tortue, des lavemens d'eau froide, ce qui, joint à l'exercice, lui rendit la santé.

3. *Hemiplegia syphilitica*, Astruc, *de*

morbis venereis, *lib. 4. cap. 11.* §. 9. Hémiplégie vénérienne. L.

C'est une hémiplégie flasque qui laisse très-peu de sentiment dans la partie, ou une paraplexie, dont on peut voir l'histoire. Je traite actuellement un malade attaqué de cette espece, que je crois incurable, & un autre que les Médecins regardent comme hémiplégique, mais sans fondement, vu qu'il est affecté d'une contracture dans les membres du côté gauche, compliquée de rigidité, de l'inflexion du genou, de douleurs vives & de crampes fréquentes. Le laitage & les substances oléagineuses lui procurent du soulagement, & on doit l'électriser dans peu.

4. *Hemiplegia scrophulosa*, de Haen, *tom. 3. cap. 6. obs. 16.* Hémiplégie scrophuleuse. L.

Elle est causée par des tumeurs scrophuleuses qui compriment les nerfs; & on la guérit par des électrisations réitérées.

5. *Hemiplegia arthritica*, Musgrave, *de arthritide.* Hémiplégie arthritique. C.

C'est une paralysie qui affecte ordinairement le côté gauche, qui succede aux douleurs arthritiques, lesquelles continuent dans le côté paralysé, & maigrissent les parties.

De Haen, *part. 1. cap. 8. obs. 1 & 7.* rapporte qu'un malade en a été guéri au bout de deux mois par le moyen de l'électrisation. On peut rapporter à cette espece l'hémiplégie occasionnée par un rhumatisme. On la guérit par l'électrisation, ainsi que j'en ai fait plusieurs fois l'expérience.

Dans cette espece, la contracture des mains diminue pendant la nuit.

6. *Hemiplegia exanthematica*; Voyez de Haen, *part. 1. cap. 8.* Hémiplégie exanthématique. L.

C'est celle qui est causée par la repression ou la suppression de la gale, des achores, de la teigne & autres efflorescences cutanées.

L'électrisation a guéri non-seulement l'hémiplégie, mais encore procuré l'éruption des achores.

A. *Hemiplegia purpurea*, Junckeri, *tab. 115. de hemiplexiâ.* C'est celle qui succede à la fievre miliaire; mais je ne l'ai jamais vu, & je ne trouve son histoire nulle part.

7. *Hemiplegia ex apoplexiâ*, de Haen, *part. 4. pag. 243. obs. 6. 7.* Hémiplégie causée par l'apoplexie. C.

Les eaux de Balaruc produiſent plus d'effet dans cette eſpece que l'électriſation ; elles ne réuſſiſſent cependant pas toujours, mais on ne riſque rien à les tenter. *De Haen* prétend que l'électriſation a quelquefois réuſſi. *Voyez* ma diſſertation ſur l'hémiplégie parmi les Theſes de Médecine de *Haller.*

Ces eaux ne produiſent ſouvent pas plus d'effet dans cette eſpece que dans les hémiplégies compliquées de tremblement.

8. *Hemiplegia intermittens*, Chaptal, Méd. à Montpellier. *Torti de febribus*, *cap. 4. pag. 227.* Hémiplégie intermittente. P. A.

C'eſt une eſpece qui vient tous les jours, & qui au bout de quelques heures, ceſſe avec l'accès de la fievre quotidienne.

Hiſtoire. Un homme de cinquante ans, après avoir eu pendant un mois une légere céphalalgie, ſentit au mois de Juillet 1760 vers le ſoir une chaleur brûlante autour du front, laquelle, après qu'elle eut ceſſé, fut ſuivie d'une autre dans l'occiput, accompagnée d'un pouls un peu plus plein & plus fréquent, de ſonges effrayans dans la nuit,

& de vertiges. Cet accès ne dura que huit heures; mais vers les quatre heures du soir, les mêmes symptomes reviennent, accompagnés d'un grand abattement de forces, & se dissipent au bout de quatorze heures, & ainsi consécutivement pendant neuf jours, avec cette différence qu'après le quatrieme jour la chaleur du sinciput & la douleur de l'occiput augmentent, & qu'à chaque accès la débilité paralytique affecte le côté gauche du corps, & qu'elle est accompagnée de la distorsion de la bouche vers le côté opposé, de la difficulté de parler, du tremblement des levres, & de l'immobilité de la jambe gauche; tous ces symptomes disparoissent avec l'accès de la fievre, & reviennent avec lui.

Cure. La premiere saignée & la premiere purgation n'ont procuré aucun soulagement au malade, & il s'est très-mal trouvé de la seconde purgation; mais après avoir pris trois fois par jour une décoction de quinquina, de racine d'angélique avec la poudre de la guttete & le nitre, il s'est trouvé guéri le neuvieme jour.

L'accès revenoit tous les jours à quatre heures du soir, & cessoit le lendemain à ſix heures du matin ; le pouls n'étoit pas plus fréquent que dans ceux qui ſe portent bien, mais il l'étoit davantage dans notre malade que dans l'abſence de l'accès. Cette fievre eſt compliquée de la tenſion & de l'extenſion du pouls, d'une chaleur dans le front qui dure demi-heure, mais qui ceſſe auſſi-tôt, & qui eſt ſuivie d'une douleur lancinante dans l'occiput. Le malade a peine à remuer la tête pendant l'accès, & lorſqu'il la remue, il ſent un bruit dans le cou, & les dents lui craquent. L'artere temporale n'étoit point à l'uniſſon avec la radiale ; le pouls étoit égal dans celle-ci, & inégal dans celle-là, tremblottant par intervalles, & légérement redoublé. Cette maladie s'aigriſſoit par les cathartiques, quoique le malade rendît beaucoup de matiere bilieuſe.

9. *Hemiplegia traumatica*, Tulpius, *obſ. 1. lib. 9.* Hémiplégie traumatique. A.

C'eſt celle qui eſt cauſée par un coup, une chute, une plaie, une fracture au crâne. Lorſque la plaie offenſe la moelle de l'épine dans le cou, elle eſt ſuivie d'une mort ſubite, comme les bouchers l'éprouvent tous les jours ; ſi la plaie l'affecte un peu plus bas, il en résulte une paraplexie au lieu d'une hémiplégie.

Elle exige le même traitement que l'apoplexie qui provient du même principe; mais lorsqu'elle est invétérée, l'électrisation n'y fait rien. C.

10. *Hemiplegia serosa*, Bonet, *Sepulchret.* Hémiplégie séreuse.

On la croit occasionnée par une surabondance de sérosité dans le cerveau. Telle est celle qui attaque les sujets cachectiques, pâles, œdémateux, froids, âgés, ou naturellement, ou ensuite de l'usage des bains & des potions aqueuses, & de la suppression des écoulemens séreux. On ne doit pas mettre de ce nombre celles qui, lorsqu'on ouvre les cadavres après une longue maladie, laissent une certaine sérosité dans les sinus du cerveau, vu que cet épanchement de sérosité a lieu à l'approche de la mort dans toutes les hémiplégies, & est d'autant plus abondant, qu'on tarde plus de temps à ouvrir les cadavres.

Cette espece exige dès le commencement des émétiques & des cathartiques réitérés, auxquels on joint les tisanes diurétiques, sudorifiques, les vésicatoires, les sétons, les douches, les bains d'eaux minérales salines, une diete seche, les opiates, les nervins, les frictions de la tête avec des linges bien secs, des brosses de poil de sanglier, après se l'être faite raser, &c. après quoi l'on en vient à des électrisations réitérées qui ne produisent aucun effet dans l'émiplégie récente, mais qui font beaucoup de bien dans celle qui est invétérée. *Voyez la cure chez* Baglivi, *pag. 214.*

11. *Hemiplegia apostematodes*, Schenckius. C.

Celle qui provient d'un abscès dans le cerveau est incurable & mortelle : cependant *De Haen* a vu trois paralysies guéries par une expectoration de pus.

12. *Hemiplegia ex epilepsia*; C. Hémiplégie causée par l'épilepsie. Voyez ma *Dissertation sur la guérison de l'Hémiplégie par l'électrisation.*

Cette espece est incurable & ne tue point les malades, mais elle les rend souvent imbécilles. Les membres ne se roidissent jamais dans cette espece, mais restent flasques. J'ai vu des hémiplégies suivies d'accès épileptiques, dans lesquels tantôt le côté sain, tantôt le côté hémiplégique, étoient agités par intervalles de mouvemens convulsifs. Cette espece est plus dangereuse, & annonce une mort prochaine. Il paroît par cette observation que l'action du fluide nerveux venant à augmenter, il agite la partie paralysée, & qu'elle reste telle après que l'accès a cessé. L'obstruction des nerfs n'est donc pas telle que le croient les Scolastiques. *Voyez les Observations de* Schenckius.

Cette espece ne cede ni aux eaux de Balaruc, ni à l'électrisation.

13. *Hemiplegia arthritica*, Musgrave, *de Arthritid. cap. 16.* Hémiplégie arthritique.

Elle attaque les personnes goutteuses & sujettes aux rhumatismes, & on la croit occasionnée par une lymphe âcre & visqueuse. Elle ne détruit souvent point le sentiment : les extrémités inférieures paralysées se roidissent, ont de la peine à plier, se dessechent. Elle est la plus fréquente de toutes.

Elle s'aigrit par les remedes chauds & sudorifiques, par les eaux minérales salines, & se calme par l'usage du petit-lait & du lait d'âneſſe, ſur-tout par le retour de la goutte, comme cela eſt arrivé au Préſident Fonbon de Montpellier, qui croyant ſon mal incurable, ſe trouva tout-à-coup guéri par un accès de goutte aux pieds. Elle s'appaiſe auſſi par les bains ſulfureux, & ſe guérit même parfaitement par des électriſations réitérées, ainſi que je l'ai éprouvé pluſieurs fois. *Voyez* la diſſertation que j'ai donnée là-deſſus, & qui a été inſérée dans les Mémoires d'*Upſal*, & dans le Journal économique. Les premieres électriſations font ſortir une ſueur viſqueuſe des doigts affectés, appaiſent la fievre, lorſqu'il y en a, font dormir le malade, & rendent peu-à-peu à la main & à chaque doigt, leur flexibilité & leur ſenſibilité. *Voyez* auſſi les cures électriques qu'a faites derniérement M. de Haen, *tom. 1. cap. 7.*

14. *Hemiplegia ſimulata*, Boret, *in diſputationib. Chirurg.* Haller, *tom. 1. pag. 37.* Hémiplégie feinte.

Une femme de condition ayant eu le malheur de perdre ſes biens par un revers de fortune, & voulant éprouver s'il lui reſtoit quelque vraie amie, feignit tout-à-coup une hémiplégie, & la feignit ſi bien, qu'elle consentit à se faire saigner, & à prendre les émétiques, les purgatifs, les douches, & les autres remedes qu'on emploie dans pareil cas, si bien que le Médecin y eût été lui-même trompé, s'il eût été moins clairvoyant.

15. *Hemiplegia saturnina*, Brendel, M. S. *Hémiplégie saturnine.*

On prétend qu'elle attaque ceux qui travaillent aux mines, sur-tout à celles de plomb. J'ai vu à la vérité quelques-uns de ces ouvriers affectés d'un tremblement dans les mains & dans les bras; mais je ne me souviens point d'avoir vu des hémiplégies occasionnées par ce principe. J'ai cependant vu M. de *Mandajor*, de l'Académie des Inscriptions, tomber à la suite d'une colique de Poitou, dans une hémiplégie parfaite, accompagnée de mutité, & d'une foiblesse des membres; mais je n'ai pu savoir si sa colique étoit saturnine ou non.

XX. *Paraplexia*, Paraplexie ; *Paralysie universelle*, des Auteurs.

C'est une débilité extrême du sentiment & du mouvement, ou de tous les deux ensemble, dans la moitié du corps, pris en travers, & plus souvent dans les extrémités inférieures, compliquée d'une incontinence d'urine, d'impuissance virile, &c.

Elle est causée par le défaut de circulation du fluide nerveux dans le bas de la moelle de l'épine, laquelle est obstruée ou lésée dans la région inférieure du dos ou des lombes, ce qui oblige le malade à rester au lit; en quoi elle differe de l'hémiplégie. Lors cependant qu'elle est imparfaite, le malade peut faire quelque usage de ses jambes; mais il boite, & n'a point d'incontinence d'urine.

1. *Paraplexia rheumatica. Paralysis scorbutica*, Ettmuller, *pag.* 440. Paraplexie rhumatique; Paralysie scorbutique. C.

Un Marinier âgé de quarante ans, devint insensiblement paralytique de tous ses membres, en suite d'une fievre tierce qu'il eut un an auparavant. Il sentoit un fourmillement incommode dans les jambes & les genoux, & des douleurs dans les bras, qui maigrissoient à vue d'œil. Il suoit continuellement dans la nuit, & sentoit comme une masse de plomb dans la région du nombril, sans qu'on y apperçût aucune tumeur, des douleurs dans les doigts & les orteils; il avoit le teint plombé, & étoit extrêmement abattu.

On l'électrisa dans le mois de Septembre, & ce remede, qui n'avoit produit aucun effet l'été d'auparavant, eut tout le succès qu'on s'en étoit promis. De Haen, *obs.* 12.

2. *Paraplexia sanguinea*, Juncker, *tab.* 115. appellée par quelques-uns *Parapoplexie & apoplexie partielle; Paralysie des extrémités inférieures* de Felix Platerus; *Paraplexie sanguine.* A.

On attribue cette espece à la pléthore, ou à la trop grande rapidité du sang, & on la connoît à la chaleur & à la rougeur du visage, à la plénitude & à la vîtesse du pouls, & elle est occasionnée par tout ce qui agite le sang & augmente son volume. On l'attribue pour l'ordinaire à la distension du réseau vasculeux qui enveloppe la moelle de l'épine ; & elle differe du carus & de l'apoplexie, en ce qu'elle n'affecte point le cerveau. Cette maladie est infiniment plus dangereuse que l'hémiplégie, quoique de moindre durée. On la traite au commencement comme l'apoplexie sanguine, & ensuite comme l'hémiplégie.

On donne aussi à cette maladie le nom de paraplexie, quoiqu'elle affecte quelques fonctions du cerveau, comme la mémoire, l'ouie ou la vue, ou la parole, lorsque les parties inférieures sont paralysées, & qu'elle commence par une attaque d'apoplexie ; & dans ce cas, il n'est pas douteux que le cerveau est affecté. De là vient que *Forestus* & *Fernel* appellent paraplexie, cette paralysie universelle qui suit l'apoplexie. Un homme replet & robuste s'étant purgé, & ayant eu l'imprudence de sortir par un temps froid & pluvieux, fut subitement attaqué d'une paraplexie imparfaite, qu'il garda plusieurs années. Il boitoit & avoit de la peine à marcher ; & tous les remedes qu'on employa pour le guérir, furent inutiles.

3. *Paraplexia à spina bifida*, Huxham,

Transact. philosoph. n°. 413. Mars 1730. Tulpius, *cap.* 29, 30. A.

Dans le cas d'*Huxham*, l'enfant avoit l'os sacrum imperforé, la gaine de la moelle de l'épine, formoit dans cet endroit une tumeur de la grosseur du poing, & les extrémités inférieures étoient paralysées & croisées l'une sur l'autre; au lieu que dans ceux que j'ai observés, les parties situées au-dessous de la tumeur de l'épine, & celles de dessus, étoient privées de sentiment & de mouvement. *Voyez* anesthésie. On sait que cette maladie est mortelle, lors sur-tout qu'on ouvre la tumeur. On peut rapporter ici la paraplexie causée par la bosse dont parle Manget, *Biblioth. Med. pag.* 760.

4. *Paraplexia traumatica*, Fel. Platerus, *cap.* 3. Paraplexie traumatique. D.

Rien n'est plus fréquent que cette maladie dans ceux qui tombent de haut sur l'épine du dos, ou qui se la luxent par l'inflexion violente que souffre le tronc. Il n'y a presque point d'année qu'on n'amene à l'Hôpital d'Alais un ou deux paraplégiques, qui sont tombés du haut d'un mûrier en cueillant des feuilles pour les vers à ſoie. Les extrémités inférieures ſe paralyſent auſſi-tôt, ils ont une incontinence d'urine, ils ſont conſtipés, & leurs feſſes ſe gangrenent par la ſuite.

5. *Paraplegia rachialgica*, Riviere, *obſ. 98. cent.* 2. autrement appellée *Fauſſe paralyſie.* C.

Riviere obſerve après Trallien, *lib.* 1. *cap.* 16. & Foreſtus, *lib.* 10. *obſ.* 97. qu'il y a des paralyſies que les remedes chauds & deſſicatifs imitent, que les humectans & les relâchans guériſſent, & qui ſont cauſées, non point par une pituite & une féroſité qui relâchent les nerfs, mais par une bile, à ce qu'on dit, qui les deſſeche & qui les comprime. La femme, dont *Riviere* rapporte l'hiſtoire, avoit entiérement perdu l'uſage de ſes jambes, quoiqu'elles conſervaſſent encore quelque ſentiment; & ce qu'il y a de particulier, eſt que lorſqu'on lui étendoit les jambes, elles ſe roidiſſoient, ou tomboient dans des mouvemens convulſifs, accompagnés d'une eſpece d'agitation dans les hypocondres. D'ailleurs la malade étoit ſujette à des douleurs vagues, ſur-tout dans la poitrine, ce qui indique une colique de Poitou. *Voyez* Colique de Poitou.

Il me paroît qu'on peut y joindre la paraplégie causée par la frayeur & la colere, de même que celle qui est occasionnée par des rhumatismes. *Voyez* de Haen, *obs. 11 & 20. tom. 3.* lequel a employé l'électrisation avec très-peu de succès. J'ai connu jadis un soldat attaqué de cette maladie, qui s'en est parfaitement bien trouvé.

6. *Paraplexia intermittens*; Paraplexie intermittente, observée par *M. Chaptal*, Médecin à Montpellier. P. A.

C'est une espece de paraplexie qui prive seulement les extrémités inférieures de tout mouvement & de tout sentiment, & qui est compliquée de fievre, de l'enflure œdémateuse, & d'un froid dans ces parties; ces symptomes disparoissent au bout de quelques heures, & reviennent le lendemain, & ainsi consécutivement.

Histoire. Au mois de Juillet 1756, un enfant de quatre ans fut attaqué d'une douleur si vive dans les talons, qu'il fut impossible de l'appaiser par aucun remede. Elle cessa au bout de demi-heure, mais ses pieds & ses jambes s'enflerent, se paralyserent & devinrent froids, quoique les autres parties fussent beaucoup plus chaudes qu'à l'ordinaire. Ces symptomes se dissiperent au bout de huit heures; mais le lendemain à la même heure, la douleur revint dans les talons, les pieds s'enflerent, se paralyserent, devinrent froids & œdémateux, & la fievre survint; mais tout s'appaisa au bout de sept heures. Ces symptomes ont diminué jusqu'au huitieme jour, & se sont enfin dissipés par le moyen des remedes.

Cure. Dans l'intervalle du second jour, on l'a purgé avec la manne & le sirop de Glauber, & il a vomi. On l'a purgé de nouveau dans le second intervalle, & ensuite on lui a donné deux ou trois fois par jour, un opiat de quinquina & de racine de pivoine. Les accès sont devenus moins fréquens, & ensuite plus courts, & l'enfant s'est trouvé parfaitement guéri.

7. *Paraplexia syphilitica*; Paraplexie vénérienne. C.

Un homme de quarante ans avoit depuis un grand nombre d'années un ulcere dans la verge, qui étoit la suite d'une gonorrhée qu'on avoit eu l'imprudence d'arrêter par les frictions mercurielles. Il fut attaqué il y a quelques années d'une paraplexie imparfaite, qui l'empêchoit de marcher. Son Chirurgien lui fit prendre des demi-bains d'eau blanchie avec la liqueur de saturne, qui rendirent la paraplexie parfaite. Je lui ai fait prendre pendant deux mois du sublimé corrosif, suivant la méthode de *Van Swieten*; mais il n'a produit aucun effet.

ORDRE QUATRIEME.

LEIPOPSYCHIÆ ; Défaillances.

De *Leipo*, je manque ; & *Psyche*, esprit, ame, comme qui diroit *défaillance d'esprit.*

Ce sont des maladies dont le principal symptome est une diminution considérable des forces vitales, & par conséquent du pouls & de la respiration.

Les forces vitales sont celles du cœur, des arteres & de la poitrine, dont on juge par le mouvement de ces organes, de sorte que plus le pouls est plein, vif & ferme, plus il a de force, de même que la respiration est d'autant plus forte, qu'elle est plus grande & plus fréquente. Mais la force actuelle du pouls & de la respiration differe beaucoup de leurs forces potentielles, ou de celle de la faculté vitale ; car plus la faculté a de force, & moins elle en emploie, à moins que la nécessité ne l'y oblige. Par exemple, un homme sain & qui est en repos, a le pouls plus petit, plus mollet, plus tardif & plus rare, que lorsqu'il est affoibli par un travail violent, par une passion, une fievre ou un exercice immodéré.

Les forces ont leur origine dans le cerveau; c'est lui qui distribue le fluide nerveux dans le cœur & dans tous les muscles du corps, & par conséquent dans tous les organes du mouvement, soit naturel ou volontaire. C'est dans le cerveau que réside le moteur de ce fluide, & quoiqu'il soit continuellement occupé des mouvemens vitaux, qu'il les augmente & les diminue, il ne les interrompt jamais, sachant combien ils sont nécessaires pour la conservation de la vie. Il y a cependant des circonstances dans lesquelles la vie n'est rien au prix de quelques autres biens, tels que le salut, l'honneur, &c. & pour lors il s'en occupe si peu, qu'on a vu des gens qu'une passion violente a portés à préférer la mort à la vie. *Voyez* la dissert. de Nicholls, *de animâ medicâ.* On voit tous les jours des hommes, & sur-tout des femmes que le chagrin fait tomber en pâmoison, & des malades qui fussent morts si on les eût laissés à eux-mêmes, qui échappent lorsqu'on fait leur inspirer du courage. Un malade qui a confiance en son Médecin, juge du bon ou du mauvais état où il se trouve, à l'air seul de son visage, & son pouls s'affoiblit ou se renforce, selon qu'il le voit triste ou de bonne humeur. Ceux qui sont curieux de connoître l'empire que l'ame exerce sur les organes vitaux, ne peuvent mieux faire que de lire l'ouvrage du fameux Kloekhof, *de morbis animi, pag. 35. & sequent*; celui de Baglivi, *de morbis animi*; & celui de Fienus, *de imaginatione*. C'est fournir des armes aux Matérialistes, que de prétendre avec quelques-uns que toutes les actions de l'ame dépendent de la disposition antérieure des fibres du cerveau. Rien ne prouve mieux la différence qu'il y a entre l'ame & le corps, que l'empire que l'esprit exerce sur les appétits corporels. Les personnes vertueuses le sentent, & il n'y a que des Epicuriens grossiers qui puissent le nier.

La diminution des forces du cœur dépend ou des fluides ou des organes. Si le fluide nerveux n'est point assez abondant, ou s'il vient à être détruit par quelque vapeur mortelle, telles que celles qui s'exhalent des lieux méphitiques, par une longue abstinence, par la maladie, ou par des évacuations excessives, il est évident que les forces s'affoibliront. Il peut se faire que le fluide nerveux cesse de circuler dans les organes, soit parce que le cerveau est comprimé comme dans les maladies soporeuses, soit parce que les nerfs sont blessés, ou parce qu'il y a quelque obstacle dans le cœur. Ce dernier cesse d'agir lorsqu'il se trouve en équilibre avec les résistances qui s'opposent à son mouvement, & les mouvemens vitaux ne languissent & ne s'affoiblissent, que parce qu'il n'a pas assez de force pour surmonter la résistance du cœur, des vaisseaux ni celle du sang. Voilà les deux principes de la débilité du cœur, & des différentes especes de défaillances, lesquelles exigent des méthodes curatives différentes.

Lorsque le mouvement du sang se ralentit, la chaleur diminue, & le froid s'empare des membres; mais pour peu qu'il augmente on s'en apperçoit aussitôt. Si l'action du cœur, dont dépend sa pulsation vient à cesser, quand même la systole & la diastole de ses ventricules continueroient, si son mouvement ne réfléchit

réfléchit point sur les côtes, la circulation continue bien à la vérité, mais on n'apperçoit aucune pulsation dans les arteres, & par conséquent le cerveau n'éprouve point ces battemens qui déterminent les idées des personnes qui veillent ; & de là ce sommeil, ou cette image du sommeil inséparable de la syncope & de l'asphyxie. Le cours du sang étant ralenti, ce fluide n'a pas assez de force pour surmonter la résistance des arteres cutanées ni pour s'y insinuer, ce qui l'oblige à passer directement dans les veines par les grandes ramifications, sans entrer dans les vaisseaux capillaires, d'où s'ensuivent la pâleur, le froid, & la privation de sentiment.

Il est bon de remarquer que les premiers muscles qui se roidissent par le froid, sont les releveurs de la mâchoire ; elle se contracte si fort en hiver, qu'on a de la peine à proférer une parole. La même chose arrive souvent dans le froid syncoptique, sans que le fluide nerveux afflue avec plus de violence dans ces muscles, & de là vient que dans la syncope les mâchoires se ferment au point qu'on ne peut les ouvrir pour faire prendre des cordiaux aux malades ; mais on ne doit pas rapporter cet accident aux maladies convulsives, vu que tous les autres symptomes prouvent le contraire.

XXI. *ASTHENIA*, *Debilitas habitualis*; Foiblesse des membres, du Grec *astheneia*, débilité; en Latin, *Languor virium*.

C'est une débilité de tous les membres, laquelle n'influe point sur les actions vitales, je veux dire, que la foiblesse des membres soumis à la volonté est plus grande qu'on ne devroit l'attendre de celle du pouls, & par conséquent l'asthénie differe de la syncope & de l'asphyxie, en ce que dans celles-ci la foiblesse des muscles va de pair avec celle des mouvemens vitaux.

L'asthénie se manifeste par la paresse, la lenteur & la nonchalance avec laquelle on se porte aux actions accoutumées & nécessaires, par les intervalles qu'on met entre elles, par le tremblement qui accompagne les efforts que l'on fait, par un sentiment de pesanteur dans les membres, par l'abattement du corps, & sur-tout par la posture renversée que le malade est obligé de prendre, car les personnes affoiblies prennent cette posture préférablement à toute autre, parce qu'elle est moins fatigante; & en effet, il faut beaucoup plus de force pour se coucher sur le côté que sur le dos, & encore plus pour tenir le tronc droit ou panché, que pour rester couché horizontalement. C'est un signe que les malades sont extrêmement affoiblis, lorsqu'ils jettent l'oreiller, qu'ils ne changent point de place, & qu'ils parlent lentement & d'un ton bas. C'est par la voix que l'on juge de la foiblesse d'un homme, & de là vient que ceux qui veulent paroître foibles, parlent extrêmement bas. La foiblesse est encore plus grande, lorsque des malades, qui aimoient la propreté, lâchent sous eux leurs excrémens & leur urine. Les Auteurs se taisent sur cette maladie, soit parce qu'ils la regardent comme un accident inséparable de presque toutes les maladies, soit parce qu'ils ignorent la théorie des forces & leurs principes, quoiqu'elle soit d'une très-grande utilité dans la pratique.

Il importe extrêmement dans la pratique de distinguer l'asthénie de la débilité des forces vitales ; la premiere est plus éloignée de la mort que la seconde, & par conséquent elle doit moins effrayer le Médecin.

Cette maladie differe du typhus & de la paraplexie par les signes qui sont propres à ces genres, & qu'on ne connoît point encore assez ; de la lassitude, en ce que celle-ci est une sensation incommode compliquée d'asthénie.

Ceux qui ont une asthénie sentent des douleurs vagues & légeres dans les membres pour peu qu'ils remuent, parce que leur foiblesse rend leur sentiment plus vif.

1. *Asthenia Pannonica ; Morbus Hungaricus*, Manget, *Biblioth. Med. pract. Languor Pannonicus*, Tob. Cober & Thomas Jordan, *de phenomenis pestis.*

C'est une foiblesse spontanée & épidémique très-familiere aux gens de guerre, qui les met insensiblement hors d'état de vaquer aux fonctions militaires, & qui ne manifeste sa malignité qu'après avoir tenu long-temps les malades au lit ; & alors, déployant des forces empruntées, elle les emporte dans le temps qu'on s'y attend le moins.

On prétend que cette maladie est

très-dangereuse ; mais les Auteurs la décrivent d'une maniere si métaphorique, qu'il est très-difficile de la distinguer des autres genres qui lui ressemblent. *Cober* décrit plusieurs de ses variétés, savoir :

1°. Celle qui est causée par la chair de bœuf & de vache dure, & séchée au soleil, plutôt que cuite, dont les soldats font usage, & qui leur cause des cardialgies, des coliques, des nausées.

2°. Par des eaux marécageuses, croupissantes & chargées de limon.

3°. Par des vins & des bieres troubles & féculentes.

4°. Par l'agitation de l'esprit, la colere, &c.

5°. Par la chaleur & la sécheresse de l'air en été.

2. *Asthenia Virginica*, Colden, *de plantis Codinghamensibus.*

Seroit-elle causée par la chaleur du climat ? On prétend que les racines de *lactea racemosa* sont un spécifique contre cette maladie.

Personne n'ignore qu'une chaleur continue de 25 degrés, telle que celle qui regne chez nous en été, affoiblit considérablement les forces, d'où s'enſuivent des inſomnies, des ſueurs, des anorexies, la maigreur, &c. & c'eſt ce qu'éprouvent les étrangers qui vont à l'Amérique, d'autant plus que la chaleur y eſt la même la nuit que le jour, & en été qu'en hiver; l'hiver dans ce pays là ne conſiſtant qu'en des temps pluvieux & humides.

On remédie chez nous à cette eſpece d'aſthénie par des bains froids, des liqueurs glacées, des fruits aigrelets, de la limonade, &c.

3. *Aſthenia ab hydrocephalo;* Aſthénie cauſée par un hydrocéphale. *Voyez* Aſthénie cauſée par un ſpina bifida. C.

Nous avons vu un enfant affecté d'un hydrocéphale monſtrueux, qui avoit la tête tranſparente, & dont les ſinus des meninges ſe manifeſtoient par leur rougeur. On le montroit dans les différentes Villes de la France. Il étoit foible & aſſoupi, & ſe portoit d'ailleurs très-bien, excepté qu'il avoit le mouvement & le ſentiment plus foibles que ne les ont les enfans de cet âge. Il y a à l'Hôpital général deux petits enfans qui ont une petite fievre & une colique d'eſtomac; ils ſe levent après qu'on les a purgés; la fievre les abandonne, & ils en ſont quittes pour une foibleſſe de quelques jours ; ils s'alitent de nouveau ; ils rendent les bouillons qu'on leur donne ; la colique & la fievre reviennent de nouveau, on les purge de deux jours l'un ; le ſixieme jour ils ſont tout à coup ſaiſis d'une foibleſſe des membres ; leur tête s'appeſantit & panche par ſon propre poids ; ils ne peuvent porter leurs mains à leur bouche ni ſe tenir debout, ils conſervent le ſentiment ; le délire & la fievre les prennent la nuit, & ils meurent le huitieme jour ; on les ouvre, on les trouve extrêmement maigres, mais on n'apperçoit aucune altération ni dans le bas ventre, ni dans la poitrine, point de vers, des vents dans les inteſtins vuides, nul œdeme ; on ouvre leur crâne ; il en ſort une eau limpide, mais qui eſt rougeâtre dans les ventricules du cerveau. Ceci eſt arrivé dans le mois d'Août 1750.

Cette maladie differe du carus & de l'apoplexie, en ce qu'elle n'eſt point accompagnée d'aſſoupiſſement ; de la paralyſie, de l'hémiplégie & de la paraplégie, en ce que la foibleſſe eſt univerſelle, & que les parties conſervent le ſentiment.

Ces enfans ne pouvoient avancer les mains qu'ils n'euſſent les bras collés contre les côtes, & s'ils les euſſent étendus, ils n'auroient pu les ſoutenir pour des raiſons fondées ſur les lois de la mécanique; d'où je conclus qu'un des ſignes de cette maladie eſt de voir que les ſujets ont les bras collés contre les côtes du tronc.

Pendant que j'écris ceci, un troiſieme enfant eſt tombé tout à coup dans la même maladie, enſuite d'une dyſſenterie dans laquelle on l'a purgé pluſieurs fois; il eſt extrêmement altéré, & je ne doute point qu'il ne meure le lendemain; on lui a donné deux doſes de poudre de guttete, & il a été guéri au bout de quelques jours, mais on y a joint le vin & les cordiaux.

4. *Aſthenia ſcorbutica*, Lind. *de ſcorbuto. Languor ſcorbuticus*; Aſthénie ſcorbutique; Langueur ſcorbutique. C.

Dans le premier période du ſcorbut, le viſage eſt pâle, bouffi; le malade abhorre l'exercice, il a les levres & les caroncules lacrymales verdâtres, il a d'ailleurs bon appétit, & paroît ſe bien porter; mais la triſteſſe & l'abattement augmentent, ſon teint devient plombé & livide, la pareſſe dégénere en laſſitude, & pour peu qu'il faſſe de l'exercice, il ſent une ſtupeur & une débilité dans les genoux, ſans compter la dyſpnée & la laſſitude, qui ſont les compagnes inſéparables du ſcorbut.

Dans le troiſieme période, l'aſthénie eſt ſuivie de ſyncopes. *Voyez* Syncope ſcorbutique.

5. *Aſthenia cachectica*; Aſthénie cachectique. C.

Les enfans nés de parens vieux & infirmes, & ſur-tout les filles, ſont ordinairement pâles depuis leur naiſſance juſques environ l'âge de dix ans; elles ont les chairs flaſques, le bas-ventre enflé, elles ſont grêles, maigres, foibles & voraces, pareſſeuſes, aſſoupies, lentes à parler, peu agiſſantes, hébétées, en quoi elles different beaucoup des rachitiques. Il leur vient ſouvent des glandes autour du cou, leſquelles ſe diſſipent plus promptement que les écrouelles, & qui ſont moins dures. J'en ai vu ſouvent qui avoient des verrues au viſage, qui, au bout de quelques mois, blanchiſſent & ſe ramolliſſent, ſans rougeur ni ſans chaleur, & qui ſe détachent par croûte, ſans laiſſer aucune cicatrice.

Ces ſortes de malades doivent manger pendant l'hiver dans leur ſoupe, quelques grains de racine d'eſquine pulvériſée, tremper leur vin, s'abſtenir de crêmes & de ſubſtances farineuſes non levées, faire de l'exercice, & ſe garantir du froid.

6. *Aſthenia chlorotica*; Aſthénie chlorotique. *Voyez* Chloroſe, dont elle eſt un accident. C.

7. *Aſthenia à pathematis*; *Virium debilitas ab animi affectu*. Fred. Hoffmann, *de virium lapſu*, *cap.* 9. *caut.* 1. B.

Rien n'abat plus promptement les forces, & n'eſt plus difficile à connoître qu'un chagrin, une colere cachée, des ſoucis cuiſans, la perte du bien, des honneurs, la mort des parens, des amis, &c. de là naiſſent la mélancolie, la perte du ſommeil, l'anorexie, un ſilence morne, l'immobilité, l'amour de la ſolitude, la fuite de la ſociété.

Les perſonnes qui ſe trouvent dans ce cas, doivent uſer d'alimens nourriſſans, liquides, faciles à digérer, de vin, de liqueurs qui ont fermenté, de narcotiques ; & ne point négliger les ſecours moraux.

8. *Aſthenia febrilis* ; *Debilitas febrilis*, Boerhaave ; *Laſſitudines ſpontaneæ*, d'Hippocrat. *Aſthénie fébrile ; Débilité fébrile ; Laſſitudes ſpontanées*. B.

Il y a une autre foibleſſe ou laſſitude ſpontanée, qui précede les maladies ſérieuſes, & qui en eſt l'avant-coureur. Elle n'eſt point compliquée de fievre, mais d'un dégoût pour toutes choſes, & d'un grand penchant à la colere. Les malades diſent qu'ils ont les bras & les jambes rompues, mais ils ne s'alitent que lorſque le friſſon & la fievre les prend.

Il y a une autre foibleſſe qui accompagne les fievres, ſur-tout les continues & les rémittentes, & qui devient extrême, lorſqu'elles ſont dans leur vigueur. Parmi toutes ces différentes eſpeces de fievres, il n'y en a point qui abattent plus les forces dès le commencement, que la fievre chaude & l'hémitritée, qu'on appelle vulgairement *fievres malignes*, parce que la ſécrétion du fluide nerveux diminue, & que le peu qui en reſte, eſt employé à ſurmonter les obſtacles qui s'oppoſent à la circulation, ce qui abat considérablement les forces.

9. *Asthenia ossifraga*, Simon Paulli, *de gramine ossifrago*, Linnæi, *Flore Lapponico*, 236. C.

On ne peut lire sans étonnement ce que *Simon Paulli* rapporte de l'ossifrage. Il prétend que si l'on en donne à manger au bétail, ses os se ramollissent au point qu'il ne peut plus se tenir sur ses jambes.

Linnæus en a vu une grande quantité dans la province de Smalland; il dit que c'est une opinion généralement reçue dans le pays, que le bétail qui en mange, s'engraisse en très-peu de temps; mais que l'année d'après il s'engendre un ver dans son foie, appellé *ilard*, d'où vient que cette herbe est appellée *ilagras*, qui le fait mourir en très-peu de temps; mais ce savant Auteur traite cela de fable.

10. *Asthenia ab osteosarcosi*, Mém. de l'Académie de Paris.

L'ostéosarcose n'est autre chose qu'un ramollissement des os. C'est à Toulouse qu'on a observé pour la premiere fois cette maladie, on l'a observée depuis dans d'autres endroits; & le Chirurgien *Pott* la décrit fort au long dans les Mémoires de la Société de Londres. Dans le cas où les os ſe ramolliſſent, ſoit à cauſe d'un virus ſcorbutique, ou de quelqu'autre cauſe ſemblable, le corps ſe rapetiſſe, le malade ne peut ſe tenir debout, les membres ſe plient, & le corps ne forme plus qu'un peloton flaſque.

On trouve dans *les Actes de la Société de Londres n°. 470*, la deſcription d'une eſpece d'aſthénie qui ſurvint au diabete, lequel étoit accompagné de fievre hectique, de ſoif, d'anorexie, & de douleur des os; les urines étoient troubles, & dépoſoient un ſédiment terreux, formé par la terre calcaire des os, laquelle diſſoute par une ſubſtance acide, donnoit lieu à tous les ſymptomes ci-deſſus mentionnés; les os privés de leur terre calcaire, ne conſervoient que leur parenchyme fibreux, flexible & élaſtique; de là la diminution dans le volume de tout le corps, qui devint ſi foible par le ramolliſſement des os, que le malade pouvoit à peine ſe mouvoir dans ſon lit; ſon corps long de cinq pieds, fut réduit après ſa mort à la longueur de trois pieds cinq pouces seulement, quoiqu'on l'eût bien étendu. Les os du crâne & des extrémités paroissoient membraneux, & remplis d'un fluide rougeâtre, ayant la consistance du miel; ils n'étoient pas plus fermes que le péritoine, si l'on excepte les articulations. *Voyez* la Rachialgie occasionnée par l'ostéosarcose.

11. *Asthenia ab inanitione*; Asthénie causée par l'inanition. C.

C'est une foiblesse qui succede à toutes les maladies évacuatoires, sur-tout aux hémorragies, aux flux de ventre, aux dyssenteries. On la guérit avec des analeptiques, des alimens succulens, spiritueux, aromatiques; bien entendu que l'on commence à guérir la maladie dont elle dépend.

12. *Asthenia hysterica*; Asthénie hystérique. L.

Une femme âgée de quarante ans, d'un tempérament pléthorique, d'un teint fleuri, réglée depuis deux ans, mais constipée, est sujette depuis ce temps-là à la tristesse, à des anxiétés, à des crampes, à des distractions des muscles, & à plusieurs autres symptomes hystériques, & sur-tout à une lassitude ou à une foiblesse dans tout le corps, qui l'empêche de lever le bras par-dessus la tête. Elle a des insomnies continuelles, & elle est sujette pendant la nuit à des crampes & à des sueurs dans les extrémités inférieures. Elle a aux mollets & aux bas des cuisses des tumeur d'une couleur œdémateuse, qui ne retiennent point l'impression des doigts, qui ne paroissent que de temps à autres, & qui sont de vrais œdemes hystériques de *Raulin*. Elle a pris dix doses d'une poudre purgative qui l'a beaucoup soulagée, & qui lui a rendu l'appétit. Elle a consulté au mois de Juil[illegible] trois Médecins de Montpellier, qui le[illegible] ont ordonné 1°. de se faire faire d'abord une légere saignée, au cas que son pouls soit plein, & de prendre pendant trois jours des bouillons faits avec quatre onces de collet de mouton, & une poignée de chicorée, & ensuite de se purger avec deux verres d'une décoction de polypode, dans laquelle on mettra infuser deux ou trois drachmes de sené, en mettant dans le premier verre deux onces de manne, & dans le second une once & demie.

Cela fait, elle prendra dix bouillons de poulet, dans lesquels on mettra deux drachmes de racine de pivoine, & une poignée de chicorée, & ensuite dix bains domestiques, observant à chaque bain qu'elle prendra, de boire une livre de petit-lait, dans lequel on aura fait infuser une pincée de fleurs de mille-pertuis. Elle réitérera les bouillons, les bains & le petit-lait; & lorsque le mois de Septembre sera venu, elle prendra pendant deux mois le lait d'ânesse, de deux jours l'un, un bol de poudre de guttete, de corail & de craie, de chacun quinze grains, que l'on mêlera avec quelque sirop, & le soir du sirop de karabé, ou du laudanum liquide, pour calmer ses insomnies.

13. *Asthenia syphilitica;* Asthénie vénérienne. L.

Un Hanovrien âgé de cinquante ans, étoit sujet depuis six ans & plus, à une foiblesse dans tout le corps, & quoique maigre, il ne laissoit pas que de se bien porter. MM. *Stalh* & *Hoffmann* le traiterent pendant quatre ans, les Médecins de Paris deux, & ceux de Montpellier huit mois, & lui prescrivirent des édulcorans, des incrassans & différens laitages, qui ne produisirent aucun effet. M. *Fizes* entreprit à son tour de le traiter; mais n'ayant pas mieux réussi que ses collegues, il lui demanda si lui, ou ses parens, ou sa nourrisse n'avoient pas eu quelque maladie vénérienne ; il répondit que ni les uns ni les autres n'avoient jamais connu cette maladie. Là-dessus, il lui prescrivit la diete blanche, le fit passer par les frictions, sans lui faire prendre les bains ; & au bout d'un mois, le malade reprit ses forces & son embonpoint, & se trouva parfaitement guéri. Doit-on conclure de ce que les frictions ont guéri cette asthénie, qu'elle fût vénérienne ? Les frictions sont-elles utiles dans toute autre maladie que la vérole ? Avant de passer par les frictions, un de ses testicules s'enfla, mais sans lui causer aucune douleur. Les Médecins croyant y sentir une fluctuation, y firent faire une incision, mais il n'en sortit aucune matiere. Le testicule ayant été incisé en deux, il s'y forma tous les jours des excroissances charnues, que l'on coupoit sans que l'on causât aucune douleur au malade, & auxquelles il en succéda d'autres. On employa la poudre de cloportes dans les emplâtres, & la plaie se consolida.

14. *Asthenia abstinentium*, Journal de Médec. Mai 1756. Histoire de l'Acad. de Paris 1712. 1713. 1719. 1739. L.

Un homme peut vivre au-delà de sept jours sans prendre aucune nourriture. Une Religieuse maniaque de Montpellier a vécu 14 jours sans manger ni boire. Une nymphomaniaque en a vécu 25, après quoi sa peau est devenue seche, jaune, ridée; sa bouche s'est desséchée; sa langue & ses dents sont devenues noires; sa voix s'est enrouée, elle est tombée dans une maigreur extrême, elle ne transpiroit plus, elle ne rendoit ni excrément ni urine. Cette abstinence revenoit deux ou trois fois par an, accompagnée d'un délire violent & fréquent & d'insomnies, surtout dans le printemps & dans l'automne.

15. *Asthenia infantum; Le scorbut des Chirurgiens de Paris*, Puzos, *Maladie des enfans*, *pag.* 300. C. Voici ce qu'il en dit.

Les signes du scorbut des enfans ne sont pas les mêmes que ceux du scorbut des adultes. Le dernier est accompagné de taches sur la peau & de la putréfaction des gencives; le premier n'a aucun de ces signes, excepté lorsqu'il est parvenu au dernier degré. Il existe long-temps avant ces signes, & il faut le connoître dans le premier & le second degrés pour pouvoir le guérir. On est assuré qu'un enfant a le scorbut, lorsqu'il sent des douleurs dans les muscles, & qu'il ne peut ni se tenir debout, ni marcher. Il paroît se bien porter, & il perd tout-à-coup l'usage des jambes; il est obligé de rester assis ou couché, il refuse de marcher, & crie si on le fait rester debout, ou si on lui presse les mollets. Il marchoit auparavant sans appui; mais lorsqu'il veut le faire, il a les jambes si foibles, qu'il tombe à chaque pas. Sa peau n'est point tachetée comme celle des adultes, mais parsemée de tubercules aussi durs que des ganglions. Ce sont là des signes infaillibles de cette espece de scorbut, suivant *Puzos*.

L'asthénie des enfans n'est pas difficile à guérir dans le premier degré; mais lorsqu'on la néglige, ou qu'on la confond avec les autres especes, elle a des suites funestes; elle attaque les os & les carie, elle n'épargne pas plus les mâchoires & détruit entiérement les alvéoles. On voit quelques enfans qui tombent dans la consomption & le marasme malgré tous les remedes qu'on emploie, parce qu'on s'y est pris trop tard. Si l'enfant tete encore & qu'on veuille le guérir, il faut commencer par examiner la qualité du lait de sa nourrisse, & au cas qu'il soit gâté, lui en donner une autre, ou bien on lui donnera des anti-scorbutiques pour purifier son sang & corriger ce qu'il a de vicieux. Rien n'est meilleur pour cet effet qu'une infusion de chicorée, de cochlearia, de pissenlit, de beccabunga, de cresson d'eau, de scolopendre dans de l'eau de poulet, ou une décoction de racine de squine. On le purgera de temps en temps avec du sirop de chicorée composé, & au cas que le lieu qu'il habite, soit humide ou marécageux, on le fera passer dans un autre plus sain.

Lorsque l'enfant ne marche point encore, qu'il ne sait point parler, que le mal est au premier degré, & qu'il n'a pas encore affecté les mâchoires, il est très-difficile de le connoître; cependant le tempérament scorbutique de ses parens ou de sa nourrisse, la saison, le climat peuvent fournir quelques lumieres là-dessus. Si l'enfant est sevré &

d'un âge un peu avancé, & qu'il soit en état d'exposer ses sensations, on connoîtra la maladie par l'affoiblissement qu'elle cause dans ses jambes; il sera plus aisé de lui prescrire les remedes dont il a besoin, & par conséquent de le guérir. On lui fera prendre pendant quelque temps matin & soir un verre d'infusion de rheum, à laquelle on joindra un gargarisme fait avec la décoction d'aigremoine, de sauge, de bistorte, de romarin, de cresson d'eau, à laquelle on joindra après l'avoir coulée quelques gouttes d'esprit de cochlearia, de jus de limon, ou de bon vin. Le vin antiscorbutique l'emporte sur tous les autres remedes. *Puzos.*

Cette asthénie est assez souvent suivie d'une cachexie & d'une phlegmasie incurables, qui se terminent par une diarrhée, une fievre hectique & un marasme, ou bien, comme je l'ai vu souvent, sans être précédée ni de fievre aigue, ni d'inflammation, elle rend tout-à-coup la vulve des filles, les joues & les gencives de l'un & de l'autre sexe molles, livides, elle y cause une gangrene & un sphacele qui, bien que sans douleur, les corrompt au point qu'au bout de quelques jours, les levres se trouvent mangées jusqu'aux oreilles, & les enfans meurent avec la bouche & la vulve sphacelées. Cela arrive sur-tout aux enfans qui relevent d'une rougeole.

16. *Asthenia Americana; Obstructiones viscerum naturalium*, Guillaume Pison, *cap. 6.* C.

Cette maladie qui commence presque sans douleur, est causée par le défaut de transpiration, par un amas de crudités que la chaleur du climat & la foiblesse de l'estomac ont engendrées, sur-tout dans le corps des jeunes gens & des étrangers, à quoi l'on peut joindre le virus scorbutique qu'on a contracté pendant le voyage, l'usage de l'*arach*, qui est un vin composé avec le marc du sucre & de l'eau, lequel enivre ceux qui en boivent; de sorte que se couchant où le sommeil les prend, & leurs pores se trouvant ouverts, ils humeht toute la nuit les vapeurs malignes qui s'élevent de la terre.

Tout cela joint ensemble occasionne une foiblesse accompagnée de lassitude & de nausées, qui mettent les malades hors d'état de garder dans leur estomac les alimens & les remedes qu'on leur donne. A la difficulté de respirer & à la mauvaise humeur se joignent des sueurs froides dans les parties supérieures, l'abattement, la langueur, la faim canine, la dureté & des borborygmes dans les hypocondres, la fievre, la soif & l'inflammation.

Cette maladie ne se guérit presque jamais que par une diarrhée bilieuse.

Cure. Le malade usera d'une bonne nourriture, il fera de l'exercice soir & matin, malgré la dyspnée à laquelle il est sujet, il se fera même saigner, quand même il n'auroit point la fievre, ne fût-ce que pour la prévenir; car cette maladie est souvent suivie de l'inflammation du foie. On commencera par des apozemes légérement incisifs & antiscorbutiques, au nombre desquels je mets l'écorce de citron, la réglisse, le chou marin, le pourpier confit dans le vinaigre, la noix de coco, les oranges, les citres, la citrouille, l'ananas, la grenade, &c.

On passera ensuite aux cathartiques, ou bien on fera infuser deux drachmes d'ipecacuanha dans de l'eau, & on les donnera au malade pour le faire vomir:

voici un antidote contre cette maladie dont il usera pendant un mois.

Prenez de l'écorce de gayac, & de la limaille de fer, de chacun deux onces, de maïs une once, de féveroles & de feuilles de séné de chacune une once; pulvérisez ces drogues & donnez-en deux ou quatre drachmes au malade matin & soir dans quelque liqueur convenable.

Il fera ensuite quelques tours de promenade, qu'il poussera insensiblement plus loin, & à son retour il prendra quelque chose de nourrissant, par exemple, de la bouillie faite avec de la farine de manihoc & du sucre.

On lui appliquera sur la région de l'estomac & du foie un emplâtre de gomme élémi & de baume de copahu avec du miel, auquel on joindra une décoction de salse-pareille.

17. *Asthenia nativa*; Foiblesse naturelle. L. *Voyez* les signes & la cure de cette maladie dans le Dictionnaire de Santé.

XXII. *Leipothymiæ*, Lipothymie; *Animi deliquium*, Mercati, *lib.* 3. *Apopſychia*, de Dioſcoride.

C'eſt un abattement ſubit & momentané des forces, qui n'influe ni ſur le pouls, ni ſur la connoiſſance.

Elle differe de la ſyncope, 1°. en ce que dans celle-ci le pouls diminue conſidérablement, ou s'évanouit même, que les ſens s'obſcurciſſent, & ſe perdent même tout-à-fait lorſqu'elle eſt forte, au lieu que dans la lipothymie, le pouls conſerve ordinairement ſa force, à moins que l'affection ne ſoit aſſez violente pour cauſer une ſyncope; 2°. la lipothymie eſt précédée d'un tintement & d'une chaleur dans les oreilles, ou d'un vertige que les malades ſentent venir, & qui ſouvent leur laiſſe le temps de dire qu'ils tombent en foibleſſe, au lieu que la ſyncope les prive tout-à coup de ſentiment & de connoiſſance. Elle differe de la cardialgie, en ce que le malade n'éprouve au commencement aucun mal-aiſe à l'épigaſtre, c'est-à-dire, ne se plaint d'aucun mal d'estomac, il ne paroît d'ailleurs aucun signe de saburre.

C'est avec raison que *Mercatus* & *Mercurialis* rejettent l'opinion de ceux qui prétendent que la lipothymie & la syncope ne different que par leur plus ou leur moins de violence, & qu'elles ne sont que des variétés du même genre, vu qu'il paroît par les symptomes dont on a parlé, qu'elles different entre elles, & qu'elles ont une origine différente. *Mercatus* attribue la syncope au défaut & à la dissipation du fluide nerveux, qui fait qu'il n'en reste pas assez pour mouvoir le cœur, & la lipothymie au mouvement rétrograde de ce fluide dans le cerveau, auquel nous avons attribué ailleurs en parlant du sang, le tintement d'oreilles & le vertige. Mais laissant ici la théorie à part, il est constant que leurs symptomes essentiels ne sont pas les mêmes, ainsi qu'on le verra par ce qui suit.

1. *Leipothymia à pathemate*; Lipothymie occasionnée par une passion de l'ame. L.

Je me souviens d'être une fois tombé en lipothymie en voyant rouer un criminel. Il me prit tout-à-coup un ſerrement de cœur, accompagné d'une foibleſſe dans les bras & les jambes, d'une chaleur & d'une eſpece de vapeur qui me montoit à la tête, & d'un tintement d'oreille. Je ne perdis cependant point le pouls. Si ces ſymptômes euſſent augmenté, j'aurois eu peine à me tenir ſur mes jambes, je fuſſe devenu pâle, & peut-être fuſſe-je tombé en ſyncope. Cependant, quoique *Mercatus* prétende que toute ſyncope eſt accompagnée de lipothymie, on voit qu'on peut avoir une lipothymie ſans ſyncope, & que ces maladies ne different pas moins par leur degré que par les ſymptômes dont elles ſont accompagnées.

2. *Leipothymia ſtomatica*, Mercatus, *de ſyncope*, *lib.* 3. B.

C'eſt à tort qu'on donne le nom de *Cardiaque* à la lipothymie qui eſt cauſée par un mal d'eſtomac & une cardialgie. Cette eſpece eſt la plus fréquente de toutes. *Voyez* cardialgie.

Je laiſſe aux Médecins à rechercher la différence qu'il y a entre la ſyncope, la lipothymie & la cardialgie. Tout ce que je ſai, eſt que la ſyncope eſt une maladie très-courte & très-dangereuſe,

& qu'on vit plus long-temps avec la lipothymie qu'avec la syncope dont elle est l'avant-coureur. La lipothymie n'est compliquée d'aucune douleur, mais seulement d'une certaine sensation que les malades appellent la mort de l'estomac, lorsqu'ils disent *l'estomac me meurt.*

Il est étonnant que la froideur de l'air, l'eau froide fassent cesser la lipothymie; mais il ne l'est pas que le vin, les esprits, les aromates, les cordiaux, rétablissent les forces.

XXIII. SYNCOPE, *Syncope*, *Evanouissement*, *Pamoison*; en Italien, *Svanimento*; en Espagnol, *Desmayo*; de *syncopto*, je tombe. *Leipopsychia*, d'Hippocrate; *Apsychia*, de Galien. Les malades, *syncoptici*; en François, *évanouis*, *pâmés.*

La syncope consiste dans un affoiblissement subit & considérable des actions vitales & animales, ou des forces du corps & de l'esprit, accompagné d'un pouls petit, foible & languissant, d'une respiration presque insensible, de la diminution du mouvement musculaire, du sentiment & de la chaleur, de maniere que le malade perd connoissance pendant quelque temps, & paroît mort.

Elle differe de la lipothymie en ce qu'elle commence à se faire sentir dans le diaphragme, & que la lipothymie commence par la tête.

De la cardialgie, en ce qu'elle n'est accompagnée d'aucune douleur d'estomac, à moins qu'elle ne se joigne à la premiere. La syncope prive presque entiérement le malade de sentiment, & lorsqu'il revient à lui, il n'a point d'idée d'avoir existé pendant tout le temps qu'elle a duré, il dit avoir vu ceux qui l'entourent comme en songe & à travers un nuage, & d'avoir entendu très-foiblement le bruit qu'ils ont fait, ce qui n'arrive point dans la cardialgie simple.

Dans l'asphyxie, les malades sont froids, ne donnent aucun signe de vie, & paroissent comme morts; au lieu que dans la syncope, leur pouls est obscur, ils transpirent, les parties intérieures conservent quelque chaleur, & leur respiration continue, & au bout d'une ou deux minutes, ils reviennent à eux.

Toutes les maladies peuvent dégénérer en une foiblesse mortelle ; & lorsqu'elle vient successivement, on ne l'appelle point syncope, mais asphyxie finale, lorsqu'elle est accompagnée du froid, de la pâleur sans râlement. *Apoplexie finale*, lorsqu'elle est compliquée de râlement & d'assoupissement ; *orthopnée finale*, lorsqu'il y a râlement sans assoupissement.

Ce sont là les diverses manieres dont la vie se termine, & il est étonnant qu'aucun Auteur n'en ait parlé ; & qu'on ne dise point que les maladies mortelles ne different de la syncope que par leur plus ou leur moins de violence. A quoi bon dire que la lipothymie, la syncope & l'asphyxie sont des maladies du même genre, qui ne different entre elles que par leurs degrés ? Une pareille doctrine ne peut que causer de la confusion dans la pratique, vu qu'on peut en dire autant des autres genres de chaque classe, par exemple, de la pleurésie, de la péripneumonie, de la paraphrénésie, de la phrénésie, de l'inflammation du foie, &c.

Le principe prochain de la syncope

ne paroît être autre chose que la foiblesse du mouvement systaltique du cœur, & le défaut de soubresaut. Le cœur a deux sortes de mouvement, l'un *systaltique*, lequel consiste dans la systole & la diastole, dans lequel l'axe du cœur ne change point de place, ce qui fait qu'on n'apperçoit aucune pulsation dans l'artere; l'autre consiste dans une espece de soubresaut, qui fait que le cœur s'approche alternativement des côtes & du médiastin, & qui produit un battement qui rend la pulsation du cœur & des arteres sensible, & qui se communiquant aux artérioles du cerveau, excite les idées qui nous tiennent éveillés, entretient la chaleur du corps & anime la vertu électrique. Dans la syncope, le premier mouvement dont dépend la vie, subsiste, mais le second cesse, d'où s'ensuivent la suppression du sentiment, du pouls, de la chaleur, & la foiblesse des membres. Le malade tombe tout-à-coup par son propre poids, à cause du relâchement qui survient dans tous ses membres, il devient pâle, froid, son pouls & sa respiration cessent, ou du moins diminuent considérablement.

1. *Syncope ab inanitione*, Sennert, *Syncope causée par l'inanition.*

C'eſt celle qui ſurvient tout-à-coup dans les maladies évacuatoires cachectiques, enſuite d'une longue abſtinence, & lorſque les forces ſont tout-à-fait épuiſées, & qui differe de la foibleſſe habituelle. La nature qui fait uſage de ſes forces pour entretenir le mouvement du cœur, les ſuſpend tout-à-coup, lorſqu'elle s'apperçoit de ſa foibleſſe, & qu'elle trouve de nouveaux obſtacles à ſurmonter. Elle ſupprime donc une grande partie des forces qu'elle employoit pour produire le ſoubreſaut du cœur, pour entretenir le mouvement ſyſtaltique, qui ſans cela ne tarderoit pas à ceſſer.

Il paroît par les *expériences hémaſtatiques* de M. *Hales*, que la fréquence du pouls & de la reſpiration augmente dans les foibleſſes cauſées par les hémorrhagies, à proportion que la grandeur de l'une & de l'autre diminue, afin, dit-il, que ce qui manque du côté de la grandeur de la force, ſoit compenſé par la fréquence ou la vîteſſe du mouvement, & que la vie dure plus long-temps.

Ce même Auteur obſerve que les

forces que le cœur conserve, ne sont point proportionnelles à la quantité du sang qui reste dans les vaisseaux, & il se fonde sur ce qu'il s'élevoit plus haut dans le tube qu'il avoit adapté à la carotide, à mesure qu'il s'en écouloit une plus grande quantité. Il s'ensuit donc de là que la nature commande au cœur, & qu'il ne s'émeut point mécaniquement à proportion du sang qui y afflue, mais proportionnellement à la quantité du fluide nerveux qu'elle y envoie selon le besoin. Lorsqu'on égorge des cochons, il arrive souvent, après qu'ils ont perdu beaucoup de sang, & que leurs forces paroissent épuisées, qu'ils font des efforts violens qui raniment les forces du cœur, en y faisant affluer le sang qui reste encore dans les vaisseaux.

Après que la jument dont il est parlé dans la premiere expérience, eut perdu trente livres de sang de quarante qu'elle en avoit, tout son corps se couvrit d'une sueur froide, parce que les fibres qui resserrent la peau pendant la vie, se relâcherent, & que les orifices des vaisseaux excrétoires se dilaterent, par un mécanisme pareil à celui qui fait que les cadavres rendent leurs excrémens.

Rien n'est meilleur pour rétablir les forces épuisées par une longue abstinence que les consommés, les gelées assaisonnées avec des aromates, les jaunes d'œufs brouillés avec du vin & de la canelle, le vin pur, les liqueurs spiritueuses, la fumée de la noix muscade.

On prévient celle que cause la paracenthese, en liant le bas-ventre du malade.

2. *Syncope à dolore*, Jonsthon, *idea medic.* Senac, *pag. 553.* Syncope causée par la douleur. A.

C'est celle que causent des douleurs violentes, & sur-tout la colique.

Je traitois une jeune fille qui avoit depuis un jour & plus des coliques si aiguës, que je n'osai la saigner, tant son pouls étoit bas, les plus fortes doses de laudanum ne pouvoient les calmer. Je lui donnai douze grains de pilules de cynoglosse, persuadé que les différens narcotiques operent quelquefois mieux, quoiqu'on les donne en plus petite dose. Ce dernier remede ne produisit aucun effet, & qui plus est, la malade tomba en syncope. La colique cessa tout-à coup, & elle ne s'en est plus ressentie depuis, ce qui me fait croire qu'elle étoit spasmodique, & causée par la trop grande affluence du fluide nerveux. La syncope ne causeroit-elle point une transpiration abondante, qui évacue la matiere morbifique ? *Sanctorius* le croit ainsi.

3. *Syncope febrilis*, Senac, *de corde, lib. 4. cap. 12. pag. 548.* Syncope fébrile. A.

C'est celle qui survient au commencement ou dans l'état des fievres aiguës, ou inflammatoires.

La syncope qui survient au commencement d'une pleurésie, annonce très-souvent la mort du malade. Lorsque les fébricitans tombent en syncope à cause des crudités qu'ils ont dans le corps, & que l'inflammation s'empare de l'estomac ou du foie, leur mort est inévitable. Galien, *Method. med. cap. 3.*

Celle qui survient dans le fort de la tierce continue, ou de telle autre fievre ardente, est infiniment moins dangereuse, & on la prévient par la saignée & des rafraîchissans. *Voyez* ci-après asphyxie fébrile.

4. *Syncope à phlebotomiâ*; Syncope causée par la saignée. B.

Il y a des gens que la crainte de la saignée & la vue de leur sang fait tomber en ſyncope ; & ceux qui veulent expliquer mécaniquement cet accident, ſans reconnoître l'empire que l'ame exerce ſur le cœur, n'avancent que des abſurdités. On prévient cette eſpece de ſyncope, en faiſant prendre au malade une ſituation horizontale, en lui faiſant tenir de l'eau dans la bouche, en interrompant la ſaignée, en comprimant la veine avec le doigt, en lui faiſant détourner la vue de deſſus la palette, &c. Ces ſortes de ſujets veulent être ſaignés rarement & en petite quantité, lors ſur-tout qu'ils n'ont point de fievre.

Lorſque la ſaignée eſt indiquée dans les quotidiennes continues, & les hémitritées qui durent depuis quelque temps, & qu'elle eſt ſuivie d'une lipothymie ou d'une ſyncope, que le pouls devient petit, intermittent & fréquent, c'eſt un ſigne, à ce que prétend M. *Barbeyrac*, en cela d'accord avec l'expérience, que la maladie eſt cauſée par une matiere putride, vermineuſe ou de mauvaiſe qualité. Il faut donc dans ce cas s'en abſtenir, quoique le délire, la violence du paroxyſme, la force du pouls, ſemblent l'indiquer.

La Syncope dans laquelle tombent les ſujets robuſtes, en ſuite d'une perte de ſang cauſée par le relâchement de la ligature, eſt moins dangereuſe que celle dont le principe eſt interne; il n'en eſt pas de même des ſujets foibles, tels que les phthiſiques, les ſcorbutiques, les cachectiques, leur pouls devient petit, mollet, fréquent, intermittent, & ils meurent au bout de quelques heures.

5. *Syncope plethorica*, Riolan, *Anthropologie*, Senac, *lib.* 4. *cap.* 12. *pag.* 540. Syncope pléthorique. D.

C'eſt celle qui eſt cauſée par une trop grande plénitude de ſang, & l'on a lieu de croire qu'elle eſt telle, lorſque le pouls varie ſucceſſivement, qu'il eſt tantôt obſcur & bas, tantôt plein & élevé, tantôt fréquent & intermittent, tantôt rare & réglé, ſi le viſage eſt rouge & livide avant la ſyncope. Le ſigne eſt encore plus certain, ſi après une ou deux ſaignées légeres, le pouls devient plus vîte, plus plein & plus fort, & ſi le malade ſe trouve ſoulagé. On juge encore de la pléthore par la nourriture que le malade a priſe, par la ſuppreſſion des évacuations auxquelles il étoit ſujet ; cette eſpece a beaucoup d'affinité avec la fébrile.

6. *Syncope hyſterica*, Senac, *lib.* 4. *cap.* 12. *pag.* 544. *Syncope epileptica*, Van Helmont, *de aſthmate*; Syncope hyſtérique, épileptique. D.

C'eſt celle dans laquelle tombent les perſonnes hyſtériques & hypocondriaques, lorſqu'elles ſont agitées de quelque paſſion, qu'elles ſentent quelque odeur douce, telle que celle du muſc, de l'ambre, de la roſe, qu'on les purge pluſieurs fois, que leur imagination eſt bleſſée, &c. Elle eſt accompagnée de ſpaſmes paſſagers, de douleurs dans différentes parties du corps, & d'autres ſymptomes irréguliers, qui effraient beaucoup les malades.

On la guérit avec des anti-hyſtériques fétides, tels que le caſtoreum, la fumée de la plume & du cuir brûlé, en faiſant flairer à la malade de l'eſprit de ſel ammoniac, &c.

M. *Senac* admet une ſyncope épileptique & extatique. L'épilepſie, de même que la ſyncope, ſuſpend l'uſage de tous les ſens, & la mâchoire ſe roidit; mais le pouls eſt plein, fort, le viſage haut en couleur, livide, &c.

7. *Syncope à cardiogmo.* A. P.

J'appelle *cardiogmos* la dilatation anévrifmatique du cœur, foit dans les ventricules, dans les oreillettes, ou dans l'origine de l'aorte, du Grec *onchos*, tumeur, & *cardia*, cœur. Elle eft accompagnée d'une oppreffion de poitrine, d'une pefanteur dans la région du cœur, de lipothymies, de palpitations violentes, d'un pouls inégal, petit, plein, véhément, palpitant. *Voyez* Senac, *de Corde*, *lib.* 4. *cap.* 8.

8. *Syncope à polypo*, Senac, *de Corde*, *lib.* 4. *cap.* 10. *n°.* 13. Syncope caufée par un polype. A.

C'eft celle qui eft caufée par les concrétions polypeufes du cœur. Elle fe manifefte par un fentiment de pefanteur & d'oppreffion dans la région du cœur, & par les anxiétés qui en font inféparables; par une palpitation habituelle, qui dégénere en des tremblemens & des fecouffes fréquentes, par l'inégalité & les variations du pouls, & ce figne eft le plus certain.

9. *Syncope ab antipathiâ*, Senac, *ibid.* *pag.* 544. Syncope caufée par l'antipathie.

C'eft celle dans laquelle quelques

personnes tombent à la vue d'un chat, d'une souris, du fromage, &c. On est convaincu par une infinité d'expériences, qu'il y a des gens qui ont l'odorat si délicat, qu'il suffit pour les faire tomber en syncope, de leur servir à table un pâté d'anguille, & qu'ils ne reviennent à eux qu'après qu'on l'a desservi. Ceux qui déterminent les maladies par le siege qu'elles occupent, ne doivent pas douter que celle-ci n'ait le sien dans le cerveau, & qu'elle ne dépende de cet organe.

10. *Syncope à veneno*, Senac, *ibid. pag.* 545, 546. A.

Elle est causée par les vapeurs putrides qui s'élevent des hôpitaux, des chancres, des ulceres, des cadavres.

Par les vapeurs méphitiques des cabarets, des caves, des tombeaux qui ont été long-temps fermés, des puits & de la fosse de Peralte, qui est auprès de Montpellier, des mines.

Par l'arsenic que l'on met sur les ulceres, les caries, comme *Saviard* l'a observé. Par les venins âcres qui s'engendrent dans le corps, dans la peste, la tierce continue, le sphacele, &c.

11. *Syncope ab apostematis*, Senac,

ibid. pag. 554. Syncope causée par des apostemes. A.

La syncope est non-seulement la suite des abcès qui percent en dedans, de la ponction qu'on met en usage dans l'ascite & l'hydropisie de poitrine, mais encore l'effet de plusieurs autres causes qu'on ne connoît pas assez. Les syncopes fréquentes indiquent un abcès dans le foie, le pancréas, le poumon, & à plus forte raison dans l'estomac. *Balloni* en a vu qui ont été occasionnées par la putréfaction du poumon & du foie; *Senac*, par la suppuration des ovaires & de la matrice. Il reste à savoir si celle du cerveau produit le même effet.

12. *Syncope ab hydrocardiâ*, Vieussens, *observ.* Syncope causée par un amas d'eau dans le péricarde.

On connoît qu'il y a un amas d'eau dans le péricarde, 1°. à la pesanteur que l'on sent dans la région du cœur; 2°. à l'oppression de la poitrine, qui augmente lorsqu'on est couché sur le dos, & qui diminue lorsqu'on penche la poitrine en avant; 3°. à la lipothymie, la syncope & la palpitation, qui sont très-fréquentes; 4°. au réveil subit du malade, & à la suffocation qu'il éprouve; 5°. aux signes génériques de l'hydropisie de poitrine; 6°. à la foiblesse, à la mollesse & à l'inégalité du pouls, suivant *Schreiber.*

On la guérit de même que l'hydropisie de poitrine, avec des diurétiques, le borax, & le fruit de ronce.

13. *Syncope stomachica. Voyez* Senac, *ibid. pag.* 545. A.

Elle est souvent un effet de la cardialgie; cependant elle provient communément de l'anxiété de ce viscere, quoiqu'on n'y sente aucune douleur; par exemple, 1°. *d'inanition*, ou d'une longue abstinence, laquelle cause une chaleur & un tiraillement qui sont bientôt suivis de la syncope; 2°. d'une réplétion & d'un engorgement d'estomac, accompagné d'efforts pour vomir; 3°. de l'irritation qu'il éprouve de la part des matieres émétiques, dégoûtantes, venimeuses; 4°. des vers; 5°. d'alimens difficiles à digérer, tels que le lait caillé, les graisses, les champignons; 6°. d'une saburre âcre, putride, maligne; 7°. les syncopes sont aussi très-fréquentes dans les inflammations & les coliques d'estomac, les cardialgies, &c.

14. *Syncope ab ſphacelo*, Senac, *pag. 553*; Syncope cauſée par un ſphacele. A.

Lorſque quelque partie interne eſt affectée d'un ſphacele, que l'enfant vient à mourir dans la matrice, qu'il ſe forme un abcès dans quelque partie du corps, il en réſulte des ſyncopes; & ces accidens n'affectent pas moins la nature, que l'odeur qui s'éleve des matieres pourries & cadavéreuſes.

15. *Syncope ſcorbutica*, Lind, *de ſcorbuto*; Syncope ſcorbutique. P. D.

Lorſque le ſcorbut eſt à ſon troiſieme période, pour peu que les malades agiſſent ils tombent dans la ſyncope; & quoique leur pouls ſoit foible & intermittent, il ne laiſſe pas de devenir par intervalles plus plein & plus fréquent, comme dans la ſyncope pectorale, comme l'obſerve *Eugalenus*; après quoi il diminue de nouveau.

16. *Syncope arthritica*, Muſgrave, *de arthritide anomalâ*. P. D.

C'eſt celle qui ſurvient dans la goutte invétérée, dès que la douleur ceſſe ou diminue. Elle eſt plus fréquente après une indigeſtion, une crapule.

Elle exige des cathartiques, & enſuite des ſtomachiques & des anthelmintiques.

17. *Syncope febricoſa* ; *Febris ſyncopalis* ; Vulgairement la fievre ſyncopale. A. P.

C'eſt une fievre tierce ou hémitritée, qui, à ce que dit *Burnet*, dans une Theſe ſoutenue à Paris, eſt familiere aux Caſtillans & aux habitans de Madrid. Le friſſon au commencement, le type de la tierce, des ſueurs copieuſes dans le déclin, la cardialgie, un vomiſſement exceſſif, une débilité extrême, le pouls concentré, le froid des extrémités, la mort dans le ſecond ou le troiſieme accès, à moins qu'on n'y remédie promptement.

Je crois, qu'après les remedes généraux, on ne peut mieux faire que de donner au malade une once de quinquina avant le troiſieme accès, comme dans l'hémitritée ſoporeuſe. *Voyez* Morton, *Pyretolog. pag.* 74. & ſur-tout Torti, *de febribus.*

On peut rapporter ici la tierce ſyncopale. Torti *de febribus*, *pag* 126. 192.

La quotidienne continue ſyncopale ; Raim. Fortis.

La tierce continue ſyncopale ; Pathol. *method.*

C'eſt une ſyncope qui rend funeſtes les paroxyſmes de la fievre tierce ſimple ou double qu'elle accompagne, ſoit qu'elle ſuccede à la cardialgie, ſoit qu'elle ſoit ſeule, pourvu que la fievre s'y joigne. La nature de cette eſpece de ſyncope eſt telle que ſouvent le malade ſans ſentir aucune douleur, languit ſans aucune cauſe manifeſte, dépérit à vue d'œil, & meurt. S'il veut changer de côté, ou remuer ſeulement la main, ſon pouls baiſſe, s'évanouit, devient petit & fréquent, ſon cou & ſon front ſe couvrent de petites gouttes de ſueur; ſes yeux ſe creuſent, ſa vue s'obſcurcit, il tombe dans une langueur & un abattement univerſel, qui obligent de lui jetter continuellement de l'eau au viſage, & de lui faire flairer des odeurs pour le faire revenr de ſa ſyncope.

Lorſque cette ſyncope ſurvient dans l'accroiſſement ou dans l'état de la fievre, quelque tranquille que ſoit l'intermiſſion, la vie du malade n'en eſt pas plus aſſurée, à moins que le Médecin ne trouve moyen de prévenir les accès. S'il s'endort après que le danger eſt paſſé, il doit être aſſuré que le malade ne tardera pas à mourir, & il ſe verra réduit à cet aveu confus, *je n'y pensois point.*

On peut en dire autant du froid qui saisit le malade au commencement du paroxysme de la tierce maligne ou froide de *Morton*, lequel ne se dissipe point comme dans les fievres bénignes; mais continue au point que le pouls ni la chaleur ne reviennent plus, de maniere qu'au bout de quelques heures, le malade n'est pas mieux que lorsque le paroxysme a commencé. Il est extrêmement altéré, il gémit sans cesse, il est inquiet, & au cas qu'il échappe, il conserve un teint cadavereux. Son pouls est toujours concentré; & lors même que la chaleur revient, il a la voix entrecoupée, la langue rude; son urine est ou abondante & claire, ou en petite quantité & briquetée. Tel est l'état dans lequel se trouve le malade pendant l'intermission, son pouls est petit & fréquent, & il meurt pour l'ordinaire au retour de l'accès. Si la chaleur augmente, & que le pouls devienne plus vif & plus plein, c'est un signe que la maladie sera longue, mais il n'y a que la pratique qui puisse nous instruire de ces différences.

18. *Syncope Lanzoni.* A. P. *Lanzonus* a observé des syncopes fréquentes & mortelles, qui étoient occasionnées par des calculs du cœur. *Ephem. nat. cur. dec. III. ann. 7. obs. 73.* Ces calculs étoient de couleur verdâtre ; un d'entr'eux pesoit deux livres.

19. *Syncope exanthematica*, de Meyserey, *tom. 2. n°. 191.* Syncope exanthémateuse. A.

Cette espece est produite par la répercussion de la gale, de l'herpe, de l'érysipele, de la petite vérole, de la rougeole, &c. La cure exige une diete légere, une boisson diaphorétique, la saignée, les sudorifiques, & les remedes propres à rappeller à la peau la matiere morbifique.

20. *Syncope metastatica*, de Meiserey, *tom. 2. n°. 191.* Syncope métastatique. A.

Elle est occasionnée par la suppression de l'écoulement des ulceres, des fistules, des sétons, des carcinomes, des fleurs blanches, &c. la cure est la même que celle de la syncope exanthémateuse. On doit sur-tout faire ensorte de rétablir les écoulemens supprimés.

21. *Syncope pathetica*, de Meyserey,

tom. 2. n°. 194. Syncope pathétique. B.

C'eſt celle qui eſt occaſionnée par quelque paſſion de l'ame, telle que la frayeur, la joie, &c. Voyez *la ſeptieme eſpece d'aſphyxie.* Ceux qu'une frayeur exceſſive a une fois jetés dans une défaillance, y retombent aiſément à la moindre occaſion. L'*ill. Lorry* a connu une dame ſujette à une lipothymie, qui revenoit pluſieurs fois dans la journée à la ſuite d'un ſpaſme univerſel; il y a quelques années, dit *Lorry*, que cette dame douée de mœurs fort honnêtes, ſe promenant dans un jardin public, dans une parure peu décente, fut aſſaillie d'injures atroces par de jeunes libertins, ce qui la jeta dans une violente colere qui fut ſuivie d'une eſpece d'aſphyxie.

L'atonie qui ſuit le ſpaſme, répond à ſon intenſité; de là cette défaillance qui termine le plus ſouvent le ſpaſme. J'ai vu, continue *Lorry*, cette dame, toute délicate qu'elle eſt, attaquée pendant trois ou quatre heures de ſuite de ſpaſmes ſi violens, qu'elle en devenoit roide comme du marbre, ou tomboit dans des convulſions furieuſes, au point que pluſieurs hommes très-forts avoient peine

peine à la contenir; elle se trouvoit à la fin des paroxysmes si foible & si épuisée, qu'elle paroissoit pour ainsi dire morte, & qu'il falloit recourir aux cordiaux les plus forts pour la ranimer.

XXIV. *ASPHYXIA*, Asphyxie; *Apoplexia cerebelli*, de Willis; *Extasis*, de Brendel; *Mors apparens vel subitanea*, de Lancisi. Le mot *asphyxia* vient d'*a* privatif, & *sphygmos*, pouls.

L'asphyxie porte avec elle tous les caracteres d'une mort subite & apparente, ce qui fait qu'elle effraie beaucoup. Lorsqu'un malade succombe peu à peu sous son mal & meurt, on ne doit point regarder cet accident comme une asphyxie, & l'on n'a jamais vu personne qui en soit revenue. Mais il est souvent arrivé que des malades que l'on croyoit être morts subitement, & que l'on avoit ensevelis, sont revenus à la vie, ou naturellement, ou par le secours de l'art. Tel est l'état auquel on donne le nom d'*asphyxie*, soit qu'il ait son principe dans le cerveau, dans le cœur, ou dans le poumon. On ne connoît point encore parfaitement ce genre de maladie, & c'est ce qui doit engager les Médecins à rechercher son origine. On peut voir ce que dit *Lancisi* des morts subites.

Winslow & *Bruhier* prétendent qu'on ne doit jamais tenir pour morts ceux qui meurent de mort subite, que lorsqu'ils commencent à se pourrir & à sentir mauvais, ce qui arrive au bout de deux ou trois jours, ou du moins, qu'après leur avoir appliqué un cautere actuel sous la plante des pieds, pour voir s'il leur reste quelque sentiment. C'est ainsi principalement que doivent en user les Médecins qui n'ont pu découvrir le principe de la maladie. Lorsque cette mort subite est précédée des signes d'un anévrisme ouvert, d'une apoplexie imminente, d'une vomique invétérée, il est aisé de savoir si cette mort est véritable, ou si ce n'est simplement qu'une asphyxie.

1. *Asphyxia immersorum*; Asphyxie des personnes qui se noient. A.

L'expérience nous apprend que des personnes qui s'étoient noyées, & que l'on avoit retirées de l'eau pour mortes, ont recouvré la vie dans le temps qu'on s'y attendoit le moins. J'ai connu une petite fille que l'on retira d'un puits, sans mouvement, sans sentiment, sans pouls & sans chaleur, si bien qu'on la tenoit pour morte. M. *Gibert*, sous qui j'étudiois la pratique, donna ordre qu'on la mît au lit, & qu'on la couvrît de linges chauds, qu'on avoit soin de renouveller d'un moment à l'autre, & elle recouvra la vie.

M. *Moulin*, Médecin de Montpellier, rendit pareillement la vie à une fille qui s'étoit noyée, en la couvrant avec de la cendre chaude.

Il est faux que ceux qui ont resté une ou plusieurs heures dans l'eau ayent jamais recouvré la vie, si l'on en excepte un petit nombre qui se noient parmi les glaces, ainsi que l'observe le savant *Segner*, Professeur à Gottingue, qui a fait là-dessus quantité d'expériences sur les animaux. On ignore pour l'ordinaire le temps qu'une personne reste dans l'eau, d'autant plus que ceux qui se noient ne vont pas d'abord au fond, & reviennent plusieurs fois dessus, ce qui leur donne le moyen de respirer. Tout ce que je puis dire, est que j'ai une fois saigné quatre jeunes gens que l'on venoit de retirer de l'eau, où ils avoient resté demi-heure, ou tout au plus une heure, & que tous les secours que j'employai pour leur rendre la vie furent inutiles.

2. *Asphyxia à fumis; Essai d'Edimbourg, tom. 6. art. 35.* Asphyxie causée par la fumée. A.

Un paysan fut étouffé dans une mine de charbon où le feu avoit pris : on l'en retira au bout d'une demi-heure froid comme un marbre, sans pouls & sans aucun signe de vie. Le Chirurgien *Tossach*, lui ayant pressé les narines avec les doigts, appliqua sa bouche sur la sienne, & souffla dedans le plus fort qu'il put. Sa poitrine se dilata, le cœur commença à battre, & peu après les arteres. On le saigna du bras, le sang sortit goutte à goutte pendant un quart d'heure, & coula ensuite de plein jet. On eut soin pendant ce temps-là de frotter & de secouer le malade, de lui jeter de l'eau sur le visage, de lui souffler de la fumée dans le nez, & de lui frotter les levres avec du sel volatil. Au bout de demi-heure, sa poitrine reprit son mouvement, le malade ouvrit les yeux, il bâilla au bout d'une heure, il remua les yeux, les pieds & les mains, avala quelques gouttes d'eau & d'eau-de-vie; & recouvra ses sens une heure après, sans se souvenir de ce qui s'étoit passé, & quatre heures après il retourna chez lui en parfaite santé.

3. *Asphyxia à musto*, Petrus Borelli, *obs. 4. cent.* 2. Asphyxie causée par le moût. A.

Il n'y a presque pas d'année qu'il ne reste quelques vendengeurs dans la cuve où ils descendent pour retirer le moût, ou pour fouler le marc du raisin qui est resté au fond. Ils perdent tout-coup la parole & le sentiment, ils se sentent suffoqués, & ils y périroient, si on ne les retiroit promptement. Ceux qui échappent, n'ont aucune idée de ce qui leur est arrivé. On doit attribuer cet accident à l'esprit appellé *gas sylvestre*, qui s'exhale du moût, & qui éteint la vertu électrique, & par conséquent l'activité du fluide nerveux.

Lorsque cet accident arrive, le meilleur remede est de retirer promptement les malades avec des crochets, de les exposer à l'air, de leur jeter de l'eau ſur le viſage, & leur faire avaler quelque liqueur ſpiritueuſe.

4. *Aſphyxia ſuſpenſorum*; Aſphyxie des pendus. A.

C'eſt celle des perſonnes que l'on étrangle, que l'on pend, ou que l'on étouffe de telle autre maniere ſemblable. Lorſqu'on ne leur luxe point la vertebre du cou, ainſi que le pratiquent les bourreaux qui ſavent leur métier, il eſt aiſé de les rappeller à la vie, ainſi que je l'ai pluſieurs fois éprouvé ſur des animaux, & une fois entr'autres ſur un homme, qui ayant été porté du gibet dans une Egliſe, recouvra la vie à l'aide de trois ſaignées qu'on lui fit dans l'eſpace de deux heures, & ſe trouva en état de boire lui-même l'eau qu'on lui avoit préſentée, me diſant qu'il ſe trouvoit bien. Il avoit d'abord la voix rauque & extrêmement foible, & il ne fut même en état de parler, qu'après qu'il eut rendu quelque peu de ſang qu'il avoit dans la gorge, & bu pluſieurs verres d'eau froide. Il étoit extrêment altéré, & quoique le temps ne fût pas chaud, on étoit obligé de lui donner continuellement de l'air, pour qu'il pût respirer. Son cou s'enfla au bout de trois heures ; après que la marque du cordeau se fut dissipée ; j'ordonnai qu'on le saignât pour la quatrieme fois de la jugulaire, prévoyant que le sang ne pouvant plus refluer du cerveau, il ne tarderoit pas à tomber dans un carus ; mais les Chirurgiens s'étant enfuis, on ne put le saigner, de sorte qu'il s'assoupit peu à peu. Son pouls devint si rare, qu'il battoit à peine quarante fois dans une minute ; il devint plus petit, moins fréquent & moins fort qu'il ne l'avoit été après la premiere saignée ; & il mourut par l'effet d'un supplice qu'il n'avoit point mérité.

5. *Asphyxia congelatorum ;* Asphyxie de ceux que le froid a transis & gelés. A.

C'est celle dans laquelle tombent les personnes qui restent long-temps exposées au froid & à la gelée, comme cela est arrivé il y a quelques années à l'armée de France, à sa sortie de Prague, comme me l'écrivit M. d'Olimpies mon beau-frere, aujourd'hui Lieutenant-de-Roi de la Citadelle de Montpellier. On ne sauroit exprimer les maux que ces troupes eurent à souffrir dans leur retraite. Il y eut des soldats qui perdirent le nez, d'autres les orteils, d'autres les mains d'un sphacele, & qui se trouverent exposés aux douleurs les plus cruelles. Le sommeil les accabloit si fort, que les uns s'endormoient au pied d'un arbre, d'autres sous une charrette abandonnée, d'autres sur la neige, au risque d'être massacrés par les ennemis, & d'y périr, à moins que quelque ami n'eût la charité de les éveiller. Il y en eut un entr'autres qui s'endormit sous un fourgon, & qui resta enseveli sous la neige. Un autre pressé par le sommeil, vint se coucher dessus sans le savoir; la chaleur ranimant celui qui étoit dessous, il se réveilla, & réveilla à son tour son camarade, ce qui les sauva tous les deux. On ne peut s'empêcher de blâmer la paresse des Auteurs qui ont écrit sur la Médecine; ils sont à la vérité fort exacts dans les descriptions qu'ils donnent des maladies; mais il n'y en a pas un qui n'en oublie quelqu'une; & nous ignorerions cell-ci, si M. *Haller* n'en avoit fait mention.

Lorsque ces sortes de malades ont la déglutition libre, il faut leur donner ſur le champ les cordiaux & les ſudorifiques que l'on a ſous la main, comme du vin chaud, de l'eau-de-vie, de la poudre de vipere, de la thériaque, de l'eau de canelle; & ſi l'on eſt à portée d'avoir du fumier chaud, il faut les enterrer dedans. A l'égard du ſphacele que le froid occaſionne, *voyez* Sphacele.

6. *Aſphyxia cataleptica*; ſeroit ce la *congelation* des Auteurs ? ou celle qui eſt cauſée par *la congelation du ſang*, dont parle *Lanciſi* dans ſon *Traité des morts ſubites*? A.

J'ai vu autrefois une jeune fille cataleptique, qui avoit la reſpiration & le pouls ſi concentrés dans le paroxyſme, qu'on ne les appercevoit preſque pas. Elle étoit froide, ſans ſentiment & ſans mouvement, de ſorte que ſi ſes membres n'euſſent été flexibles, & que j'euſſe ignoré ſa maladie, je l'euſſe cru attaquée d'une véritable aſphyxie. On lui ouvrit la veine, & il n'en ſortit point de ſang; mais le Chirurgien l'ayant preſſée, ce fluide ſortit ſous la forme d'un vermiſſeau coagulé. Ne ſeroit-ce point là cette maladie que les Anciens ont priſe pour une congelation du ſang, qu'ils ont attribuée à la ſuppreſſion du

R v

flux menstruel & hémorrhoïdal, à une dartre répercutée, & qu'ils ont prétendu être très-fréquente vers les solstices & les équinoxes ?

7. *Asphyxia à pathemate*; Asphyxie causée par les passions. A.

Nous apprenons par l'histoire de la Médecine, que plusieurs personnes sont devenues asphyctiques par un excès de joie, de frayeur, à l'occasion d'une insulte, d'une mauvaise nouvelle. Saint Augustin dit avoir connu un Religieux qui perdoit le sentiment & le mouvement, & devenoit asphyctique toutes les fois qu'il lui plaisoit. *Cheyne* a connu le Colonel *Townshend*, qui contrefaisoit si parfaitement le mort, que les Médecins eux-mêmes y étoient trompés. Quoiqu'il soit au pouvoir de la volonté de suspendre le mouvement du cœur & de la poitrine, il est certain que les passions sont infiniment plus capables qu'elle de produire cet effet. Il peut aussi très-bien se faire que ceux qui suspendent en eux ces mouvemens vitaux, se servent pour cet effet du ministere de quelque passion, & l'on ne sauroit douter que les Acteurs tragiques ne soient affectés de celles qu'ils veulent exprimer. Kloeckoff, *lib. de morbis animi*, rapporte que plusieurs personnes qui avoient feint d'être mortes, ont effectivement perdu la vie; mais il a tort de croire que cela soit arrivé à *Moliere.*

La saignée est le premier remede que l'on doit employer dans ces sortes de cas, quand même le pouls seroit éteint. On ne doit pas craindre d'augmenter la foiblesse du malade, bien au contraire; comme la faculté du cœur se trouve opprimée, il n'y a pas de meilleur moyen pour le soulager.

8. *Asphyxia hysterica*, Lancisi, *de mortib. subitaneis.* Bruhier, *Mém. sur les enterremens; Suffocation utérine*, de Sennert; *Asphyxie hystérique.* A.

C'est une privation subite de tout mouvement & de tout sentiment vital dans les personnes hystériques, occasionnée par un principe procathartique externe, tel qu'une passion violente ou interne, comme la suppression du flux menstruel. Les mâchoires se ferment, le pouls se concentre, le froid s'empare des extrémités, le visage devient pâle, la respiration est presque insensible; & lorsque les malades reviennent à elles, ou que le paroxyſme eſt foible, elles donnent à entendre qu'on leur ſerre le cou comme avec une corde; leur eſprit eſt extrêmement abattu, on ſent même aſſez ſouvent un corps ſphérique qui roule dans la région de la matrice; cette aſphyxie eſt quelquefois précédée de bâillemens, de pandiculations.

Lorſque cet accident arrive, il faut frotter le nez, les tempes, les carpes de la malade, avec quelque liqueur cordiale & ſpiritueuſe, lui frapper dans les mains, lui arracher les poils, lui crier aux oreilles, la ſecouer, en la ſuſpendant par les aiſſelles, lui brûler du vieux cuir au nez, pour qu'elle puiſſe en reſpirer la fumée, la ſaigner du bras pour faciliter la circulation, à quoi contribuent auſſi les frictions chaudes. On rappellera la chaleur avec des linges & des briques chaudes, & on lui fera avaler, au cas qu'on le puiſſe, quelque liqueur cordiale & anti-hyſtérique, par exemple, de l'eau de mélïſſe compoſée, de l'élixir de Garus, du ſel volatil ammoniac, de vipere, de ſuccin, de la teinture de caſtoreum.

Au cas qu'on ne puiſſe rappeller les

forces vitales, on la mettra dans un lit bien bassiné, observant que rien ne la presse. On lui ôtera son collier, sa ceinture, ses jarretieres, &c. & on ne l'ensevelira point jusqu'à ce que la corruption ne permette plus de douter de sa mort; car on a vu des personnes que l'on croyoit mortes, qui sont revenues à elles lorsque le sang, que la cause morbifique avoit coagulé, s'est résous, ou que le spasme qui interrompoit la circulation a cessé.

9. *Asphyxia à mephitide;* Asphyxie causée par des vapeurs méphitiques. A.

Les mofettes sont des lieux qui exhalent une vapeur insensible, mais si mortelle, qu'un animal ne sauroit y rester quelques secondes sans mourir. Ces endroits ont cela de particulier, qu'on ne sauroit y porter une chandelle allumée, elle s'éteint aussi-tôt sans jeter de la fumée & sans petiller; on ne peut y allumer de la poudre, ni tirer la moindre étincelle du fil de fer le mieux électrisé. Cette vapeur paroît être une vapeur acide, vitriolique, extrêmement raréfiée, laquelle rougit le papier bleu. Elle tue les oiseaux qui y entrent, & lorsqu'on vient à les ouvrir, on leur trouve la ſurface poſtérieure du poumon livide & engorgé de ſang; ceux qui volent deſſus, tombent tout-à-coup par terre; ce qui a fait donner à ces ſortes de grottes le nom d'*avernes*. Telle eſt la grotte du chien, auprès de Naples. *Tibere* voulant éprouver ſes effets, y fit entrer deux eſclaves, & ils n'eurent pas plutôt enfoncé leurs têtes dans la vapeur, qu'ils moururent ſubitement. Il y a auprès de Montpellier un lieu appellé *Perauls*, dont une grande partie du terrein exhale une vapeur méphitique, & bouillonne lorſqu'il tombe une pluie froide; & tout auprès une foſſe où l'on amaſſe l'eau de la pluie, où quantité de malades qui ont des douleurs chaudes, trouvent leur guériſon. Cette eau bouillonne à cauſe des vapeurs méphitiques qui s'en élevent, & ces vapeurs n'ont rien de dangereux, tant qu'elles trouvent aſſez d'eſpace pour ſe dilater; mais elles deviennent mortelles lorſqu'elles ſont enfermées, ainſi que je l'ai pluſieurs fois éprouvé. Il y a auprès de la foſſe des puits dont l'eau eſt très-bonne à boire, quoique la vapeur qui s'éleve à la hauteur d'un ou deux pieds au-deſſus de l'eau, ſoit mortelle.

Il y a à trois lieues de Nîmes un lieu appellé *Bernis*, où est un lac, auquel on donne le nom de *Bouillons*, dont l'eau, quoique froide, bouillonne continuellement; & je ne doute point que ce ne soit une mofette.

Il y a dans toutes les Eglises, telles que celles de Sainte Marie, de Sainte Anne, de Sainte Marthe, des cavots souterrains appellés tombeaux, tellement remplis de vapeurs méphitiques, qu'on ne sauroit y entrer sans mourir sur le champ, ainsi que j'en ai été témoin plusieurs fois. Pour éviter ce malheur, les fossoyeurs les ouvrent dès la veille, pour leur donner le temps de s'évaporer; elles s'élevent à la hauteur du genou, & on n'en a rien à craindre pourvu qu'on ne mette point la tête dedans, ce qui oblige les fossoyeurs à poser le cercueil à plomb & par la pointe, pour ne point s'exposer à respirer cette vapeur funeste.

C'est avec beaucoup de raison que le Professeur *Haguenot* condamne la coutume où l'on est d'enterrer les morts dans les églises; & en effet, les exhalaisons qui s'élevent d'entre les vuides du pavé, sont plus que suffisantes pour causer des maladiés épidémiques très-funestes.

Trois paysans ayant un jour ouvert un tombeau pour y enterrer un mort, y perdirent la vie l'un après l'autre en voulant se secourir. Le quatrieme qui y descendit, eut la précaution de se faire attacher avec une corde, on le retira sur le champ, on l'exposa à l'air, on le baigna dans l'eau froide, & encore eut-il de la peine à revenir. Les trois autres n'y resterent que quelques minutes, car on les retira du moment qu'on les entendit crier; mais on n'y fut plus à temps, & ils moururent dans un clin d'œil.

10. *Asphyxia sideratorum; Fulmine icti & enecati*, Bonet, *sepulchret. de apoplexiâ, obs. 59. 60.* Asphyxie des personnes frappées d'une apoplexie foudroyante.

Les personnes frappées de cette espece, ne tombent point en apoplexie, mais simplement en syncope, & restent comme mortes sans pouls ni respiration, au lieu que les apoplectiques ronflent. *Voyez* les observations dans les endroits cités.

11. *Asphyxia Foricariorum*; Asphyxie

des vuidangeurs, vulgairement appellée *le plomb*.

Comme Paris est une ville extrêmement peuplée, & que les latrines y sont presque toujours remplies, il se forme dessus comme une croûte, qui couvre cet océan d'immondices ; & lorsqu'un vuidangeur est assez imprudent pour la percer sans prendre des précautions, il tombe tout-à-coup dans une asphyxie qui le fait paroître mort.

Le moyen de le faire revenir, est de l'exposer à l'air, & de lui faire avaler quantité d'eau-de-vie. Ceux qui vuident les latrines à Modene, ne tombent point dans l'asphyxie ; mais sont attaqués d'une goutte sereine.

12. *Asphyxia flatulenta ; Apoplexia flatulenta*, Morgagni, *epist. 5. 17. 31* ; Willis, *anat. cecebri, cap. 9.*

C'est une mort subite, ou au moins apparente, occasionnée par un air qui distend les ventricules du cœur, ou par un soufle qui gonfle les artérioles du cerveau ; *Morgagni* a observé ce dernier cas deux ou trois fois, ainsi que le premier qui a été aussi observé par *Brunnerus*, *Harderus*, *Albrechtus* & *Caius Fabricius* ; *Bergerus* a fait naître par une expérience cette eſpece d'aſphyxie dans des animaux, en injectant de l'air dans leurs veines, ils mouroient ſubitement.

13. *Aſphyxia valſalviana*, Morgagni, *epiſt.* 24. 12.

Cette eſpece d'aſphyxie eſt occaſionnée par des ligamens formés pendant le cours d'une maladie, leſquels attachent la ſurface, la pointe ou les oreillettes du cœur, aux parties voiſines. Les malades, à qui cela arrive, tombent en foibleſſe, toutes les fois qu'ils ſe tournent ſur l'un des côtés, leur pouls diſparoît alors entiérement. Ces ligamens ne ſont autre choſe que des fibres formées par une matiere gélatineuſe qui tranſude de la ſubſtance du cœur, & ſe coagule par la chaleur qu'excite une maladie aiguë, telle qu'une péripneumonie; on a obſervé quelquefois ſur la ſurface du cœur, de pareilles fibres, qui la rendoient, pour ainſi dire velue; nous n'avons juſqu'ici aucun ſigne de cette eſpece d'aſphyxie.

14. *Aſphyxia traumatica;* Aſphyxie traumatique.

C'eſt une mort apparente qui ſurvient à la ſuite d'un coup, d'une chute, d'une plaie, d'une violente commotion du corps ou de la tête, & qui est souvent suivie d'une mort réelle. *Morgagni* a été témoin d'une pareille asphyxie occasionnée par un coup de pied vigoureux sur le bas-ventre; des coups reçus à l'épigastre ont souvent produit une mort apparente en interceptant le mouvement du cœur; une chute sur la tête occasionne quelquefois l'affaissement du cerveau, au rapport de *l'Histoire de l'Académie Royale des Sciences.*

15. *Asphyxia spinalis*, Duhamel, *hist. Acad. Par. pag.* 264.

Duverney ouvrit le cadavre d'une personne illustre qu'on croyoit morte d'apoplexie, il n'y découvrit autre cause de mort, qu'un épanchement de sang extravasé dans la moelle épiniere, d'où il conjectura que la pression du sang sur cette moelle, ayant résous les nerfs cardiaques & intercostaux, destinés aux fonctions vitales, avoit produit cette nouvelle espece d'asphyxie, digne d'être remarquée. De toutes les parties du corps, celle dont la lésion produit la mort la plus prompte, c'est la portion de la moelle épiniere, qui répond au voisinage de la premiere vertebre.

16. *Asphyxia à carbone*, *hist. de l'A-*

cadém. Roy. des Sciences, ann. 1701 & 1710. Asphyxie causée par le charbon.

C'est celle qui est produite par la fumée du charbon suffoqué, ou brûlé à feu ouvert dans une chambre étroite & fermée de toute part : Hoffmann, *obs. phys. chim.* 13. Van Swieten, *de apoplexiâ*, §. 1010. Journal de Méd. *tom.* 13. *pag.* 109. *tom.* 22. *pag.* 514.

17. *Asphyxia neophytorum;* Foiblesse des enfans nouveaux nés. Mauriceau, *chap.* 26. *liv.* 3. A.

Cette foiblesse est souvent l'effet d'un accouchement précoce; les enfans qui naissent avant le terme fixé par la nature, sont quelquefois si foibles, quoiqu'ils donnent des signes de vie, qu'ils meurent le plus souvent le jour même qu'ils auroient dû naître. Il faut prendre grand soin de ces enfans, les tenir dans une chaleur convenable sur un oreiller de plume, & ne les nourrir qu'avec un lait bien choisi.

La foiblesse d'un enfant nouveau né provient quelquefois de l'intensité & de la durée du travail de l'accouchement; cet enfant qui donnoit la veille des signes de vigueur dans le sein de sa mere, ne jette aucun cri en naissant, il paroît immobile & privé de respiration; son cœur & le cordon ombilical ne font sentir que des battemens fort obscurs; il faut approcher cet enfant du feu, sur un petit lit bien mou, & avoir soin que sa bouche & ses narines soient parfaitement libres & exemptes de toute crasse; la sage-femme, tenant du vin chaud dans sa bouche, souflera légérement sur celle de l'enfant; elle approchera de ses narines des linges trempés dans du vin, elle en appliquera sur sa poitrine & sur l'épigastre; dans la crainte d'arrêter la respiration, elle ne suivra point la coutume qu'ont les sages-femmes d'approcher des narines de l'enfant un oignon coupé en deux; elle aura soin que le placenta ne charge point l'abdomen, & qu'en exprimant le cordon ombilical, le résidu du sang ne soit pas porté avec violence dans le corps de l'enfant.

ORDRE CINQUIEME.

AFFECTIONS SOPOREUSES.

COMATA. Assoupissemens, Léthargies, Affections soporeuses, appellées par Hippocrate *Aphoniæ*, & vulgairement Maladies soporeuses, *Morbi soporosi.*

CE sont des maladies dont le principal symptome consiste dans une privation totale de tous les sens, & quelquefois même de l'imagination. On les appelle vulgairement maladies soporeuses; *Morbi soporosi*, ou *affectus comatosi*, ou *comata.*

Ceux qui regardent le *coma* comme un genre, plutôt que comme une classe, en admettent deux especes, savoir, le *coma vigil* & le *coma somnolentum*, par où ils excluent la veille & l'assoupissement de son genre, tandis qu'ils mettent le coma au nombre des maladies soporeuses, ce qui implique contradiction; car tout ce qui convient au genre, doit nécessairement convenir aussi à l'espece.

On appelle aussi ces maladies léthargiques (*veterni*), « parce que la léthargie est accompagnée d'indolence, de » paresse, d'engourdissement, de langueur, d'assoupissement ou d'un sommeil profond, ce qui lui est commun » avec le coma, la cataphore, l'engourdissement, la stupidité, aussi bien » qu'avec la léthargie. » Gorrée *defin. de lethargo.*

Quelques Médecins prétendent que les maladies soporeuses ne different entre elles que par leur plus ou leur moins de violence, & que par conséquent on doit les rapporter à un genre, dont les especes sont le carus, la léthargie, la cataphore, l'apoplexie, &c. mais ces Médecins ne s'apperçoivent pas qu'en admettant diverses especes de carus, de léthargie, d'apoplexie, &c. ils reconnoissent eux-mêmes que le carus, la léthargie, &c. sont autant de genres, vu que le genre de la maladie est ce qui comprend sous soi plusieurs especes, en quoi ils pechent contre les regles de la Logique, & se contredisent eux-mêmes; car puisque le plus & le moins ne changent point les eſpeces, à plus forte raiſon ne doivent-ils cauſer aucun changement dans le genre.

Les Anciens de même que les Modernes ont donné différentes ſignifications aux noms de ces genres, & par conſéquent il faut qu'un Pathologiſte adopte l'une & rejette l'autre pour éviter toute confuſion & toute équivoque. Pour ne point tomber dans ce défaut, j'ai eu ſoin de définir les mots génériques dont je me ſers.

La privation des ſentimens & des mouvemens volontaires, qui conſtitue le caractere de cette claſſe, ne reſſemble pas toujours au ſommeil. Si le malade, étant privé de ſentiment & de mouvement, reſte dans la ſituation où il ſe trouve, s'il demeure debout ou aſſis, ainſi qu'il arrive à ceux qui tombent en extaſe ou en catalepſie, on ne ſauroit le regarder comme un homme qui dort. S'il tombe par terre, ſi ſes membres ſont flaſques, & ne reſtent point dans la poſture qu'on leur fait prendre, on peut dire qu'il dort, & qu'il eſt apoplectique ou affecté d'un carus; mais ſi, quoique privé de tout ſentiment, ſon imagination agit, s'il parle

parle en dormant & qu'il geſticule, on doit le regarder comme un homme qui rêve, plutôt que comme un homme qui dort, & tels ſont les léthargiques & les typhomaniaques. Je donne à tous ces malades le nom de comateux, quoiqu'il y ait entr'eux beaucoup de différence.

Ils different de ceux qui tombent en ſyncope, en ce qu'ils conſervent leurs forces vitales, au lieu que ceux-ci ſont extrêmement affoiblis, ont les extrémités froides, & deviennent pâles.

L'aſſoupiſſement n'eſt autre choſe qu'un affoibliſſement extrême du ſentiment, ou une impuiſſance d'appercevoir les objets qui nous environnent. Les léthargiques & les typhomaniaques conſervent leur imagination dans toute ſa force; mais leur mémoire s'affoiblit, au lieu que le carus & l'apoplexie privent les malades non-ſeulement de la mémoire & de l'imagination, mais même de tout ſentiment.

La théorie des affections ſoporeuſes ſe réduit à connoître juſqu'à quel point les ſens & les autres facultés de l'ame s'affoibliſſent & s'obſcurciſſent; mais la pſychologie eſt ſi peu cultivée, on connoît si peu l'anatomie & la physiologie du cerveau, qu'on ne peut rien assurer de certain là-dessus. La pression de la substance corticale du cerveau que l'on a regardée jusqu'aujourd'hui comme la cause de l'assoupissement, se trouve détruite par les expériences de M. *Lorry*, de sorte qu'il vaut mieux se taire sur ces matieres que d'en parler, à moins que l'on n'avance ses opinions que comme de simples conjectures. Voyez *les Mém. de l'Acad. de Paris*; *les mémoires étrangers*, *tom.* 3. par M. *Lorry*.

Toute sensation a sa source dans le changement qui survient dans les organes nerveux; cela ne suffit même pas, il faut encore que ce changement se communique au cerveau, comme cela paroît par les ligatures & les sections des nerfs; il faut de plus que l'ame soit attentive à ce changement, & ne soit point distraite. Il s'ensuit donc de là que le fluide nerveux est le milieu par l'entremise duquel cette impression se communique. Les fibres nerveuses ne sauroient servir à cet usage, vu qu'elles n'ont aucune élasticité; & de là vient que le Créateur a attaché les idées au cours de ce fluide, qui est comme une vapeur extrêmement électrique; d'où il suit qu'on ne sauroit avoir aucune sensation, lorsqu'il ne se fait aucune secrétion de ce fluide dans la substance corticale du cerveau, & qu'il n'afflue point dans les nerfs, & la même chose a lieu, lorsqu'il ne se transmet point, après que la secrétion en est faite, ou qu'il ne reflue plus après avoir été transmis, ou que l'ame est concentrée dans le cerveau à cause de quelque passion violente, la terreur, par exemple, ou par une méditation profonde. Il s'ensuit donc de là, que la ligature, la coupure des nerfs, la pression de la substance médullaire du cerveau par les vaisseaux voisins, la compression de son écorce par une tumeur, un os fracturé, le gonflement des vaisseaux, la contraction des méninges, un épanchement de sang, enfin qu'une passion violente suffisent pour suspendre toute sensation; mais à moins que la circulation ne soit interceptée dans tous les nerfs qui font mouvoir les organes extérieurs, il n'en résultera point cette privation générale de sentiment, qui produit le sommeil, laquelle laissant un libre cours au fluide dans les fibres médullaires du cerveau, qui répondent aux parties externes, produit les *Songes*. La pression partielle du cerveau ne suffit point pour cet effet, à moins que l'ame étant détenue à cette occasion, ainsi qu'il arrive dans la frayeur & dans la tristesse, ne l'empêche d'affluer aussi dans les autres nerfs. Mais d'où vient que les nerfs cardiaques donnent passage au fluide nerveux tant que la vie subsiste, quelque lésion qu'il y ait dans le cerveau ou le cervelet, pourvu que la moelle de l'épine ne soit point offensée dans son origine? N'est-ce pas que la nature, qui veille à la conservation de la vie, entretient cette circulation dans le cœur & la poitrine, & néglige les organes les moins nécessaires à la vie? L'organe le plus nécessaire pour entretenir les mouvemens vitaux, n'est-ce point celui qui se trouve dans tous les animaux, je veux dire, l'origine de la moelle épiniere, qui se trouve même dans les insectes qui n'ont ni cerveau ni cervelet? Tous le bouchers savent qu'un bœuf conserve la vie, quoiqu'on lui ait brisé le crâne à coup de massue, & qu'il ait perdu beaucoup de sang; mais qu'il meurt dans un clin d'œil, lorsqu'on lui enfonce un couteau entre les vertebres supérieures du cou, & que c'est le moyen dont on se sert pour tuer les chevres & les moutons. C'est la suppression du fluide nerveux qui cause l'affoiblissement des sensations & des contractions musculaires ; mais ce principe qui suspend les sensations dans l'extase, ne supprime point la contraction des muscles dans la catalepsie, & de là vient qu'un homme affecté d'une extase ou d'une catalepsie ne tombe point par terre ; mais lorsque les muscles cessent d'agir, comme dans l'apoplexie, le carus, ou s'affoiblissent, comme dans la léthargie, la cataphore ; le corps tombe à la renverse, & ne peut plus se soutenir ; car il ne sauroit se tenir debout, que tous les muscles qui font mouvoir le tronc, les pieds, les jambes, n'agissent en même temps.

On peut juger par la posture du corps, du plus ou du moins de force de la faculté motrice. Ceux qui restent debout, sont plus forts que les autres ; ceux qui se couchent & qui restent assis, ont moins de force ; ceux qui sont obligés de rester couchés horizontalement, sont plus foibles que ces derniers ; ceux qui peuvent se coucher indifféremment ſur l'un & l'autre côté, ſont infiniment plus forts que ceux qui reſtent continuellement couchés ſur le dos; en effet, les malades qui ſentent leur foibleſſe, prennent la poſture qui exige le moins de force, ou le moins de contraction dans les muſcles; or, il n'y en a aucune qui en exige moins que celle d'un homme qui eſt couché horizontalement ſur le dos, les bras & les jambes étendues. C'eſt la ſituation que nous preſcrivons à ceux qui tombent en ſyncope, pour qu'ils ne diſſipent point inutilement les forces qu'exige la contraction des muſcles, & que la circulation ne ſoit point gênée par la peſanteur de leur corps.

XXV. *CATALEPSIS*, *Catalepſie.*

La catalepſie eſt une affection ſoporeuſe, qui prive le malade de tout ſentiment & de tout mouvement muſculaire, qui affoiblit le pouls & la reſpiration, & qui laiſſant aux membres leur flexibilité, les diſpoſe à prendre toutes les ſituations imaginables.

L'accès ſurprend les malades tout-à-coup, & revient par intervalles; il est précédé d'un engourdissement d'esprit & de corps, ou d'une céphalalgie. Ils perdent tout-à-coup le sentiment & le mouvement, & restent dans la même posture où la maladie les a pris; ils reviennent à eux aux bout de quelques minutes, & rarement plus tard, comme d'un profond sommeil, leur tête se trouve libre, & ils vaquent à leurs fonctions ordinaires; mais ils ne se souviennent point du temps qu'a duré le paroxysme. Tant que celui-ci dure, leurs bras & leurs jambes prennent toutes les postures dont ils sont susceptibles, tant par les lois de la mécanique, que par leur structure anatomique, sur-tout si la catalepsie est absolue ou parfaite. Leur leve-t-on le bras, il ne retombe plus; rioient-ils, ou pleuroient-ils auparavant, ils conservent les mêmes traits de visage, & l'on diroit à les voir, qu'ils rient & qu'ils pleurent encore. Cette maladie est chronique, & revient périodiquement comme l'épilepsie. Elle est quelquefois simple & telle qu'on vient de la décrire, tantôt compliquée d'autres maladies, comme de vapeurs, du somnambulisme, mais très-rarement de spasmes.

1. *Catalepsis hysterica. Observ. Medico-practicæ, Par. 1743. pag. 248. obs. 108.* Catalepsie hystérique. P. C.

C'est celle qui affecte les femmes hystériques, & dans laquelle leurs membres, conservant leur flexibilité, restent dans les différentes postures qu'on leur fait prendre, excepté que par une aversion naturelle pour les médicamens fétides, tels que l'esprit volatil de sel ammoniac, elles se bouchent le nez avec les mains, & détournent la tête pour ne point les sentir.

Histoire. Helene Renault, âgée de dix-sept ans, & Olive son aînée, étoient sujettes depuis quelque temps aux vapeurs, parce qu'elles n'étoient point réglées. Olive guérit après six accès, au moyen des emménagogues & des anti-hystériques qu'on lui donna. Helene se trouva plus mal, & tomba, après douze accès, dans une catalepsie, durant laquelle elle sentoit l'odeur de l'esprit de sel ammoniac à dix pieds de distance, & se bouchoit le nez; elle frémissoit au nom seul de cette drogue;

& lorsqu'on lui frottoit le nez avec une plume trempée dans cet esprit, elle jetoit des cris horribles, elle tomboit en fureur, de sorte que trois hommes avoient peine à la tenir, quoique sa foiblesse l'empêchât auparavant de parler.

Ces accès la prenoient plus de dix fois par mois, & étoient souvent suivis d'une angine hystérique, dont l'oppression venant à diminuer, laissoit ses membres dans l'état d'immobilité, inséparable de la catalepsie. Après que celle-ci avoit cessé, la malade tomboit dans des vertiges ténébreux, qui l'obligeoient de rester couchée.

L'accès d'épilepsie étoit quelquefois compliqué d'une angine hystérique, à laquelle succédoient des convulsions violentes & un délire, pendant lequel la malade tenoit des propos au-dessus de la portée de son esprit.

Helene rêvoit même souvent dans le fort de l'accès ; & j'ai vu arriver la même chose à la nommée Magdeleine Vincent, dont la catalepsie étoit compliquée d'un somnambulisme. Cette fille restoit alors assise sur son lit, le tronc immobile, la tête panchée, ses yeux & ses bras prenoient la situation qu'on vouloit, & elle parloit en riant. L'accès fini, elle se trouvoit aussi saine qu'auparavant, & elle n'avoit aucune rechute à craindre; mais la moindre frayeur, la moindre nouvelle fâcheuse, la plus légere passion, la moindre odeur désagréable, telle que celle de la rhue, du castoreum, la faisoient aussi-tôt retomber en catalepsie.

Le lait de chevre, le séjour de la campagne, l'exercice, suspendirent ces accès pendant deux mois; mais elle ne fut pas plutôt de retour en ville, qu'ils recommencerent de nouveau. Ils étoient précédés d'une foiblesse extrême ou de syncopes; & si par hasard on la piquoit, ou on lui faisoit sentir quelque odeur forte, la catalepsie revenoit, & affectoit la moitié du corps. Elle eut encore trois accès d'apoplexie cataleptique ou épileptique; mais ses regles étant revenues, elle en fut exempte tant qu'elle vécut.

Cure. 1°. Tous les emménagogues qu'on lui donna, ne produisirent aucun effet; & ce fut à la nature seule qu'elle fut redevable du retour de ses menstrues. 2°. Tous les anti-hystériques fétides lui nuisirent, à l'exception de la fumée du papier brûlé. 3°. On lui tira au moins quinze livres de sang du pied, du bras, de la jugulaire, dans le cours de sa maladie. 4°. Les émolliens aqueux lui firent beaucoup de bien. 5°. Le sirop de karabé calma les accès hystériques. 6°. La malade eut la diarrhée pendant deux mois, elle la dut aux cathartiques qu'on lui donna, & c'est à elle qu'elle a attribué sa guérison.

2. *Catalepsis verminosa*, Marcel Donat. *Hist. Med. mirab. cap. 7.* & Schenckius, *observ.* Catalepsie vermineuse. P. A.

Au mois de Juillet 1757, une fille de huit ans, qui étoit à l'hôpital-général, eut plusieurs accès de catalepsie ; lorsque je la vis, elle se plaignoit de maux d'estomac, de douleurs vagues dans le bas-ventre, elle sentoit une espece de corps qui lui montoit de l'estomac vers l'œsophage. Je lui ordonnai dix grains de mercure doux, & elle ne les eut pas plutôt pris, qu'elle tomba dans un accès de catalepsie qui dura douze heures. Je fus la voir le lendemain, & je la trouvai qui pleuroit les yeux fermés. Je voulus lui relever la paupiere, mais je sentis une résistance, accompagnée d'un clignottement continuel. Elle avoit les mâchoires collées, ses bras & ses jambes restoient dans la situation où je les mettois, mais elles conservoient quelque peu de mouvement, & ne restoient pas long-temps dans la posture que je leur avois fait prendre ; elle n'avoit d'ailleurs ni sentiment, ni mouvement, & ne répondoit à aucune des questions que je lui faisois.

On lui donna une seconde dose de mercure doux ; elle guérit, & s'est toujours bien portée depuis. Cette catalepsie n'auroit-elle pas été causée par les vers que cette fille avoit dans le bas-ventre ?

3. *Catalepsis à fumo*, Plater, *lib.* I. *obs.* 18. Catalepsie causée par la fumée.

C'est celle que cause la fumée du charbon.

4. *Catalepsis à menostasiâ*, Fonseca, *lib.* 2. *consult. Sanguinea*, Ballonii, *cons. lib.* 2. *hist.* 1. Catalepsie causée par une suppression du flux menstruel.

Elle revenoit toutes les semaines, l'accès duroit six heures, & la malade n'étoit point réglée. Elle avoit le teint fort bon, quoique le chagrin eût contribué à sa maladie. Hippocrate, 2. *prorrheticor.* prétend que cette maladie est mortelle.

5. *Catalepsis melancholica*, Ballonii, *Consil. lib.* 2. *hist.* 1. Catalepsie causée par la mélancolie. P. L.

Une fille que l'on vouloit obliger de se marier, tomba dans cette espece de catalepsie. Forest. *obs.* 41. *lib.* 2. La même chose arriva à cet hypocondriaque dont parle *Hildesheim*. Cette espece ne prive point les membres de leur flexibilité.

6. *Catalepsis delirans.* Mém. de l'Acad. d'Upsal, *ann.* 1742. *pag.* 41. C'est proprement une catalepsie compliquée de somnambulisme. P. L.

Magdeleine Valette fut détenue plusieurs mois à l'hôpital-général, en 1737, à l'occasion d'une catalepsie dans laquelle elle tomba, en suite de quantité de chagrins qu'elle avoit eu. La catalepsie fut simple le premier mois, mais parfaite, elle revenoit plusieurs fois dans la semaine; elle avoit le pouls rare & profond, la respiration presque insensible, peu de chaleur, elle conservoit la pâleur qui lui étoit naturelle. L'accès ne duroit que quelques minutes; nous lui pliâmes pendant ce temps-là les bras, les jambes, sens dessus dessous, de maniere que son corps ne portoit que ſur les feſſes; elle reſtoit dans cette attitude comme une ſtatue de cire, ſans qu'on apperçût en elle le moindre ſentiment. Il eſt faux que les cataleptiques faſſent un pas ou deux lorſqu'on les pouſſe, ou ſi cela arrive, ils marchent comme le feroit une ſtatue. L'accès paſſé, la malade ne ſentoit plus cette peſanteur de tête qu'elle avoit auparavant.

Le ſecond mois, Magdeleine jouoit à chaque accès une eſpece de piece en trois actes. Elle tomboit d'abord en catalepſie, elle reprenoit ſes ſens au bout de quelques minutes, & faiſoit tout ce qu'une fille ſaine, ſpirituelle, enjouée & gaie, a coutume de faire lorſque la joie la tranſporte. On peut dire cependant, qu'à l'égard des ſens externes, elle ne différoit en rien d'une *marionnette*, elle chantoit, ſiffloit, couroit dans ſa chambre, rioit & diſoit le petit mot pour rire; mais elle n'avoit ni tact, ni ouie, ni vue, ni goût, ni odorat, ainſi que j'en fus convaincu par pluſieurs expériences. Demi-heure après, la ſcene ſe terminoit par un autre accès de catalepſie parfaite. Vous trouverez le détail de cette maladie, dans *les Mé-*

moires des Académies d'Upsal & de Paris.

On la saigna du bras, mais le sang étoit si gluant, qu'il falloit presser la veine pour le faire sortir. On voulut lui faire prendre un bain tiede après que l'accès fut passé, mais elle ne put le supporter. Les poudres anti-épileptiques qu'on lui donna, ne firent que rendre les accès plus fréquens; lorsqu'on les tempéroit avec des bouillons, elles ne lui faisoient ni bien ni mal. Elle guérit d'elle-même, & rentra en condition. J'eus occasion de la voir deux ans après; elle me dit qu'elle n'étoit point tout-à-fait exempte de ces accès, mais qu'ils étoient moins violens; & que s'il arrivoit qu'ils la prissent dans le temps qu'elle balayoit la maison, ou qu'elle faisoit la cuisine, ils ne l'empêchoient point de continuer sa besogne, qu'elle en étoit quitte pour perdre la vue & l'ouie, qu'elle voyoit ceux qui l'entouroient confusément, & comme en songe.

7. *Catalepsis quartanaria à resolutione*, Ballonii, *cons.* 2. P. C.

Je traitai en 1727 à l'hôpital d'Alais un vieux soldat qui avoit une fievre quarte, & qui le second jour de l'accès, ne tomba point dans la manie; mais dans une ſtupidité accompagnée de délire. Il devint cataleptique le troiſieme jour, & quoiqu'entiérement privé de ſentiment, ſon bras ne reſtoit point dans la ſituation que je lui avois fait prendre, mais retomboit peu à peu.

Les deux premiers accès de catalepſie ſe diſſiperent à l'aide de l'émétique que je lui fis prendre; mais il en ſurvint un troiſieme pendant la nuit qui l'emporta. J'ai regardé cette eſpece comme une *catalepſie ſéreuſe* qui differe beaucoup de celle qui eſt cauſée par la mélancolie, ou qui eſt compliquée du ſomnambuliſme, dans leſquelles le ſang eſt gluant & comme coagulé.

Un homme m'a dit avoir vu à Paris une femme attaquée durant plusieurs jours d'une catalepſie parfaite, qui s'éveilloit tous les jours à deux heures après midi, qui écrivoit avec ſon doigt le nom de Dieu ſur ſon lit, & qui retomboit enſuite dans ſa catalepſie.

Balloni obſerve que la catalepſie eſt ſouvent la ſuite des fievres tierces & quartes intermittentes chroniques, & prétend qu'elle eſt mortelle à cauſe de l'épuiſement des forces. Cette eſpece est causée par une surabondance de sérosité, elle rend le visage pâle & œdémateux, & demande des cathartiques, des hydragogues & des diurétiques.

Balloni admet quatre especes de catalepsie; mais sa division est inutile, vu qu'il dérive le caractere de ces especes de leurs causes & de leurs principes cachés, sans les distinguer par aucun signe évident.

XXVI. *Extasis; Extase.*

Elle differe de la catalepsie en ce que les membres du malade ne conservent point la posture qu'on leur fait prendre, il retient cependant celle où la maladie l'a surpris, & n'a ni sentiment ni mouvement.

Elle differe du catoche, en ce qu'elle est causée par un excès de méditation ou d'attention, ou par une passion violente, & en ce que les membres ne sont point affectés d'une rigidité spasmodique aussi violente que dans le catoche.

1. *Extasis catoche*; *Catalepsie* d'Henri de *Heers* & de *Tulpius*. Elle a cela de commun avec le catoche, qu'elle roidit le corps.

On trouva un Capucin dans sa chambre qui avoit entiérement perdu la parole. Il avoit un genou en terre, la main droite élevée vers le ciel, mais froide, de même que la gauche, comme un marbre. Il avoit les yeux ouverts & les paupieres immobiles, la bouche béante, la respiration libre, & le pouls assez plein. On l'eût pris pour une statue de Mercure. Henri de Heers, *obs.* 3.

Il revint à lui au bout de vingt heures par le moyen d'un lavement âcre qu'on lui donna, des fomentations chaudes, du vin aromatique qu'on lui appliqua sur l'épine du dos, des cordiaux & de la thériaque qu'on lui fit avaler. Son cou se roidissoit à l'approche du paroxysme, & on le prévenoit, en lui oignant l'épine avec de l'huile chaude.

Un jeune Anglois, extrêmement amoureux d'une demoiselle, n'ayant pu l'obtenir en mariage, fut tellement frappé de son refus, qu'il devint à l'instant roide comme un pieu. Il resta assis tout un jour dans la même posture, de sorte qu'on l'eût pris plutôt pour une statue que pour un homme, tant ses membres étoient roides & immobiles. On ne lui eut pas plutôt crié à haute voix, que ſa maîtreſſe conſentoit à l'épouſer, qu'il reprit ſes ſens, ſe leva de ſon ſiege, & ſe réveilla comme d'un profond ſommeil. Nic. Tulpius, *obſ.* 22. *lib.* 1.

2. *Extaſis reſoluta;* Extaſe cauſée par une réſolution. A.

C'eſt celle qui n'eſt point compliquée de la rigidité des membres, & qui eſt cauſée par une frayeur ou une conſternation d'eſprit exceſſive.

Un déſerteur ayant appris qu'on avoit mis la maréchauſſée à ſes trouſſes pour l'arrêter, tomba ſur le champ dans une extaſe ſi violente, qu'on fut obligé de le porter à l'Hôtel-Dieu, où il fut impoſſible de tirer de lui la moindre parole. On le piqua dans différens endroits du corps, ſans qu'il retirât les membres; il gardoit un profond ſilence, il étoit immobile, & fermoit les yeux à moitié. Il buvoit & mangeoit cependant lorſque la faim le preſſoit. On lui ouvrit la ſaphene, on lui donna l'émétique, on le ſaigna de nouveau, & il fut parfaitement guéri. Ceci eſt arrivé à Montpellier en 1728.

On peut mettre au même rang la maladie de ce garçon charpentier, dont il eſt parlé dans les *Mém. de l'Académie de*

Paris, année 1702, lequel ayant frappé ſon camarade, & appris qu'il étoit mort, tomba dans une forte catalepſie, ou peut-être dans une extaſe, qui réſiſta pendant quatre mois à tous les remedes, & qui ſe diſſipa à la fin par un bain d'eau froide.

Voici un cas tout-à-fait ſemblable à celui de *Tulpius*. Un jeune homme de Montpellier qui aimoit éperdument une femme, ayant appris par une lettre qu'elle lui écrivit, qu'elle ne vouloit plus l'épouſer, n'eut pas plutôt lu ſa lettre, qu'il perdit tout ſentiment & tout mouvement, ſon pouls & ſa reſpiration s'affoiblirent, ſes yeux ſe fermerent. On le purgea & on lui donna l'émétique, mais inutilement; car il mourut au bout de dix heures. Je dois cette obſervation à M *Fizes*, Profeſſeur Royal dans l'Univerſité de Montpellier.

L'extaſe ordinaire differe du catoche, en ce qu'elle ne prive point les membres de leur flexibilité.

3. *Extaſis cataleptica*; Extaſe cataleptique.

Une jeune fille âgée de 13 ans, qui demeuroit dans le village de S. Sébaſtien près d'Alais, fut affligée pendant deux mois de la maladie ſuivante ; c'eſt M. *Privat*, Médecin d'Alais, qui l'a obſervée, & qui m'a communiqué l'hiſtoire que je vais rapporter. Elle reſta aſſiſe durant tout ce temps-là jour & nuit, ſans parler, ſans donner le moindre ſigne de vie, quelque queſtion qu'on pût lui faire. Elle mangeoit très-peu, auſſi étoit-elle extrêmement maigre, froide, & preſque ſans pouls. D'une minute à l'autre, elle étendoit ſes bras en forme de croix, & s'écrioit en langue vulgaire, *Jean, Jean, ouvre-moi le Paradis.* Elle crioit enſuite pendant une minute, elle poſoit ſes mains ſur ſes genoux, elle reſtoit tranquille durant deux minutes, après quoi elle recommençoit le même manege. Ses bras étoient roides, lorſqu'elle les étendoit ; mais ſes doigts étoient flexibles, & reſtoient dans la ſituation où on les mettoit. L'uſage du lait la guérit du premier accès, mais le ſecond l'emporta. Les payſans du lieu ne manquerent pas d'attribuer cette maladie à un charme. Ceci s'eſt paſſé en 1758. Cette eſpece differe-t-elle de la catalepſie mélancolique ? J'ai peine à le croire.

Il conſte par un grand nombre d'obſervations qu'une frayeur exceſſive ſuffit pour cauſer une ſyncope & même une aſphyxie mortelle : en voici une preuve. Mrs. *D. F.* & *Fauville*, étudians en Médecine, voulant ſe divertir aux dépens d'un payſan, le conduiſirent à l'amphithéatre. Ce malheureux effrayé à la vue des ſquelettes & des inſtrumens qu'il apperçut, ſe laiſſa lier ſur la table ſans faire la moindre réſiſtance, & ſans proférer une ſeule parole. Le Docteur *Fauville* fit ſemblant de vouloir le diſſéquer, prit un ſcalpel, & lui fit avec le manche une inciſion cruciale ſur le bas-ventre, ce qui effraya ſi fort ce malheureux, qu'il tomba ſur le champ en ſyncope. Les Médecins, effrayés à leur tour, le firent revenir avec des cordiaux, & le payſan les remercia de ce qu'ils lui avoient ſauvé la vie, & ne l'avoient pas diſſéqué. Le Docteur *Haquenot* rapporte qu'un ſemblable badinage cauſa autrefois la mort à un charbonnier, & que peu s'en fallut que les Etudians ne perdiſſent la leur par les mains de la juſtice.

4. *Extaſis equina ; La faim vale* en terme d'Hippiatrique.

C'eſt une maladie aſſez familiere aux

chevaux, qui les prive tout-à-coup de sentiment & de mouvement, de maniere qu'ils s'arrêtent tout court à moitié chemin, sans pouvoir avancer d'un pas. Les Maréchaux l'attribuent au défaut de nourriture; & l'on peut voir ce qu'ils en disent.

XXVII. *TYPHOMANIA*, Typhomanie; *Coma vigil*, des Auteurs; *Agrypnocoma*, de Brendel; appellée par les Espagnols *Modorra* & *Modorilla*, J. Pereda; par les Grecs, *Agrypnon coma*; *Marcor*, par Linacre; par d'autres, *Veternus*.

C'est un assoupissement simulé ou apparent; mais sans sommeil, accompagné de délire, dont le malade revient aisément.

Le coma vigil, dit *Gorrée*, qui est familier aux léthargiques, est celui dans lequel les malades tiennent les yeux fermés, comme s'ils dormoient, mais les ouvrent quand on les touche, & regardent ceux qui les ont touchés; ils conservent le sentiment & le mouvement, tombent dans le délire, à cause qu'il se présente à leur imagination diverses images qui les agitent.

On l'appelle *Typhomanie*, de *typhos* fievre, & *mainomai*, je deviens fou, j'extravague.

1. *Typhomania febricosa;* Typhomanie fébrile. A. P.

C'est celle qui survient dans le troisieme, le quatrieme ou le cinquieme accès de la fievre tierce simple ou continue; *Mercatus* est le premier qui l'ait observée, & *Torti*, *Werlhof* & *Morton* en parlent fort au long.

On prétend qu'elle est épidémique en Espagne, sur-tout dans la Nouvelle Castille. Elle régna dans les environs de Nîmes en 1701. Une seule observation suffira pour la faire connoître.

M. de la *Calmette*, Président au Parlement de Metz, étant âgé de cinquante ans, eut pendant six jours alternativement une fievre rémittente avec des redoublemens; il étoit assoupi & fort enclin au délire. Le septieme jour, l'accès fut plus fort qu'à l'ordinaire, & compliqué d'un délire continuel & obscur, d'assoupissement, de ronflement par intervalles, du froid des extrémités

mités & de la foiblesse du pouls. Je fus à Nîmes, où le malade demeuroit pour lors; le paroxysme avoit cessé, & il étoit menacé d'un quatrieme, que je prévis devoir être plus fort que le troisieme, de sorte que pour le prévenir, je lui donnai différens cordiaux, entr'autres le lilium de *Paracelse*, que je lui fis avaler une cuillerée après l'autre. Il eut pendant cinq heures les extrémités froides, le pouls foible, un assoupissement continuel accompagné d'un ronflement presque apoplectique, & d'un teint cadavereux. On l'en faisoit aisément revenir, mais le malade marmottoit sans cesse entre ses dents. Le danger étoit d'autant plus grand, qu'il étoit affoibli, les accès duroient depuis plus de seize heures, & se terminoient par des sueurs. Il avoit la langue nette, la maladie n'avoit été précédée d'aucune nausée. Les choses étoient dans cet état, lorsque je profitai de l'intervalle entre le quatrieme & le cinquieme paroxysme, pour lui faire avaler douze drachmes de quinquina; c'étoit le seul moyen de prévenir le cinquieme paroxysme, qui l'eût infailliblement emporté; il est vrai que la fievre continua, mais son pouls se trouva plus développé. Il fut attaqué le onzieme jour d'un ictere critique, je lui donnai un léger purgatif, la fievre le quitta le quatorzieme jour, & il fut parfaitement guéri; ce qui causa une joie inexprimable à tous les honnêtes gens, & sur-tout aux pauvres.

Cette maladie, à le bien prendre, ne differe point de la tierce continue apoplectique, ou de la tierce carotique de *Werlhoff*, eu égard au traitement qu'elle exige; mais elle a cela de particulier, que, quoique le malade fût assoupi & ronflât beaucoup, on le réveilloit aisément, il répondoit aux questions qu'on lui faisoit, & retomboit ensuite dans son assoupissement & son ronflement, au lieu que dans le carus & l'apoplexie, le malade est plongé dans un si profond assoupissement, qu'il n'entend, ni ne parle.

Cette espece est quelquefois compliquée d'une vraie fievre intermittente. Je traitai dans la même automne un autre malade à Nîmes, qui avoit un assoupissement compliqué d'une hémiplégie & d'autres symptomes qui revenoient de deux jours l'un. La fievre l'ayant quitté, il se leva; mais il mourut au cinquieme accès d'un coma vigil. L'urine de ces deux malades étoit extrêmement haute en couleur, & peu s'en fallut que le quinquina ne leur causât une strangurie.

Cette maladie differe de la léthargie, en ce qu'elle est compliquée d'une fievre aiguë, & d'un délire dont le malade conserve le souvenir.

2. *Typhomania continua*; Typhomanie continue, appellée *Lethargus* par Hippocrate; *Coma lethargicum* par Raymond Fortis, *consult. tom. 1. cent. 1.* A.

Cette espece differe de la précédente, en ce que l'assoupissement ne vient point par accès, mais est continuel.

Le coma léthargique, dit *Raymond Fortis*, n'abolit ni le sentiment, ni le mouvement, & les malades répondent aux questions qu'on leur fait.

On regarde communément la typhomanie comme un symptome des fievres continues, comme du typhus, du synochus, & même des rémittentes, dont l'accès ne commence point par le frisson, & qui par conséquent ne se guérissent point par le quinquina.

Cette maladie est accompagnée d'un délire & d'un assoupissement continuels.

Lorſque la fievre eſt parvenue à ſon accroiſſement & à ſon état, les malades marmottent ſans ceſſe entre leurs dents, répondent ſouvent aux queſtions qu'on leur fait, changent ſouvent de place; mais ſont cependant plus aſſoupis & plus tranquilles que dans la paraphrénéſie fébrile, de ſorte que lorſque la maladie tourne mal, le malade tombe dans un carus dont il ne revient plus.

Les Médecins donnent indiſtinctement à ces eſpeces le nom de fievres malignes, ſans ſe mettre en peine de les diſtinguer; mais la théorie de la typhomanie fébrile ſuffit pour prouver leur erreur à cet égard; dans celle-ci, le quinquina tire le malade du tombeau, au lieu que dans la continue, les ſecours ordinaires, tels que la ſaignée, les ſangſues, les révulſifs, les tiſanes nitreuſes, les cathartiques, n'operent que dans certains cas.

C'eſt un bon ſigne pour le malade, lorſqu'il ſurvient des parotides, & que les oreilles lui ſuppurent.

3. *Typhomania agrypnocoma; Subeth ſahara*, des Arabes; *Coma vigil*, de Sennert; *de ſomno præternaturali*, *cap.*

2. de Riviere, *lib. 1. cap. 3. Phrenitis comatosa*, d'Heurnius, *cap. 17.* A.

Le coma vigil est une espece d'assoupissement, ou une grande envie de dormir, mais sans sommeil. Le malade tient les yeux fermés, il parle entre ses dents, il ouvre les yeux lorsqu'on le touche, il regarde de travers, ou se met en colere, après quoi il retombe dans son assoupissement, lequel est troublé par divers songes qui l'empêchent de dormir.

J'ai peut-être eu occasion de voir plusieurs fois cette maladie, mais je ne l'ai observée qu'une, & je la crois rare. C'est une maladie aiguë, accompagnée d'une fievre de même nature, dans laquelle le pouls est foible & fréquent. Un jeune homme en mourut en peu de jours.

La méthode curative de *Riviere* me paroît très-bonne. Les cathartiques & les émétiques lui sont nuisibles, si je ne me trompe, & elle est plutôt causée par la phlogose du cerveau, que par son atonie.

Le typhomanique d'*Heurnius*, qui coupa la tête à un Moine qui dormoit auprès de lui, étoit furieux. Il y en a d'autres qui sont tranquilles, ce qui dépend des circonſtances & du tempérament; de ſorte qu'il eſt inutile de diviſer la typhomanie en ſoporeuſe & en phrénétique.

4. *Typhomania verminoſa*, de Brendel; *Typhomanie vermineuſe*. A.

Cette eſpece eſt aſſez familiere aux enfans qui ont des vers, & qui ſont attaqués de la fievre; ils rêvent, ils parlent entre leurs dents, ils dorment ſouvent, & donnent beaucoup à faire aux Médecins. Les maladies aiguës ſont extrêmement dangereuſes chez les enfans; & il conſte par les regiſtres mortuaires de la paroiſſe de Sainte Marie de Montpellier, que de cent enfans qui naiſſent le même jour, à peine y en a-t-il trente-trois qui vivent juſqu'à l'âge de cinq ans; au lieu qu'il en meurt à peine la moitié depuis l'âge de dix ans juſqu'à cinquante. Il s'enſuit donc que la mortalité des enfans ſeroit huit fois plus grande, s'il en mouroit la moitié dans l'eſpace de cinq ans; mais comme il en meurt les deux tiers, la mortalité des enfans eſt douze fois plus grande que celle des adultes. Il eſt certain que la plupart des enfans meurent de maladies aiguës; & le danger de mort dans les divers âges & dans les diverses maladies, est en raison composée de la mortalité de la maladie, & de la mortalité de l'âge ; par exemple, si la typhomanie vermineuse est deux fois plus dangereuse que la pleurésie, la premiere sera vingt-quatre fois plus dangereuse dans un enfant, que la seconde dans un adulte.

5. *Typhomania Martinicana*; Typhomanie de la Martinique. A.

Elle est causée par la morsure de la scolopendre, à laquelle les habitans de la Martinique donnent le nom de *galere*; & elle est accompagnée d'assoupissement, de délire, de la tumeur de la partie mordue ; & on la guérit en ouvrant la tumeur, ou en la faisant venir à suppuration.

XXVIII. *LETHARGUS*; *Léthargie*.

La léthargie a cela de commun avec la typhomanie continue, que l'assoupissement est léger, & que le malade s'éveille aisément ; il répond aux questions qu'on lui fait, & change de place : mais elle en differe par le délire & par l'oubli où elle jette le malade ; car un léthargique est assoupi & extrêmement nonchalant, il oublie jusqu'aux choses les plus récentes, & ne se met en peine de quoi que ce soit.

Je crois qu'on peut rapporter la typhomanie & la léthargie au même genre; d'autant plus que tout le monde connoît celle-ci, & que l'autre est extrêmement rare dans la pratique, à moins qu'on ne regarde comme telle toutes les maladies soporeuses. *Baglivi* définit la léthargie un concours de délire continu, de fievre, d'assoupissement & d'oubli, *consil. lib.* 2.

1. *Lethargus à febre*, Willis, *obs.* 1. Léthargie causée par la fievre. A.

C'est celle qui accompagne ou qui suit les fievres continues qui ne se terminent point par une crise. J'ai eu occasion de l'observer dans une vieille femme qui avoit eu un synochus, & qui étoit continuellement alitée & plongée dans un assoupissement compliqué d'une quotidienne continue, d'une nonchalance & d'un oubli extraordinaire.

Cette affection differe de la léthargie d'*Hippocrate*, qui emporte le malade au bout de sept jours, & qui, suivant l'observation de *Mercurialis* & de *Riviere*, se termine par un empyeme, c'est-à-dire par la suppuration des parotides, ou par tel autre dépôt semblable.

Rien n'est meilleur dans cette maladie que les vésicatoires appliqués sur l'occiput.

2. *Lethargus pulmonicus*, Balloni, *consil. lib.* 2. Baglivi, *de raris pulmonum morbis*, *pag.* 91 & 371. *Pulmonia lethargica*, Hippocrat. *lib. de morbis*; Léthargie pulmonique. A.

La pulmonie commence toujours par une léthargie, laquelle est causée par une pituite putride & visqueuse qui sphacele le poumon, & qui est compliquée de la toux & de l'assoupissement. Lorsque le malade est sur le point de mourir, son ventre se lâche. Cette léthargie ne demande ni des remedes céphaliques ni spiritueux, mais des expectorans propres à évacuer cette lymphe. Les phthisiques tombent souvent dans une léthargie dans le cours de leur maladie, ainsi que je l'ai observé d'après *Baglivi*.

3. *Lethargus à narcoticis*, Willis, *de lethargo*; Léthargie causée par des narcotiques. A.

Les effets des narcotiques varient

ſelon leur eſpece, & ſelon la doſe qu'on en prend. 1°. Selon la doſe. On prit derniérement à Montpellier pluſieurs brigands qui dépouilloient les voyageurs, après leur avoir fait boire du vin, dans lequel ils avoient mis infuſer de la graine de ſtramonium pilée. Leur chef avoua que pluſieurs en étoient morts, qu'il ignoroit la doſe qu'il avoit employée, mais qu'elle les faiſoit tomber en léthargie, lorſqu'elle étoit trop forte. J'appris de quelques-uns que j'interrogeois, & qui en avoient pris une moindre doſe, qu'elle leur avoit ſeulement cauſé une paraphrénéſie.

Une trop forte doſe d'opium cauſe auſſi une léthargie qui eſt ſouvent mortelle, & qui eſt compliquée de la foibleſſe du pouls, d'un teint livide, d'aſſoupiſſement & de ſtupeur. Une moindre doſe, lors ſur-tout qu'on eſt accoutumé d'en prendre, réjouit le cœur, fortifie & cauſe une ivreſſe paſſagere. Le vin produit le même effet, comme tout le monde le ſait.

2°. Les ſymptomes varient auſſi ſelon l'eſpece du poiſon, & ſelon qu'on a pris du datura, de la juſquiame, de la bella-dona, de l'opium, du vin, du conium, de la grande ciguë, du physalis somnifera, ou qu'on a flairé de la mandragore, du narcisse, &c. mais on ne les a point encore observés ni décrits assez distinctement. *Forestus* a vu une apoplexie causée par le vin, *Willis* une paraphrénésie, & d'autres, d'autres maladies causées par les mêmes poisons.

Dans tous ces cas, il faut commencer par faire rendre au malade le poison qu'il a pris, en lui donnant un vomitif, & lui donner ensuite quelque teinture cordiale, ou de la poudre de castoreum dans du vin, du lilium de Paracelse, du vinaigre, &c.

Le *lethargus traumaticus* de Willis, ou qui est causé par une plaie, ou une contusion à la tête, paroît appartenir au *carus*; & le *lethargus typhodes* du même Auteur, à la typhomanie continue, qui accompagne la fievre aiguë, ou le synochus.

4. *Lethargus cephaliticus. Voyez* Forestus, *obs. 11. lib. 10. de cerebri morbis. Lethargus apostematodes*, Pathologie méthodique. A.

C'est une léthargie aiguë, causée par l'inflammation sphaceleuse du cerveau, ou une inflammation de cerveau soporeuse.

Un enfant tomba dans un profond assoupissement, compliqué de l'hémiplégie du côté droit; il n'avoit ni sentiment ni mouvement, & gardoit un profond silence. Tout-à-coup il se mit à marmotter entre ses dents quelques paroles qu'on n'entendoit point, & mourut le quatrieme jour. On l'ouvrit, & on ne lui trouva point de vers; mais on s'apperçut que la partie droite du cerveau & du cervelet étoit couverte de sanie, pourrie & gangrenée. Cette maladie differe de l'inflammation du cerveau, par la profondeur de l'assoupissement & l'absence de l'oubli, lequel suppose quelque insomnie : elle a beaucoup d'affinité avec la typhomanie vermineuse. *Voyez* la Léthargie aiguë de l'illustre *Preyssenger.*

5. *Lethargus arthriticus*, Willis; *Léthargie arthritique.* A.

C'est une léthargie périodique, ou une hydropisie du cerveau, Carol. Pison. *Morbi à serosâ colluvie*, *pag.* 93.

Un Evêque, sujet tous les ans à des accès de goutte & à la fievre, tomba le septieme jour dans un sommeil léthargique, qui dura une ou deux semaines, qui calma ses douleurs, & dont il ne sortoit que pour prendre de la nourriture. Cet assoupissement étoit compliqué d'un tremblement dans tout le corps, mais si foible, qu'on ne l'appercevoit que par le mouvement convulsif du pouls, & qui ne le prenoit que lorsqu'il s'assoupissoit. Il avoit les yeux fixes, humides, & dans un clignottement continuel, le visage pâle, enflé, excepté lorsque la fievre le prenoit; il n'avoit ni force ni vigueur. Son assoupissement étoit si grand, qu'il ne songeoit pas même aux choses les plus nécessaires, & qu'il avoit une indifférence extrême pour tout ce qui le concernot; il n'agissoit qu'autant qu'il y étoit forcé. Cette maladie revint pendant trois ou quatre ans avec les accès de la goutte, & l'accompagna jusqu'au tombeau. *Hippocrate* décrit cet assoupissement, *Coacorum*, *sect.* 1. 4. *sent.* 26.

J'attribue cette maladie à la matiere arthritique, qui s'étoit fixée dans la substance corticale du cerveau, & qui se résolut insensiblement dans l'espace de quinze jours; & non point comme

Pison, à une hydropisie du cerveau.

Cette affection differe du carus, en ce qu'elle est accompagnée d'une grande envie de dormir, plutôt que d'un assoupissement profond & insurmontable; de la cataphore, par la fievre qui l'accompagne.

6. *Lethargus à frigore*, P. Borelli, *centur. 1. observ. 52*; Léthargie causée par le froid.

Arnaud, Cuisinier de Castres, grand mangeur de verre, s'étant mis en chemin par un temps de neige, & ayant beaucoup souffert du froid, tomba dans une léthargie. (*Voyez* Typhomanie causée par le froid.) Il resta plusieurs jours comme mort, & l'on craignoit à tout moment qu'il ne mourût d'une suffocation.

Borel employa les vésicatoires, les ventouses scarifiées, les errhines; lui fit prendre deux scrupules de castoreum, & un scrupule de scammonée avec du vinaigre rosat, dont il fit deux doses; & le malade guérit. J'ignore si sa maladie étoit une léthargie ou un carus, d'autant plus que les Anciens emploient ces noms indistinctement l'un pour l'autre.

7. *Lethargus litteratorum*, illustr. Van Swieten, §. *1010*.

Ceux qui pâlissent continuellement sur les livres, menant une vie sédentaire, ayant l'esprit toujours occupé de l'objet de leurs études, sans être diverti par les exercices du corps, énervent le ton des fibres du cerveau, perdent insensiblement les forces du corps & de l'esprit; leur mémoire vacille, ils deviennent hébétés, stupides, oblivieux, & tombent enfin dans une apoplexie mortelle. Rien n'est plus utile pour acquérir les sciences, que de joindre les expériences à l'étude & à la lecture; c'est ainsi que l'hydraulique, la mécanique, la dioptrique s'apprennent aisément & avec plaisir, par le moyen des expériences appliquées à un petit nombre de principes; l'exercice que ces expériences procurent, fortifie le corps, & l'on parvient, par cette méthode, à faire dans les sciences des progrès beaucoup plus rapides, sans que la santé en soit altérée.

XXIX. *CATAPHORA. Coma somnolentum*, des Auteurs; *Subeth*, des Arabes.

Le coma somnolentum, est un sommeil ou un assoupissement profond & continuel, sans fievre & sans délire, dans lequel le malade parle quand on le réveille, répond aux questions qu'on lui fait, remue, ouvre les yeux, mais les referme aussi-tôt, & retombe dans le même assoupissement.

Il differe de la *typhomanie* & de la *léthargie*, en ce qu'il n'y a point de délire; de l'*apoplexie*, en ce que le malade ne ronfle que lorsqu'il est à l'agonie; du *carus*, en ce que celui-ci est compliqué de la fievre, & qu'il n'y en a point dans le coma.

1. *Cataphora somnolentia*; La somnolence. *Somnolentia continua*, Willis, *cap.* 4. appellée par quelques-uns *diathesis soporosa*. L.

Cette espece consiste dans une habitude de dormir beaucoup plus longtemps que l'âge ne le demande. Les enfans dorment plus long-temps que les personnes âgées, & c'est de-là qu'est venu le proverbe, *Enfant qui veille, & vieillard qui dort, ne sont pas loin de la mort;* mais il est souvent faux. Ces sortes de personnes se portent d'ailleurs fort bien, elles boivent & mangent, se promenent, vaquent à leurs affaires; mais elles ont la mauvaise coutume de s'endormir en parlant & en mangeant, à moins qu'on ne les en empêche, de sorte qu'elles dorment des jours, des mois, & même des années entieres, ainsi qu'on prétend que cela est arrivé à *Epiménide*.

On attribue communément cette maladie à la trop grande humidité du cerveau; & elle dure quelquefois jusqu'à la décrépitude, sans que la vie coure aucun danger. Cependant, comme elle fait perdre inutilement la moitié de la vie, & qu'elle peut avoir des suites funestes, lorsqu'on néglige d'y remédier, il faut les prévenir en usant de caffé, d'alimens secs, en flairant des substances spiritueuses, par exemple, du sel volatil ammoniac, en buvant de la biere impregnée de drogues diurétiques, en buvant en guise de thé de la fleur de sauge, de bétoine, en usant de pillules aromatiques, de tabac, &c. observant de se faire saigner & purger auparavant.

2. *Cataphora coma* ; *Le Subeth* appellé par les Auteurs *coma somnolentum*, vulgairement *léthargie* ; *Subeth asarim* par Avicenne. A.

C'est un assoupissement profond, dans lequel le malade a la bouche béante, la mâchoire inférieure abaissée, les yeux fermés, le visage pâle, le pouls rare, profond, les membres flasques, de maniere qu'il paroît comme mort. Lorsqu'on le pince, ou qu'on le pique, il ouvre les yeux, il regarde ceux qui l'entourent; mais il se rendort aussi-tôt, de sorte qu'on est obligé de le réveiller pour le faire manger. Il ne marche ni ne parle, en quoi il differe des personnes somnolentes.

Quelques-uns de ces malades meurent au bout de queques jours, à moins qu'on ne les secoure; & leur respiration, qui pendant tout le cours de la maladie, étoit calme & presque insensible, devient alors stertoreuse. Il y en a qui dorment des mois & des années entieres, témoin celui dont parle *Homberg* dans les *Mém. de l'Acad. des Sciences*, *année 1707*. Cette variété est proprement une *Cataphore chronique* ;

mais il faudroit connoître son principe, pour pouvoir la connoître lorsqu'elle commence.

Les vieillards sont extrêmement sujets à cette maladie aiguë, sans que l'on puisse connoître la cause qui y donne lieu, vu qu'elle n'est précédée ni de crapule, ni d'aucune suppression d'urine, ni de fontanelle. Le sang est très-épais dans cette maladie, & l'on vient quelquefois à bout de le résoudre en secouant le corps de plusieurs façons mécaniques. Le peuple en est si persuadé, que prenant les malades par les bras, il les fait marcher, sauter & danser par force, on les secoue de divers sens, après leur avoir passé des sangles sous les reins. On peut joindre à ces moyens le vomissement artificiel, les cathartiques âcres, les juleps céphaliques & cardiaques, les frictions, le pincement, les errhines, les antisoporeux, comme le castoreum, le karabé, les vésicatoires, l'esprit de corne de cerf, de suie, de sel ammoniac, &c. Les variétés de cette espece sont :

3. *Cataphora scorbutica ; Coma somnolentum scorbuticum* de Fréd. Hoffmann, *observat.* 2. A.

On le connoît à la rougeur de l'urine, au défaut de soif, à la lassitude & à la douleur des jambes dont il est précédé, aux fievres intermittentes, à la foiblesse du pouls, &c. qui sont plutôt des signes de cachexie que de scorbut.

4. *Cataphora arthritica; Coma somnolentum chronicum à repulsâ podagrâ*, Frid. Hoffmann, *obs.* 9. A.

5. *Cataphora exanthematica; Coma somnolentum à repulso erysipelate*, Frid. Hoffmann, *obs.* 3. A.

6. *Cataphora hydrocephalica*, Schneider, *de affectibus soporosis*, *pag.* 24. Bonet, *sepulchret. obs.* 9. *pag.* 157. *tom.* 1. *item* 7, 8, 10, 11, 12, 13, *&c.*

Cette espece est occasionnée par une surabondance de sérosité dans différentes parties du cerveau, soit que cet hydrocéphale externe ou interne se soit formé de lui-même, ou qu'il ait été occasionné par la suppression d'un flux de ventre, d'urine, &c. ou par des cauteres qui se sont fermés.

7. *Cataphora chronica* d'Homberg. C. *Hist. de l'Acad. des Sciences, année* 1707. Voyez *Suidas* à l'article d'*Epiménide*. *Homberg* a vu un homme qui dormit pendant six mois, sans donner aucun signe de vie.

Cette somnolence chronique est souvent la suite des insomnies qu'on a eues, ce qu'il est bon d'observer, & alors on ne doit la regarder que comme un sommeil excessif.

Cet assoupissement est aussi nuisible au commencement des fievres, qu'il est salutaire à ceux qui relevent de fievres aiguës.

8. *Cataphora timor*, Spigel, *de semitertianâ*.

Le *timor* est une maladie fréquente en Allemagne & dans la Hongrie; c'est le nom que lui donnent les Autrichiens, les Moraves, & les habitans de la Styrie. Elle tient le milieu entre l'apoplexie & l'épilepsie. Les malades tombent tout-à-coup à la renverse sans sentiment, ils ne perdent point le mouvement, ne s'agitent point comme les épileptiques, & ne restent point paralysés après que l'accès est passé. *Werlhoff* a vu deux fois cette maladie à Hanovre; elle étoit compliquée d'assoupissement & d'agitation dans les membres. Elle succéda aux accès d'une fievre intermittente, & il la guérit avec le quinquina.

XXX. *CARUS*, *Assoupissement carotique*, appellé par les Auteurs *Apoplexia minor*; par les Grecs, *Caros*, de *Caroustai*, s'assoupir; *Gravitas*, par Theod. Gaza; *Percussio*, par Possidonius, chez Aëtius; *Marcor*, par Celse; *Pressura*, par Cœlius Aurelianus, *de Acutis*, *c.* 2; en Latin, *Torpor*; par quelques-uns, *Stupor*; *Gravis dormitatio*, par Rhasis; *Sopor*, par Mercurialis.

Le carus est un assoupissement profond, & presque insurmontable, accompagné d'une respiration foible & paisible.

Il differe de la *cataphore*, 1°. en ce que ceux qui en sont attaqués ne se réveillent pour l'ordinaire que lorsqu'ils sont guéris.

2°. Lorsqu'on les éveille à force de les pincer, ils ouvrent les yeux, ils ne remuent ni ne répondent aux questions qu'on leur fait, & retombent aussi-tôt dans leur premier assoupissement.

3°. Le carus est une maladie aiguë de peu de jours, dans laquelle le malade a la fievre, le visage rouge, & les yeux à demi ouverts.

Il differe de l'apoplexie, en ce que les carotiques ne ronflent point, & respirent à leur aise. *Mercurialis* le définit un sommeil long & profond, dont on a peine à faire sortir le malade, lequel, sans nuire à la respiration, lese les facultés principales, sur-tout l'imagination. Vous observerez que la typhomanie & la léthargie blessent l'imagination, & sont accompagnées de délire au lieu qu'il n'est pas de même de la cataphore, du carus, & de l'apoplexie; d'ailleurs les malades sont entiérement privés de sentiment & de mouvement, de même que dans l'apoplexie.

Ceux qui rapportent toutes les différentes especes d'assoupissemens au même genre, & qui regardent le carus, la cataphore, l'apoplexie, la léthargie, &c. comme autant d'especes de ce genre, me paroissent se tromper; ils confondent l'ordre avec le genre, & subdivisent les especes en plusieurs autres, en quoi ils pechent contre les regles de la Logique, qui définit le genre ce qui est immédiatement compris sous l'espece. Peut-être les Médecins connoîtront-ils un jour les différens sieges des maladies de chaque genre, de même que leurs principes & les remedes qui conviennent à chaque espece, & distingueront-ils plus exactement les genres des especes; mais en attendant, il faut bien se garder de confondre les noms.

La théorie des genres est jusqu'aujourd'hui si obscure, que l'on doit regarder comme des fictions ce que les Auteurs tels que *Willis*, *Bellini*, *Hoffmann* & d'autres ont débité là-dessus. Le plus sûr est donc d'y renoncer, d'autant plus qu'elle ne sert à rien dans la pratique, & de déduire la pratique empyrique de l'histoire & de la théorie classique des maladies.

Cari pyrectici; Carus fébriles.

1. *Carus spontaneus*; *Apoplexia minor sanguinea* de Riviere. *Carus* des Auteurs; *Aphonia* d'Hippocrate. A.

Cette espece est causée par la céphalalgie & le vertige. Elle est accompagnée d'une fievre continue avec redoublement,

blement, de la rougeur du visage, de la chaleur du corps, d'un pouls fort & fréquent, & elle attaque communément les sujets pléthoriques, crapuleux, intempérans, les adultes & les femmes enceintes. Elle est souvent précédée d'efforts pour vomir, ce que l'on doit attribuer à la violence du mal de tête; la langue est d'ailleurs fort nette, & il n'y a aucun signe de saburres dans l'estomac. On observera que dans toutes les maladies soporeuses, le pouls est beaucoup plus rare qu'il ne l'est naturellement, & qu'on doit le regarder comme fréquent dans le carus, lorsqu'il conserve sa fréquence naturelle.

Cette maladie exige plusieurs saignées du bras & du pied, & de fortes doses de tartre émétique. La fievre est synoque, & la maladie se termine quelquefois par une hémiplégie, comme l'apoplexie, ou cede aux remedes de l'apoplexie sanguine, sinon elle jette le malade dans des convulsions qui l'emportent.

2. *Carus febrilis*, Sydenham, *pag. 238. & 395. Cari secunda & tertia species*, Frid. Hoffmanni, *Cap. 2. n°. 5. Carus fébrile*. A.

Cette espece de carus accompagne

quelquefois la tierce continue & l'hémitritée, qui se masquent en automne pendant plusieurs jours sous la forme d'une tierce, de même que les fievres continues malignes ou typhodes, lorsqu'elles sont dans leur fort, & je l'attribue aux efforts que fait la nature pour chasser au dehors les parotides, ou pour procurer une éruption critique du sang, par le nez & par les oreilles; & j'ai remarqué que l'éruption des parotides a différens succès dans cette maladie. Cette espece differe de la typhomanie fébrile en ce que, 1°. celle-ci est accompagnée du délire & d'un sommeil léger, dont le malade sort aisément; 2°. en ce que la typhomanie est causée par le venin de la fievre intermittente, & que le quinquina donné en forte dose avant le troisieme ou le quatrieme accès, la fait ordinairement cesser, au lieu que dans le carus l'assoupissement est profond, la langue, les levres, les dents couvertes d'une croûte noire, & que l'assoupissement ne vient point dans le troisieme ou le quatrieme accès, mais plus tard: les émétiques, & les cathartiques, précédés de la saignée, préviennent ou dissipent cet assoupissement. Quoique

Torti & *Werlhoff* fassent mention d'une tierce carotique, j'ai trouvé, après l'avoir mûrement examinée, qu'elle n'est point carotique, mais typhomaniaque.

Le carus fébrile differe du spontané, en ce que dans le premier la fievre se manifeste par le frisson & le frissonnement, au lieu que dans le second, elle vient peu-à-peu sans s'annoncer, & augmente sans frisson, ce qui n'arrive point dans le fébrile.

Il y a des carus fébriles compliqués d'hémiplégie, de la fievre synoque & même du typhus. Les malades sont rarement altérés, mais leur langue se desseche peu-à-peu, devient noirâtre, la fievre redouble, la chaleur augmente, ce qui prouve que les vaisseaux du cerveau & de la moelle de l'épine sont engorgés par une matiere âcre & bilieuse. L'hémiplégie, lorsqu'elle survient à propos, prolonge la vie du malade pour plusieurs années; mais il devient extrêmement maigre, & il a moins besoin de sudorifiques, que dans l'hémiplégie pituiteuse.

3. *Carus febricosus*, Werlhoff, *obs. de febribus*, *sect. 1 & 3*. Montalte, *synops. de caro*; Galien, *comm. in prorrhetic. 1.*

Voyez ce que j'ai dit de l'apoplexie fébrile. A. P.

Ce carus s'annonce dès le premier ou le second accès des fievres intermittentes ; il survient au troisieme, & emporte le malade.

Cure. Il faut profiter du temps où le malade n'est point encore profondément assoupi, pour lui donner des tempérans & des restaurans, de l'esprit volatil, des acides, du thé, en attendant l'issue de l'accès, & lui appliquer même des cantharides aux jambes. L'accès fini, il faut recourir aux remedes généraux, tels que la saignée, l'émétique, les cathartiques, bien entendu qu'ils soient indiqués. La saignée du pied est souvent nécessaire. *Werlhoff* n'osa point donner à son malade une once de vin émétique dans le fort de l'accès. Rien n'est meilleur pour lâcher le ventre que la pulpe de tamarin dans du petit-lait, lorsque la chaleur est forte, que les lavemens avec le nitre, le vin émétique, ou une infusion de coloquinte & de quinquina.

Je prescris dans le paroxysme les vésicatoires aux carpes, sur la nuque, la tête, que l'on rase auparavant, la saignée, les errhines, tels que l'ellebore & le turbith minéral, les frictions, &c. *Radeliff* prescrit un scrupule de racine de jalap dans les affections soporeuses. D'autres ouvrent la jugulaire ou l'artere temporale, d'autres appliquent le cautere actuel sur la plante des pieds de leurs malades. *Eugalenus* fait boire aux siens du suc de cresson d'eau; *Werlhoff* y joint les esprits volatils.

Si l'assoupissement ne cesse point avec le paroxysme, ou que le malade soit typhomaniaque, hémiplectique, ou attaqué d'une fievre inflammatoire, c'en est fait de lui, ou du moins le quinquina n'opere plus. Dans tout autre cas, il faut en faire avaler une drachme au malade toutes les trois heures, de maniere qu'il en prenne une once dans l'intervalle des paroxysmes, & lui faire boire du thé par-dessus. Si l'on est obligé de le saigner ou de le purger, on le suspendra, & on y reviendra de nouveau, en diminuant la dose, lorsqu'on le verra hors de danger.

Observation. Un homme âgé de trente ans, tomba au troisieme accès d'une tierce continue, qui avoit anticipé de huit heures, dans un profond assoupissement, il ronfloit, il ne pouvoit rien avaler, & avoit la bouche béante. J'ordonnai de lui appliquer des véficatoires & de le faigner enfuite. Le Chirurgien n'ofa le faire. La déglutition étant devenue plus libre fur ces entrefaites, on lui fit avaler une drachme de quinquina; fon ventre fe lâcha, la fueur fe manifefta. On lui donna du thé, & il ouvrit les yeux; on continua à lui donner le quinquina toutes les demi-heures, ce qui le fit beaucoup fuer. Après que la fueur eut ceffé, on le faigna du pied, on lui appliqua des véficatoires, & on lui fit prendre une potion compofée de quinquina, de fuc de creffon d'eau, de quarante gouttes d'efprit volatil de vitriol, & de vingt gouttes d'efprit de fel ammoniac. Le paroxyfme revint accompagné d'affoupiffement & d'un léger délire; le malade fua au bout de fix heures, & la fievre le quitta. Verlhoff. *Ibidem, pag. 106.*

4. *Carus ifchuriofus*, Bonet, *fepulchret. obf. 15. Coma ex ifchuriâ*, Velfch, *obf. 1 & 64.* Nicolas Tulpius, *lib.* 2. *obf.* 45. Beverovich, *de Calculo, cap.* 9. Fel. Plater. *obf. pag.* 804; Coma caufé par une ifchurie. A.

Cette espece est symptomatique, & causée par une ischurie vraie ou fausse, laquelle est suivie d'assoupissement, de soif, de chaleur dans les mains, de la fievre, de soubresauts des tendons, & de la mort du malade. Un de mes parens mourut de cette maladie à l'âge de 90 ans. Le Chirurgien qui devoit lui faire la ponction de la vessie, ayant voulu le sonder, lui perça l'urethre & l'intestin rectum. On peut voir ce que les Chirurgiens modernes disent de cette paracenthese. Ils l'ordonnent en pareil cas, & se servent pour cet effet d'un trocart courbe & creux, avec lequel ils percent le périnée.

5. *Carus traumaticus*, Bonet, *sepulchret. obs. 22. ad 28.* A.

Cette espece dépend de principes mécaniques externes, comme une plaie, une contusion, une fracture au crâne.

On la connoît par le rapport des assistans, par l'inspection du crâne, l'enflure de ses tégumens, l'échymose, le craquement des os, sur-tout, si après avoir incisé les tégumens, on trouve le crâne ouvert & fendu. Si le malade tombe en recevant le coup, s'il s'assoupit, s'il vomit, s'il rend du ſang par le nez & par l'oreille, ces ſymptomes ſont en peu de temps ſuivis d'une fievre aiguë, de chaleur, de rougeur; & lorſqu'on vient à ouvrir le cadavre, on lui trouve le cerveau ſphacelé, du ſang, du pus, les tables du crâne enfoncées, des contre-coups, &c.

La cure exige des ſaignées réitérées du bras, du pied, de la jugulaire, des potions délayantes & antiphlogiſtiques, des bouillons clairs & légers, que le malade tienne la tête haute, des lavemens rafraîchiſſans, & ſurtout les ſecours chirurgiques, ſavoir, le trépan, ou autres ſemblables opérations, ſur quoi l'on peut conſulter *Heiſter*, *Dionis*, & ce que d'autres Chirurgiens ont dit des fractures du crâne.

Nous avons une obſervation fort curieuſe au ſujet d'un carus, dans lequel un mendiant tomboit, toutes les fois qu'on lui preſſoit les meninges, que la carie avoit dépouillées de leur enveloppe. *Galien*, & après lui *Mercurialis*, ont vu des gens qui ſont tombés dans un carus, parce qu'on leur avoit comprimé le cerveau en les trépanant.

6. *Carus arthriticus*, Musgrave, *de arthritide*, *cap.* 16; Carus arthritique. A.

C'est celui qui est causé, à ce qu'on prétend, par la répulsion ou la métastase de la matiere arthritique, ou dans lequel tombent les personnes goutteuses, sans autre cause évidente que la cessation de la douleur, & qui cesse de lui-même dès que la goutte revient.

7. *Carus verminosus*, Sennert, *cap.* 31; Carus vermineux. A.

On voit tous les jours dans les maisons où l'on éleve des orphelins, des enfans qui tombent dans un carus compliqué d'une petite fievre, d'un feu passager au visage, d'un assoupissement profond, d'une odeur aigre douce, & qui rendent des vers lorsqu'on les purge ou qu'on leur donne l'émétique. Lorsque je suis venu à les ouvrir, je leur ai souvent trouvé de la sérosité dans les sinus du cerveau, & des vers dans les intestins. Leur mort est précédée de convulsions. *Voyez* Ecclamsie vermineuse.

8. *Carus variolosus*, Sydenham, *de variolis*, *pag.* 85, 97 & 395; Carus variolique.

C'est un assoupissement profond, qui est causé dans les différens périodes de la petite vérole, soit discrete ou confluente, par la trop grande effervescence du sang. Cet assoupissement est tel, que le malade n'en sort jamais à moins qu'on ne le réveille; & dans ce cas, il convient de le saigner, & de lui donner quelque potion rafraîchissante. Cette maladie paroît être causée par la distension trop forte des vaisseaux capillaires de la substance corticale du cerveau.

Cari apyreti; Carus non fébriles, ou dans lesquels le pouls est calme & paisible.

9. *Carus hystericus*, Suffocation hystérique, en Latin, *Præfocatio uterina*; *Strangulatus ex utero*, de Roderic; *Apnœa*, d'Heraclide; *Pnix hysterica*, de Galien; *Suffocatio mulierum*, de Pline; *Vulvæ strangulatus*, de quelques-uns; *Flatuosa refrigeratio*, de Soranus; vulgairement, *Mal de mere*; autrefois l'*Amarry*, Joubert. B. P.

C'est une privation subite de tout sentiment & de tout mouvement, accompagnée d'une respiration presque insensible, d'un pouls profond, du froid des extrémités, & du resserrement des mâchoires. Ses accès sont souvent précédés de quelque passion violente, de la crainte de la mort, d'une espece de resserrement de gorge, de la difficulté d'avaler; les malades sentent dans le bas-ventre une espece de boule qui roule & remonte. L'accès passé, elles conviennent avec peine qu'elles ont perdu la parole, & qu'elles n'ont pu agir, qu'elles ont entendu confusément ce qu'on leur disoit, ce qu'elles donnent à entendre par leurs gestes, dans le temps de l'accès.

Quoique cette maladie soit extrêmement fréquente, personne ne l'a encore exactement décrite jusqu'ici, parce qu'on s'est plus attaché à la cause, qu'aux phénomenes. Par exemple, *Paul Eginette*, que les Anciens ont presque tous suivi, la définit un soulevement de matrice. Le resserrement de gorge dont les malades se plaignent, tant avant qu'après l'accès, a fait croire aux Médecins que la matrice remontoit effectivement; & de là vient qu'ils ont regardé cette suffocation comme le principal symptome, quoiqu'elle ne soit pas plus forte dans cette maladie que dans la ſyncope ; en effet, la reſpiration eſt ſi lente, qu'on ne l'apperçoit preſque pas, & tout le corps reſte ſans mouvement ; d'où vient que *Moſchion* la définit, une difficulté de reſpirer, accompagnée d'immobilité, & qu'*Héraclide* lui donne le nom d'*apnée*. On ſeroit plus en droit de dire que les apoplectiques ſont ſuffoqués, vu que leur reſpiration eſt grande & ſtertoreuſe ; au lieu que dans le carus hyſtérique, le corps eſt tellement privé de mouvement, que les malades, comme l'obſerve *Mercurialis*, paroiſſent mortes. J'avoue que la plupart des maladies des hyſtériques ſont accompagnées de convulſions ſpaſmodiques ; mais j'attribue la contraction des mâchoires dans le carus, au refroidiſſement de ces parties, auſſi bien qu'à celui du viſage, vu que la même choſe arrive dans les ſyncoptiques que le froid a ſaiſis. *Baglivi* regarde le froid que l'on ſent dans l'occiput, comme un ſymptome eſſentiel ; d'autres, la tenſion & la contraction du pouls. Il y en a qui rendent beaucoup d'urine limpide, & ce ſont les paſſions qui influent ſur le paroxyſme.

Cette maladie eſt auſſi indifférente pour les aſſiſtans, qu'effrayante pour la malade; & on la diſſipe ſouvent par des fumées fétides, telles que celle du caſtoreum, de la rhue, &c. Il conſte cependant par quantité d'obſervations qu'elle peut dégénérer en une aſphyxie hyſtérique, dont pluſieurs ſont mortes effectivement, & qui a été cauſe que d'autres ont été enterrées vivantes.

Mercurialis & *Montanus* prétendent que les hommes hypocondriaques ſont également ſujets à cette maladie, mais je ne me ſuis jamais apperçu qu'elle fût autre choſe qu'une angine hyſtérique. Pluſieurs confondent l'angine avec le carus hyſtérique, mais il s'en faut beaucoup que ces affections ſoient les mêmes. Une légere ſaignée ne ſauroit nuire dans l'accès, quoique les évacuations trop fréquentes ſoient nuiſibles aux hyſtériques; elle ranime le pouls. On diſſipe ce qui reſte de l'accès avec des linges chauds, des potions cardiaques & anti-hyſtériques, des fumées fétides.

10. *Carus à plumbagine.* Ne ſeroit-ce point une variété du carus cauſé par des narcotiques? A.

Les Teinturiers qui font bouillir la plombagine dans de grandes chaudieres, pour faire le jaune paillé, ne sauroient travailler plus de six heures sans tomber dans un carus, lequel est annoncé par un grand mal de tête. Les feuilles de cette plante ont une qualité caustique qui fait mourir les punaises, guérit les chancres, &c.

11. *Carus à pathemate*; Carus causé par les passions. A.

Un jeune homme éperdument amoureux d'une veuve, se voyant frustré de l'espérance qu'il avoit de l'épouser, par une lettre qu'elle lui écrivit, tomba tout-à-coup à la renverse sans sentiment & presque sans respiration, les yeux fermés, & le pouls extrêmement foible. Le Médecin lui ordonna une potion cordiale & émétique, qui ne produisit aucun effet; car le malade mourut le même jour. Cette maladie ne seroit-elle pas la même que la catalepsie dont parle *Tulpius?* La laxité des membres me fait croire que non.

12. *Carus ab insolatione*; Coup de soleil. A.

C'est une cessation subite de tout sentiment & de tout mouvement, accompagnée de la lenteur, & même de l'affoibliſſement du pouls & de la reſpiration, ſans aucune altération dans la couleur ni dans la chaleur. J'ai connu pluſieurs petites filles attaquées de cette maladie, pour avoir dormi au ſoleil, ou pour s'y être long-temps expoſées, qu'on n'a jamais pu faire revenir de leur aſſoupiſſement. Elles en ſont toutes mortes en très-peu de temps, quoiqu'on les eût ſaignées, & qu'on leur eût baigné la tête avec de l'eau froide. Leur pouls n'avoit rien qui tînt de la fievre. Je ne leur trouvai aucune léſion dans le crâne.

13. *Carus hypochondriacus; Apoplexia hypochondriaco-ſpaſmodica*, Frid. Hoffmann. *Conſult. centur. 1. caſ. 19. Vapeurs hypocondriaques*, Pomme, *obſ. 9. Eſſai 1760*; Evanouiſſemens vaporeux. L.

On peut l'appeller, ſi l'on veut, carus hyſtérique, quand même les hommes y ſeroient ſujets, je ne m'y oppoſerai point; mais il differe de l'apoplexie en ce qu'il n'eſt accompagné d'aucun ronflement. C'eſt une vraie angine hyſtérique, dont les phénomenes ſont les mêmes que ceux du carus. En effet, lorſque le malade eſt ſur le point de reprendre ſes ſens, il donne à entendre par ſes geſtes, & enſuite par ſes diſcours, que ſa poitrine, ſon cou, ſa langue ſont embarraſſées, qu'il ne peut rien avaler, qu'il ſent un reſſerrement de poitrine, de gorge, & de la trachée artere; & s'il ne peut s'expliquer de vive voix, il ſe fait entendre par écrit. Le paroxyſme le prive tout-à-coup de l'uſage de la raiſon & des ſens, il ne peut ni reſpirer, ni avaler, ni ſe remuer, ni parler; il conſerve pourtant ſa connoiſſance, mais il ne donne aucun ſigne de vie aux aſſiſtans. Dans le cas d'*Hoffmann*, le malade avoit les veines des mains & du viſage rouges & enflées, les pieds froids, le pouls tardif, languiſſant à cauſe de la pléthore; dans celui de *Pomme*, il fut affecté d'une hémiplégie, à laquelle il donne le nom de ſpaſmodique.

Cure. Elle exige la ſaignée, ne fût-ce que pour évacuer le ſang épaiſſi, qu'il faut tâcher de délayer. On peut auſſi donner quelque léger émétique au malade pour le faire vomir, pourvu qu'on appaiſe l'éréthiſme en lui faiſant boire de l'eau de poulet. On peut auſſi lui donner des lavemens, des potions nitreuses, & quelques gouttes de la liqueur minérale anodyne d'*Hoffmann*. *Voyez* pour le reste *Hémiplégie hystérique*.

14. *Carus à narcoticis*, Sennert, *de caro*, *cap.* 31. Carus causé par des narcotiques. A.

Cette espece est causée par des poisons narcotiques.

On peut mettre de ce nombre tous les opiats, soit qu'on les prenne par la bouche, ou en forme de lavement, lorsque la dose en est trop forte, & qu'on n'y est pas accoutumé. M. *Bouillet* a même observé qu'ils peuvent causer la mort, lorsqu'on s'en frotte la poitrine. Personne n'ignore que beaucoup de gens se sont donné la mort en avalant une forte dose de laudanum. On prétend que les racines de jusquiame & de stramonium, quoique prises en petite dose, causent une paraphrénésie & une extinction de voix, & une cataphore ou un carus, lorsque la dose est forte; mais ceux qui ont été témoins de ces faits, n'ont pas assez distingué les genres de ces maladies.

Le vin, la biere, lorsqu'on en fait excès, causent aux uns un carus, à d'autres une apoplexie, & il conste par plusieurs observations que la vapeur du moût qui fermente, & que les Chimistes nomment *Gas Sylvestre*, a jeté plusieurs personnes dans une asphyxie dont elles ne sont plus revenues.

Baglivi rapporte que la piqûre de la tarentule a été souvent suivie d'un carus. *Plutarque* prétend que *Cléopatre* se donna la mort en se faisant mordre par un aspic.

J'ai connu des gens que la fumée du charbon éteint a plongés dans un carus funeste. Marc Donat, *lib. 12. cap. 6.* regarde cette affection plutôt comme un carus que comme une apoplexie. *Voyez* Schenckius, *lib. 1. cap. de apoplexiâ ex fumo carbonum.*

Cure. Dans le cas où les malades ont avalé des opiats, il faut les leur faire rendre par le moyen d'un vomitif. Si leur pouls est fort, & qu'ils ayent humé la fumée du charbon, il faut les saigner plusieurs fois, leur faire flairer du vinaigre, & leur donner de l'oxycrat. Dans le cas où le pouls est foible, il faut avoir recours au lilium de *Paracelse*, au vin, aux cordiaux, aux sudorifiques, & y joindre le caſtoreum.

15. *Carus à frigore*, Montalte, *ſynopſis. Voyez* Aſphyxie des perſonnes gelées; *lethargus ingens*, Petr. Borelli, *obſerv. 52. centur. 1.* Carus cauſé par le froid.

Ceux qui voyagent dans les pays du Nord par un temps de neige, ainſi que cela eſt arrivé aux François dans la retraite de Prague, ſont non-ſeulement attaqués d'un ſphacele dans les extrémités, mais ſont ſi fort preſſés du ſommeil, qu'ils y ſuccombent au riſque de perdre la vie; ils s'endorment au milieu de la neige, & y meurent, à moins qu'on ne les réveille, & qu'on ne leur rende la chaleur qu'ils ont perdu. Je tiens ces faits de pluſieurs Officiers de mes amis qui ſe ſont trouvés dans le cas. Il paroît étonnant que l'on puiſſe dormir malgré la violence du froid dont on eſt ſaiſi, & les douleurs dont il eſt ordinairement accompagné.

Les anciens Médecins, tels que *Duret*, *Frato*, &c. ont eu tort d'avancer que la ligature des arteres carotides étoit ſuivie d'un carus. Je me ſuis pluſieurs fois convaincu du contraire par des expériences que j'ai faites ſur des chiens, & entr'autres ſur celui de M. *Æmett*, grand Amateur de Médecine, lequel vécut cinq jours ſans aucun aſſoupiſſement, quoiqu'on lui eût étroitement lié les deux carotides, au point de les effacer.

16. *Carus ab hydrocephalo*, Lamotte, *des tumeurs*, *obſ.* 107. *tom.* 1. *pag.* 485. Carus cauſé par un hydrocéphale. A.

Dans le cas en queſtion, outre l'aſſoupiſſement profond dans lequel la malade étoit plongée, ſa reſpiration étoit courte & fréquente, au lieu qu'elle eſt extrêmement rare dans les autres eſpeces ; elle étoit conſtipée & très-abattue. On employa l'émétique, la ſaignée & les ventouſes, mais inutilement ; car la malade mourut.

On l'ouvrit, & on lui trouva une hydropiſie de poitrine, & un épanchement de ſéroſité dans les ſinus du cerveau. Son mal venoit de deux ou trois loupes remplies de pus ou de matiere ſebacée, placées au-deſſous de la courbure de l'aorte, & de la groſſeur d'un œuf de poule.

17. *Carus nyſtagmus.* B. P.

C'eſt un carus ſubit, accompagné de la privation de tout ſentiment & de tout mouvement dans les membres, de la foiblesse du pouls & de la respiration; & d'un clignottement continuel.

J'ai observé deux fois cette maladie; mais je ne sache aucun Auteur qui l'ait décrite. Une femme grasse & d'un tempérament délicat, en fut tout-à-coup attaquée. Elle resta assise un quart d'heure sans sentiment, mais sans aucune altération dans le pouls, la couleur, la chaleur, & sans que son corps en fût moins flexible. Sa respiration étoit presque insensible, & elle clignottoit sans cesse. L'accès passé, elle se réveilla comme d'un profond sommeil, & se plaignit d'une grande pesanteur de tête. Les remedes anti-hystériques ne produisirent aucun effet. Cette espece ne seroit-elle point un carus hystérique?

18. *Carus exanthematicus; catalepsis 1. observ.* Journal de Méd. *May 1764. pag. 410.* A.

La rentrée de la gale fit naître tout-à-coup cette maladie, qui suspendit l'exercice de tout sens & de tout mouvement volontaire. Le pouls ne paroissoit presque pas fébrile. Cette maladie aiguë se termine par une mort apoplectique. Les remedes indiqués sont plusieurs saignées réitérées, l'application des vésicatoires, &c. & tout ce qui peut rappeller la gale à l'extérieur.

XXXI. *APOPLEXIA*, *Apoplexie*, d'*apoplettein*, frapper, abattre, rendre stupide, sans sentiment. *Aphonia*, d'Hippocrate, *Aphor.* 51, 7, &c. *Fluxio frigida*, seu *Nylsbred*, des Egyptiens; appellée *Hasselquist*, par l'Auteur du voyage de la Palestine; *Apilepsis*, par Heurnius, *de morbis capitis*, *pag* 143. Les malades *apoplectiques*, *syderati*, *attoniti*.

L'apoplexie consiste dans un assoupissement profond accompagné d'un ronflement, de la difficulté de respirer, & de la laxité de tous les membres.

Son genre est toujours le même, soit qu'elle vienne subitement ou par degrés. Celle dans laquelle tombent les moribonds est de cette derniere espece. Celle qui vient tout-à-coup, est une apoplexie de sang ou de pituite; c'est la seule dont les Auteurs fassent mention, & c'est sans fondement qu'ils excluent de ce genre les symptomatiques.

L'apoplexie differe de la cataphore, du carus, de la syncope, de l'asphyxie, par le ronflement; de la léthargie, de la typhomanie, par la profondeur de l'assoupissement; de l'épilepsie, du catoche, de la catalepsie, de l'extase, &c. par la laxité de tous les membres.

Ce que les Scholastiques disent de l'inégalité de la compression de l'écorce du cerveau pour expliquer l'apoplexie, ne s'accorde point avec les principes de la saine physique. Par exemple, dans l'apoplexie traumatique, causée par la fracture du crâne, il est certain que la partie du cerveau qui se trouve immédiatement sous les lames affaissées, est beaucoup plus comprimée que celles qui en sont loin; la compression est donc inégale; & cependant le malade perd tout-à-coup le sentiment & le mouvement, quoique la compression soit inégale. Je croirois plutôt avec *Willis* & les anciens Médecins, que l'ame effrayée de l'accident qu'elle vient d'éprouver, ralentit tout-à-coup le cours du fluide nerveux, comme cela paroît par la stupeur & la laxité que cause une frayeur subite, & l'intercepte même tout-à-fait, lorsque l'engorgement du cerveau vient à augmenter; mais en attendant qu'on ait fait plus de progrès dans la théorie, bornons-nous à une histoire exacte & fidelle de cette maladie.

1. *Apoplexia sanguinea*, Sennert, Apoplexie de sang. A.

Elle est familiere aux sexagénaires qui sont d'un tempérament sanguin, & elle se manifeste par des signes de pléthore, soit que les malades soient replets & ayent le cou court, soit qu'ils soient maigres, soit que la pléthore soit occasionnée par l'excès de nourriture & par la suppression des évacuations sanguines, soit qu'elle soit émue par la violence de la fievre, de la colere, de l'exercice qu'ils ont fait. Les malades dans le moment que l'accès les prend, conservent leur chaleur, ont le visage vermeil, ou d'un rouge noirâtre, & le pouls plein; mais à mesure que la maladie fait du progrès, la chaleur & la couleur se dissipent, bien entendu que l'apoplexie provienne d'un principe interne, & non d'une cause extérieure, d'une plaie, par exemple.

Cette

Cette maladie attaque rarement les enfans; elle est quelquefois héréditaire, & pour lors elle commence par des vertiges & de légers maux de tête, d'où vient que *Willis* l'appelle habituelle. Sa premiere attaque est très-souvent mortelle, & ceux qui en ont eu plusieurs, sont plutôt épileptiques qu'apoplectiques. Il y a cependant des attaques d'apoplexie instantanées, qui sont suivies d'hémiplégies, & l'on peut les mettre au rang des symptomes de cette derniere maladie. Elle est souvent précédée de la crapule, d'indigestion, de la boisson, d'insolation, & d'autres causes qui augmentent le volume du sang, & qui causent des stagnations dans le cerveau. Toute apoplexie de sang est violente, & celle qu'*Hippocrate* appelle légere, n'est selon moi qu'un carus. La premiere est incurable, pour l'ordinaire, le second cede difficilement aux remedes. Lorsque ces sortes d'apoplectiques ne reviennent point à eux le premier jour, ensuite de plusieurs saignées, ils périssent sans ressource.

Lorsque les apoplectiques sont dans

une posture incommode, leur anxiété augmente, ou du moins ils ronflent davantage & respirent avec plus de peine. Lorsqu'on veut leur faire avaler quelque chose, il faut leur presser le nez, & encore courent-ils risque d'étouffer en avalant. Après avoir pris une forte dose d'émétique, ils ouvrent quelquefois les yeux, ils parlent, ou du moins ils donnent à entendre par leurs gestes qu'ils sentent des douleurs dans l'estomac & dans les intestins; mais ils sont perdus sans ressource, lorsqu'ils perdent tout sentiment.

Les attaques d'apoplexie qui doivent être suivies d'une hémiplégie, & dans lesquelles le malade tord la bouche, balbutie, & tourne la langue du côté qui n'est point affecté, se guérissent souvent; mais personne n'a jamais guéri une apoplexie de sang parfaite, quoiqu'elle soit moins funeste que celle de pituite. Lorsqu'on ouvre les cadavres, on leur trouve les vaisseaux de la pie-mere & du plexus charoïde engorgés, quelquefois rompus, & du sang épanché dans les sinus du cerveau; quelquefois aussi, au rapport de *Willis*, on n'apperçoit aucun vice apparent ni dans le cerveau, ni dans le cervelet.

On doit commencer par saigner copieusement le malade, & lui donner ensuite les mêmes remedes que pour l'apoplexie pituiteuse. Il faut le coucher sur le dos, la tête haute. Plus la respiration est grande, & le pouls concentré, plus sa mort est prochaine. Le pouls est ordinairement mollet, plein & non fréquent.

2. *Apoplexia traumatica*; *Apoplexia phlegmonosa*, Forestus, *obs.* 73. Apoplexie traumatique, phlegmoneuse. A.

C'est celle qui est causée par un coup, une plaie, une contusion à la tête, une commotion violente, une fracture au crâne, une chute, &c.

Le malade tombe tout-à-coup dans cette espece d'apoplexie, après avoir reçu le coup, & perd tout sentiment. Après qu'il est revenu à lui, il lui prend un vomissement, il rend du sang par le nez & par les oreilles, son pouls se réveille, & devient fort & fréquent, la chaleur renaît. *Boerhaave* donne à cette apoplexie le nom d'*inflammatoire*; & toute dangereuse qu'elle est, elle l'est infiniment moins que celle de ſang, ou qui naît d'un principe interne, lorſque le ronflement eſt le même, car c'eſt par lui que l'on juge du danger de l'apoplexie.

On la guérit par des ſaignées copieuſes, & par les moyens que la chirurgie fournit.

3. *Apoplexia temulenta; Ivreſſe apoplectique*, Henri de Heers, *obſ.* 19. Foreſt. *obſ.* 34. *lib.* 14. *Coma ſoporiferum* de Foreſtus, d'Ettmuller, *de temulentiâ*, *pag.* 68. D.

Elle eſt cauſée par l'ivreſſe, & elle reſſemble ſi fort à celle de ſang, que les Médecins y ſont ſouvent trompés, comme cela paroît par l'obſervation de *Foreſtus* & par celles de pluſieurs autres. Ceux que le vin, l'eau-de-vie, la biere ont jeté dans cette eſpece d'apoplexie, ſont ſi aſſoupis, & ronflent ſi fort, qu'on ne peut connoître ſon eſpece que par le rapport des aſſiſtans, par le vin qu'ils rendent, ou par l'odeur vineuſe de leur haleine, & qu'on la confond avec celle de ſang, à la honte de la médecine. Elle ſe guérit ſouvent d'elle-même, & il ne faut pas la confondre avec celle de sang qui attaque les personnes qui boivent peu de vin, & même qui n'en boivent point du tout, & qui est incurable.

4. *Apoplexia hysterica*, Sydenham, *de passione hystericâ*, *pag.* 409. *dissert. epistolaris*; *Apoplexia puerperarum*, Barbeyrac, *M S. Apoplexia vaporosa*, Th. Burnet, Apoplexie hystérique, vaporeuse. D.

Elle a le même principe que les vapeurs, & voici ce qu'en dit *Sydenham*. » Les vapeurs se portant quelquefois » à la tête, causent une apoplexie, qui » se termine par une hémiplégie, & » qui ressemble entiérement à l'apople- » xie ordinaire. Elle est causée par une » pituite abondante répandue dans le » cerveau, & qui interrompt le cours » des esprits animaux. Celle qui atta- » que les femmes hystériques ne paroît » pas avoir la même cause, vu qu'elle » succede souvent à l'accouchement, » quoiqu'elles ayent perdu beaucoup » de sang, je l'attribue plutôt aux dou- » leurs qu'elles ont souffertes, ou aux » passions dont elles ont été agitées. »

Cette espece n'exige-t-elle que des

anti-hystériques, tels que le karabé, le lilium de *Paracelse*, le castoreum, les cordiaux & les céphaliques? *Sydenham* est le seul qui l'ait observée & décrite. A l'égard de l'apoplexie vaporeuse & hypocondriaque dont parle M. d'*Apples*, Médecin à Lausanne chez *Burnet*, je la regarde comme une apoplexie arthritique.

Voyez l'apoplexie mélancolique de Forestus, *obs.*

5. *Apoplexia arthritica*, Musgrave, *cap. 15. pag. 129*; Apoplexie arthritique.

C'est celle qui attaque les personnes goutteuses, lorsque les douleurs qu'elles sentent dans les pieds viennent à cesser, & qui est accompagnée de vertige, de céphalalgie, & d'autres symptomes semblables.

Elle exige les mêmes remedes que celle de sang, & ensuite qu'on applique des sinapismes aux pieds du malade pour le faire revenir. Vous trouverez plusieurs histoires de cette maladie, aussi bien que le traitement qu'elle exige, dans l'endroit cité.

6. *Apoplexia exanthematica*. Seroit-ce

la scorbutique dont il est parlé dans la Bibliotheque de Manget, & dans Eugalenus chez Sennert, *de scorbuto* ? Apoplexie exanthémateuse.

C'est celle qui est causée par la répercussion des maladies exanthémateuses, telles que l'érysipele, la plique, &c.

Stabel, *de Plicâ Polonicâ, histor.* 12, rapporte qu'il a vu des personnes qui, pour s'être fait couper la plique, ont été attaquées d'une inflammation de cerveau, de la fievre & d'un délire phrénétique, suivi d'assoupissement & de ronflement. *Voyez* ce que *Schenckius* dit de la plique.

J'ai vu tomber en apoplexie des sujets d'un tempérament chaud, sec, délicat, & qui étoient constipés lorsqu'ils se portoient bien, pour avoir répercuté des dartres auxquelles ils étoient sujets, faute de connoître leur tempérament, & pour avoir employé des remedes qui lui étoient contraires ; & c'est à tort qu'on attribue cette maladie à la laxité, à la froideur & à l'inertie des sujets. J'avoue que l'apoplexie actuelle étant toujours mortelle, il importe très-peu de connoître les principes d'où elle provient; mais je prétends qu'on ne peut la prévenir, à moins qu'on ne connoisse ses causes proégumenes.

L'apoplexie scorbutique, dont *Manget* nous a donné la description, tient plus de l'asphyxie que de l'apoplexie.

7. *Apoplexia pituitosa*, Sennert, *de Apoplex.* Bonet, *sepulchret. ab obs. 28. ad 52.* Apoplexie pituiteuse. A.

C'est celle qui est compliquée au commencement, de la foiblesse du pouls, de la pâleur du visage, de l'affoiblissement de la chaleur, & qui attaque les personnes âgées, cacochymes, foibles & pituiteuses.

De ce que les sinus du cerveau d'un cadavre sont remplis de sérosité, il ne s'ensuit point qu'elle soit la cause de l'apoplexie, vu que par-tout où les vaisseaux sanguins sont engorgés, la lymphe suinte de ses vaisseaux, & augmente à proportion qu'on differe de l'ouvrir. J'ai vu des hydrocéphales monstrueux sans aucune apoplexie, & d'autres peuvent en avoir vu comme moi. Cependant cette espece est la plus funeste de toutes, parce qu'elle est causée par un vice invétéré dans le cerveau, & souvent par le nombre des années, & que la faculté motrice, qui seule peut remédier efficacement aux maladies, est foible & languissante. Lors cependant qu'elle est causée par un trop grand usage de l'eau, comme cela arrive à ceux qui boivent les eaux acidules, que le corps est robuste & le tempérament fort, les malades en sont quittes pour une hémiplégie, ou pour une paralysie de la langue.

La saignée, toute efficace qu'elle est, est rarement d'usage dans cette espece. Il faut commencer par de fortes doses d'émétique, & y joindre les potions cathartiques âcres, les vésicatoires, les ventouses, les lavemens de vin émétique, la fumée du tabac, les sels volatils, les élixirs céphaliques, cardiaques, &c. *Voyez* les curations du fameux Professeur *Lazerme.*

Au cas qu'il survienne une hémiplégie, il faut donner au malade pendant plusieurs jours quelque tisanne apéritive, sudorifique & cathartique, jusqu'à ce qu'il puisse se transporter aux eaux de Balaruc, ou à telle autre semblable. Il en boira pendant trois jours, avec quelque peu de sel cathartique, après quoi il prendra quelques douces, à la source même, ou dans une baignoire, sur-tout sur la tête & l'épine du dos. Il boira ensuite de la décoction d'esquine, de salsepareille, &c.

8. *Apoplexia epileptica*, Lancisi, *de mort. subit. cap. 8;* Apoplexie épileptique. A. P.

Cette espece, comme l'observe Hippocrate, *lib. de glandulis*, doit son origine à un accès passager d'épilepsie, & est compliquée d'une légere convulsion. Elle se guérit assez souvent d'elle-même, & si le Médecin y fait attention, il s'appercevra que la mâchoire, ou le doigt, ou les muscles du bas-ventre, sont affectés d'un spasme. Il y a cependant des cas où l'on ne sauroit découvrir la partie convulsée. On se tromperoit si l'on croyoit qu'un homme est apoplectique parce qu'il ronfle, vu que l'épilepsie se manifeste assez par l'agitation de la poitrine & du corps qui précede.

Ramazzini, *lib. de morbis artificum*,

cap. 1, assure que ceux qui travaillent aux mines des métaux, sont sujets à l'apoplexie. J'ai vu à Alais plusieurs ouvriers qui travaillent à celles de plomb, attaqués d'hémiplégies & de tremblemens, mais je n'ai ni vu, ni oui dire qu'ils soient plus sujets que les autres à l'apoplexie. Il reste donc à savoir si cela est ou non. Les narcotiques ne valent rien dans l'apoplexie rachialgique; mais j'approuverois assez la méthode dont les Médecins de Paris se servent pour guérir la colique de Poitou.

9. *Apoplexia febricosa*, voyez Werlhoff, *obs. de febribus*, *pag.* 21. Apoplexie fébrile. A. P.

C'est celle qui survient dans l'accès des fievres rémittentes ou intermittentes, & qui est accompagnée d'assoupissement & de ronflement.

Voici les signes qui l'annoncent, 1°. Le malade s'assoupit dès le premier ou le second accès, sa tête s'appesantit, il tombe dans un léger délire, lors même qu'il est debout; 2°. son urine est épaisse, d'un brun tané, lixivielle; elle sent mauvais, couverte d'une pellicule grasse ; il pisse souvent, ou bien il a une dysurie ; 3°. son sang est vermeil, quelquefois bigarré, & couvert d'une croûte pleurétique ou gélatineuse ; il rend quelquefois des ascarides ou des vers cucurbitains ; 4°. elle est précédée de douleurs dans le foie ; 5°. ou d'une cardialgie ; 6°. elle survient souvent après qu'on a purgé le malade trop tôt, ou avant qu'on apperçût des signes de coction ou sans qu'il en eût besoin ; 7°. ou ensuite des remedes, ou des potions spiritueuses, des anti-fébriles chauds qu'on lui a donnés, tels que le lilium, les huiles distillées, &c. 8°. elle est causée par la violence de l'accès fébrile, & celle-ci par la suppression du flux hémorrhoïdal, d'un virus scabieux, de quelque erreur dans le régime, &c. Ces choses sont assez fréquentes dans la tierce continue, de même que dans la tierce simple, & le troisième paroxysme est presque toujours suivi d'une apoplexie, ou d'un carus.

Il n'est pas aisé de guérir cette apoplexie, non plus que la typhomanie, lors sur-tout que la fievre est inflammatoire. On peut cependant la prévenir avant le troisieme accès, non point par les remedes généraux, tels que la saignée, les émétiques, les cathartiques, les vésicatoires ; mais par de fortes doses de quinquina. *Voyez* ce que *Werlhoff*, Médecin à Hanovre dit de la cure de cette maladie, & ce que j'ai dit du carus fébrile.

Voyez aussi ce que *Morton* a écrit sur cette maladie, *Pyretologiæ pag.* 33. & 75. Cette maladie ne differe point quant au traitement de la typhomanie fébrile, ni du carus fébrile.

10. *Apoplexia suspiriosa*, Cusson. A.

Il y a quelques années, à ce que dit le Docteur *Cusson*, que cette maladie régna beaucoup parmi les enfans. Ensuite d'une légere convulsion, ils tomboient tout-à-coup dans un profond assoupissement, accompagné de la privation du sentiment & du mouvement. Leur respiration étoit très-rare, & chaque expiration accompagnée de soupirs ; ils avoient le visage pâle, le corps froid & quelque peu enflé.

La saignée n'étoit point indiquée. On leur donna demi-once de vin émétique, qui les fit aller copieusement par haut & par bas. On passa de là aux purgatifs, on leur appliqua des vésicatoires derriere les oreilles; ils guérirent en peu de jours, & pas un ne mourut.

Ne feroit-on pas mieux d'appeller cette maladie *carus suspiriosus?*

11. *Apoplexia polyposa*, Oosterdyk Schacht, *Inst. Med. pract.* Apoplexie polypeuse.

Elle est précédée de palpitations de cœur fréquentes, d'une vibration dans les vaisseaux du cou, d'un pouls extrêmement irrégulier, d'un vertige ténébreux, de la difficulté de respirer, lors sur-tout qu'on remue & que la chaleur augmente, ce qui donne lieu de croire qu'elle est causée par une concrétion polypeuse.

La cure n'est que prophylactique, & elle consiste dans la saignée, l'usage du nitre, du camphre, du petit-lait; mais nous n'avons aucune observation qui puisse nous guider dans le diagnostic, ni nous diriger dans la cure.

L'apoplexie polypeuse de *Boerhaave* ne me paroît pas fondée sur la réalité, elle n'existe, je crois, que dans l'imagination. En effet des grumeaux polypeux qui pénétreroient dans les carotides, ne donneroient point lieu à l'apoplexie; j'ai lié très-étroitement les deux troncs des carotides à un chien qui survécut pendant une semaine sans donner aucun signe d'assoupissement; l'ayant tué alors, pour m'assurer si les ligatures avoient été assez serrées, je trouvai l'une des carotides coupées par la ligature.

12. *Apoplexia atrabilaria*, Ill. Morgagni, *epist.* Preysinger, *spec.* 6. Apoplexie atrabilaire.

Cette espece survient fréquemment dans le troisieme degré de la mélancolie; elle est précédée par les signes de la maladie atrabilaire. La substance médullaire du cerveau étoit d'un brun noirâtre.

13. *Apoplexia inflammatoria*, Van Swieten, *Comm.* §. *1010.* Apoplexie inflammatoire.

Cette espece commence par un mal de tête violent, accompagné d'une fievre, aiguë, continue, & d'un délire phrénétique qui jette le malade dans les plus grandes fureurs, & lorsque l'engorgement de la moelle du cerveau eſt conſidérablement augmenté, il ſurvient un ſommeil profond, ou une apoplexie qui tue le malade en peu de temps; elle eſt annoncée par un viſage d'un rouge noirâtre, par des yeux enflammés, par l'écoulement involontaire des larmes & la dureté du pouls. Le ſang qu'on tire au malade ſe couvre d'une croûte inflammatoire. La cure de cette maladie eſt la même que celle de l'inflammation du cerveau.

14. *Apoplexia mephitica;* Apoplexie méphitique, cauſée par la fumée des charbons, de Meyſerey, *maladie des armées*, *n*°. 24. A.

Il conſte par cette hiſtoire que la fumée du charbon peut occaſionner une vraie apoplexie accompagnée de râlement. Le ſang qui paroiſſoit diſſous dans les cadavres, engorgeoit les vaiſſeaux du cerveau, de même que ceux des poumons, & les cadavres conſervoient très-long-temps leur chaleur naturelle. Il faut dans cette maladie, expoſer au plutôt le malade à un air froid, lui faire reſpirer la vapeur du vinaigre, lui faire avaler de l'oxycrat, & le faire ſaigner promptement.

15. *Apoplexie vermineuse*, D. Marteau de Grandvilliers, *Journal de Médecine, Juillet 1762.*

Signes : diarrhée habituelle, faim canine suivie alternativement d'anorexie, tumeurs & tensions passageres & douloureuses de l'abdomen, déjections vermineuses. Cette espece est souvent précédée par des vertiges, des mouvemens convulsifs, &c. on la guérit par l'usage des anti-vermineux, associés aux remedes généraux.

Fin du cinquieme Volume.

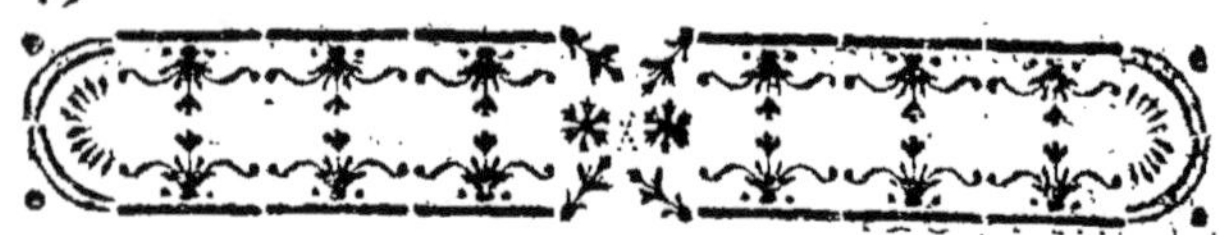

TABLE
DES ORDRES
ET GENRES DE MALADIES
Qui sont contenus dans ce cinquieme Volume.

ORDRE SECOND.

ORDRE TROISIEME.

ORDRE QUATRIEME.

ORDRE CINQUIEME.

Fin de la Table du ſixieme Volume.

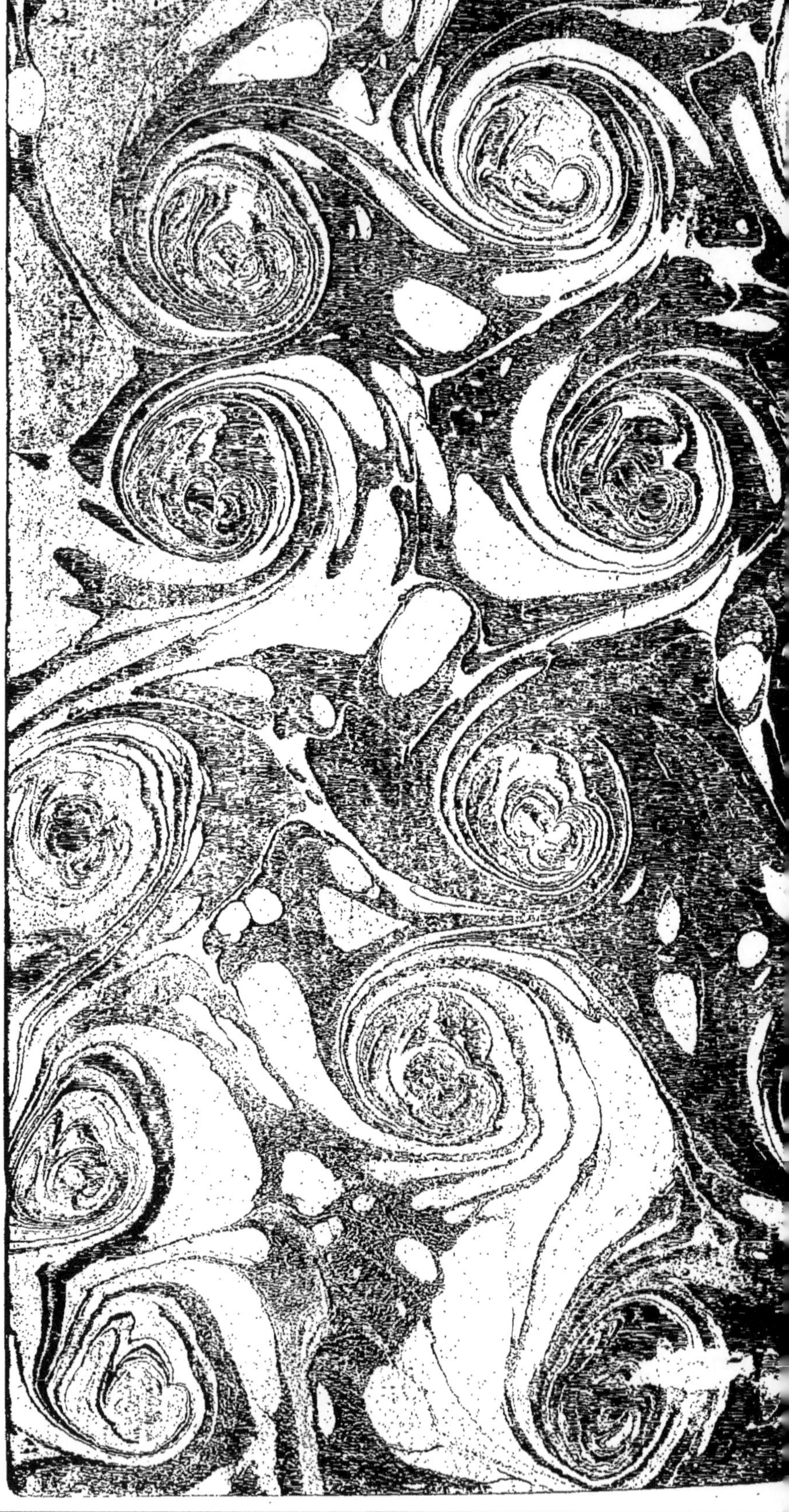

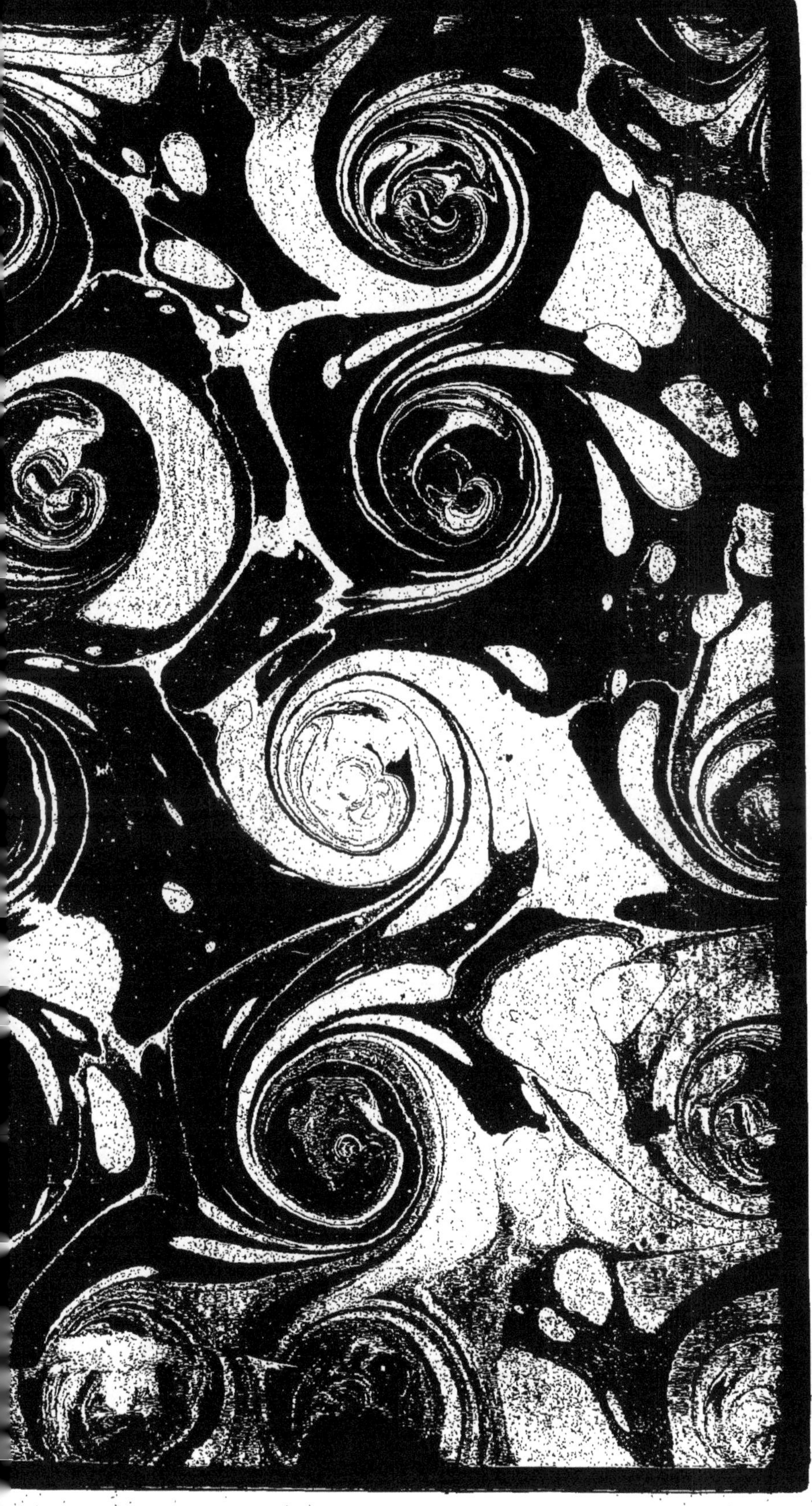

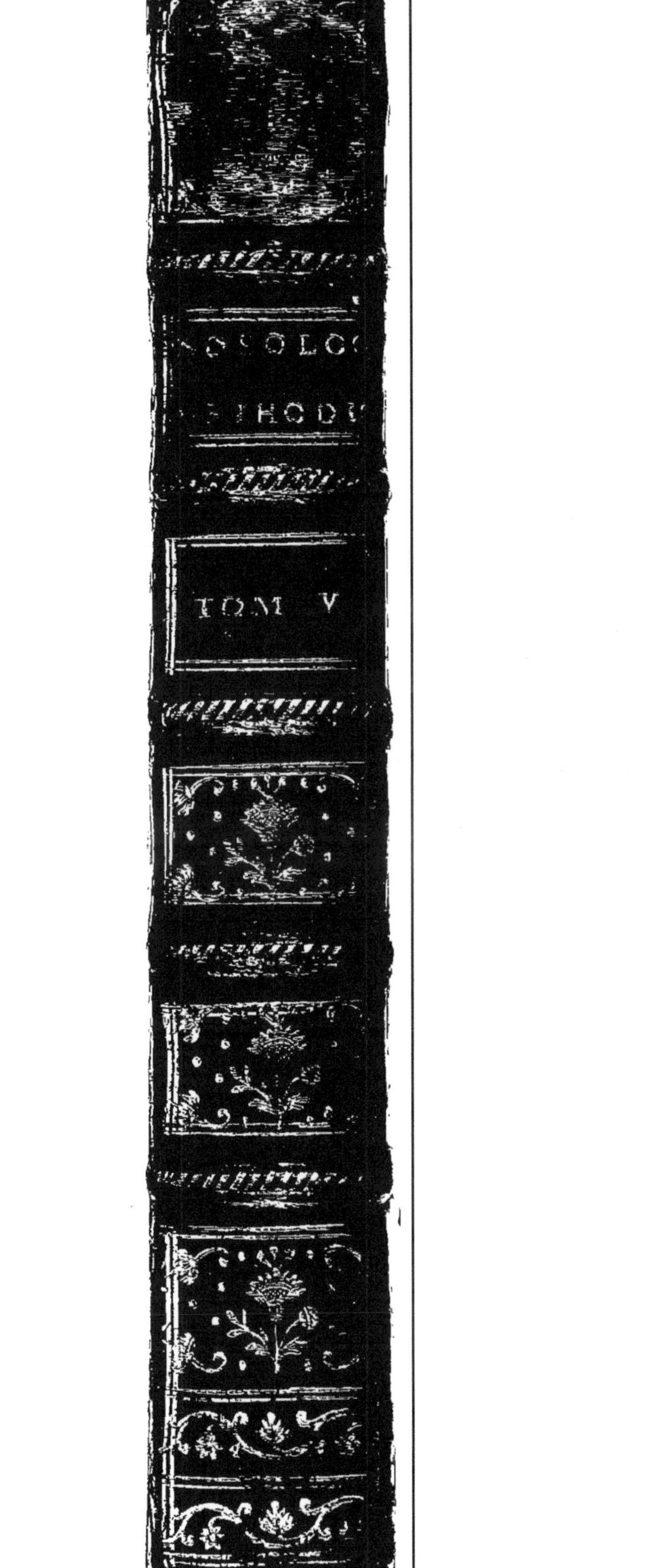
TOM V

www.ingramcontent.com/pod-product-compliance
Ingram Content Group UK Ltd.
Pitfield, Milton Keynes, MK11 3LW, UK
UKHW020151250726
13967UKWH00002B/988